高等职业教育食品类专业"十二五"规划教材
浙江省"十一五"重点教材建设项目

食品营养与卫生
（第2版）

李洁　邹盈　编著

国防工业出版社
·北京·

内容简介

本书共分为9章，主要介绍营养学和食品卫生的基本理论与知识，以及食品加工生产和人们日常生活中所涉及的营养与健康、食品安全与卫生等问题。具体内容包括人体需要的能量和营养素、各类食品的营养价值、平衡膳食与合理营养、不同人群的营养与膳食、食品污染及其预防、食物中毒及其预防、国内外食品营养与卫生等内容，并根据营养师考证的要求，补充了中医饮食调补学、QS 管理等新知识，具有较强的实用性。

本书适合作为高职食品加工技术、食品营养与检测、农产品质量检测等专业的教材，也可作为旅游、餐饮、酒店管理等非食品专业及营养普及教育的选修课教材，还可作为从事食品类生产的技术人员的参考用书。

图书在版编目(CIP)数据

食品营养与卫生/李洁,邹盈编著.—2 版.—北京：国防工业出版社,2014.1(2022.3 重印)
高等职业教育食品类专业"十二五"规划教材
ISBN 978-7-118-09190-8

Ⅰ.①食… Ⅱ.①李…②邹… Ⅲ.①食品营养 – 高等职业教育 – 教材②食品卫生 – 高等职业教育 – 教材 Ⅳ.①R15

中国版本图书馆 CIP 数据核字(2013)第 289001 号

※

国防工业出版社出版发行
(北京市海淀区紫竹院南路23号　邮政编码100048)
北京凌奇印刷有限责任公司印刷
新华书店经售

*

开本 710×960　1/16　印张 21¼　字数 401 千字
2022 年 3 月第 2 版第 3 次印刷　印数 6001—6600 册　定价 38.00 元

(本书如有印装错误,我社负责调换)

国防书店：(010)88540777　　书店传真：(010)88540776
发行业务：(010)88540717　　发行传真：(010)88540762

前　言

俗话说:"国以民为本,民以食为天,食以安为先",显然,食品是人类赖以生存的物质基础,当今人们不仅要吃饱,更要吃得好、吃得健康、安全。当前,我国食品的营养与卫生安全问题已得到了社会各界的高度重视,随着经济的发展,人们生活水平的不断提高,我国人民对食品的营养与卫生安全将会提出更高的要求。

本书第一版于2010年出版,得到了兄弟院校广大教师、学生及广大读者的喜爱,在此深表感谢! 这次修订,主要是参考最近2年来国内外出版的教材,以及食品营养学和食品卫生学领域的相关论著,尤其是兄弟学院广大教师的宝贵意见与建议,本着以素质为基础、以能力为本位的现代高等职业教育理念,完善了营养师考证所需的中医饮食调补学基础知识,补充了大量的"知识衔接"及"小贴士"等,强化理论知识的够用性、创新性和趣味性;本着"工学结合"和"多证沟通"的最新教学理念,继续将《营养学》《食品卫生学》和《营养师考证》等的主要知识点融为一体,构建了科学的课程新体系,体现教、学、考证的一体化;同时在各章节中补充了食品安全的相关知识内容,强化当今食品安全的迫切性和重要性。

本书被浙江省教育厅列为浙江省"十一五"重点教材建设项目,可作为高职高专食品专业、烹饪营养专业、餐旅专业的教材和营养配餐员的辅导教材,也可作为专业科研、技术人员的参考用书。

本书第一、二、三、四、五、八、九章由温州职业技术学院李洁撰写,第六、七章由温州科技职业学院邹盈撰写。书中参考了大量的文献和网上资料,在此对原作者表示衷心的感谢。由于编者水平有限,加之时间仓促,错漏与不妥之处敬请批评指正。

编者

目　录

第一章　概述 … 1

　第一节　食品营养与卫生研究的内容 … 1
　　一、食品营养与卫生的研究内容 … 1
　　二、一些相关术语的含义 … 2
　第二节　食品营养与卫生的发展概况 … 3
　　一、营养学的形成与发展 … 3
　　二、食品卫生学的起源及发展 … 4
　第三节　人体对食物的消化与吸收 … 5
　　一、人体消化系统的组成 … 5
　　二、食物的消化 … 5
　　三、营养素的吸收 … 7
　　四、生物转化 … 8
　　五、排泄 … 8
　本章小结 … 8
　基本知识训练 … 9
　复习思考题 … 9

第二章　营养学基础 … 10

　第一节　蛋白质与氨基酸 … 10
　　一、蛋白质的功能 … 10
　　二、蛋白质的组成与分类 … 11
　　三、氨基酸 … 12
　　四、食物蛋白质的营养学评价 … 14
　　五、蛋白质的互补作用 … 15
　　六、蛋白质的供给量和食物来源 … 16
　第二节　脂类 … 17
　　一、脂肪的功能 … 17

二、人体需要的脂肪酸 …………………………………… 18
　　三、其他脂类 ……………………………………………… 19
　　四、膳食脂肪营养价值评价 ……………………………… 21
　　五、脂类的食物来源与供给量 …………………………… 22
　第三节　碳水化合物 …………………………………………… 23
　　一、碳水化合物的种类 …………………………………… 24
　　二、碳水化合物的生理功能 ……………………………… 25
　　三、食物供给量和来源 …………………………………… 26
　第四节　膳食纤维 ……………………………………………… 26
　　一、膳食纤维的定义 ……………………………………… 26
　　二、膳食纤维的分类 ……………………………………… 26
　　三、膳食纤维的生理功能 ………………………………… 26
　第五节　维生素 ………………………………………………… 27
　　一、维生素的特点及种类 ………………………………… 27
　　二、脂溶性维生素 ………………………………………… 28
　　三、水溶性维生素 ………………………………………… 33
　第六节　矿物质 ………………………………………………… 39
　　一、矿物质的分类及功能 ………………………………… 39
　　二、重要的常量元素和微量元素 ………………………… 40
　第七节　水 ……………………………………………………… 52
　　一、水的功能 ……………………………………………… 52
　　二、需要量与来源 ………………………………………… 53
　第八节　能量 …………………………………………………… 53
　　一、能量概述 ……………………………………………… 53
　　二、能量、能量单位、能量系数 ………………………… 54
　　三、生热营养素的物理卡价和生理卡价 ………………… 54
　　四、人体的热能消耗 ……………………………………… 54
　　五、热能供给 ……………………………………………… 55
　本章小结 ………………………………………………………… 55
　基本知识训练 …………………………………………………… 56
　复习思考题 ……………………………………………………… 57

第三章　各类食品的营养价值 ……………………………………… 58
　第一节　食品营养价值的评价标准 …………………………… 58
　　一、食品营养价值的概念 ………………………………… 58

  二、食品的营养价值评价指标 …………………………………… 59
  三、评定食品营养价值的意义 …………………………………… 60
 第二节 植物性食物的营养价值 …………………………………… 60
  一、粮谷类 ………………………………………………………… 60
  二、薯类的营养价值 ……………………………………………… 64
  三、豆类及其制品 ………………………………………………… 65
  四、蔬菜水果类 …………………………………………………… 67
  五、食用菌类 ……………………………………………………… 73
  六、野菜类 ………………………………………………………… 75
  七、坚果类 ………………………………………………………… 76
 第三节 动物性食品的营养价值 …………………………………… 78
  一、畜禽肉的营养价值 …………………………………………… 78
  二、蛋类食品及其制品的营养价值 ……………………………… 79
  三、水产类食品的营养价值 ……………………………………… 82
  四、奶及奶制品的营养价值 ……………………………………… 83
 第四节 其他食品的营养价值 ……………………………………… 87
  一、酒类 …………………………………………………………… 87
  二、饮料 …………………………………………………………… 89
  三、茶 ……………………………………………………………… 92
  四、食用油脂 ……………………………………………………… 95
  五、调味品 ………………………………………………………… 97
  六、罐头食品 ……………………………………………………… 99
  七、速冻食品 ……………………………………………………… 100
  八、方便食品与快餐食品 ………………………………………… 100
  九、强化食品 ……………………………………………………… 100
  十、绿色食品 ……………………………………………………… 101
  十一、保健食品 …………………………………………………… 102
  十二、转基因食品 ………………………………………………… 103
  十三、垃圾食品与健康食品 ……………………………………… 103
本章小结 ……………………………………………………………… 106
基本知识训练 ………………………………………………………… 106
复习思考题 …………………………………………………………… 107

第四章 平衡膳食与合理营养 …………………………………… 108

 第一节 合理营养 …………………………………………………… 108

一、营养平衡与健康 …………………………………………………… 109
二、合理营养与平衡膳食 ……………………………………………… 110
第二节 膳食指南与膳食宝塔 ……………………………………………… 112
一、平衡膳食 …………………………………………………………… 112
二、中国居民膳食指南 ………………………………………………… 113
三、中国居民平衡膳食宝塔 …………………………………………… 120
四、平衡膳食指标 ……………………………………………………… 123
五、饮食保健"三、五、七" ………………………………………… 124
六、营养食谱的计算 …………………………………………………… 125
第三节 合理的烹调方法 …………………………………………………… 128
第四节 不同国家的膳食结构 ……………………………………………… 130
一、当今世界的4种膳食结构模式 …………………………………… 130
二、中国的膳食结构模式 ……………………………………………… 132
本章小结 ……………………………………………………………………… 133
基本知识训练 ………………………………………………………………… 134
复习思考题 …………………………………………………………………… 135

第五章 不同人群的营养和膳食 ……………………………………… 136

第一节 孕妇和乳母的营养和膳食 ………………………………………… 136
一、妊娠期的生理变化 ………………………………………………… 136
二、妊娠各期的营养需要 ……………………………………………… 138
三、孕妇的膳食 ………………………………………………………… 140
四、乳母的营养需要 …………………………………………………… 140
五、乳母期的膳食 ……………………………………………………… 141
第二节 婴幼儿的营养与膳食 ……………………………………………… 142
一、婴儿的营养与膳食 ………………………………………………… 142
二、幼儿的营养与膳食 ………………………………………………… 147
第三节 儿童的营养与膳食 ………………………………………………… 149
一、儿童的生长发育特点 ……………………………………………… 149
二、儿童的营养与膳食 ………………………………………………… 150
第四节 青少年的营养和膳食 ……………………………………………… 151
一、青春期生长发育的特点 …………………………………………… 151
二、青少年的营养需求 ………………………………………………… 152
三、青少年的膳食 ……………………………………………………… 153
第五节 老年人的营养与膳食 ……………………………………………… 154

一、老年人的生理代谢特点 …………………………………………… 154
　　二、老年人的营养需要 …………………………………………………… 155
　　三、老年人的膳食 ………………………………………………………… 156
　第六节　某些慢性病患者的营养与膳食 ……………………………………… 158
　　一、肥胖者的营养与膳食 ………………………………………………… 158
　　二、病毒性肝炎、肝硬化、脂肪肝的营养与膳食 ……………………… 161
　　三、糖尿病患者的营养与膳食 …………………………………………… 167
　　四、痛风患者的营养与膳食 ……………………………………………… 168
　　五、防癌的营养与膳食 …………………………………………………… 169
　本章小结 …………………………………………………………………………… 172
　基本知识训练 ……………………………………………………………………… 172
　复习思考题 ………………………………………………………………………… 173

第六章　食品污染及其预防 ………………………………………………………… 174
　第一节　食品的生物污染及其预防 …………………………………………… 175
　　一、食品的细菌污染及其预防 …………………………………………… 175
　　二、食品的霉菌污染及预防 ……………………………………………… 178
　　三、人畜共患传染病污染及预防 ………………………………………… 182
　第二节　食品的药物污染及预防 ……………………………………………… 186
　　一、食品的农药污染及预防 ……………………………………………… 186
　　二、兽药的污染及预防 …………………………………………………… 190
　第三节　食品中有害金属的污染及预防 ……………………………………… 193
　　一、食品中镉的污染 ……………………………………………………… 194
　　二、食品中铅的污染 ……………………………………………………… 194
　　三、食品中汞的污染 ……………………………………………………… 195
　　四、食品中砷的污染 ……………………………………………………… 197
　　五、减少食品中重金属污染的措施 ……………………………………… 198
　第四节　食品在储藏加工过程中形成的有害化合物的污染及预防 ………… 199
　　一、N-亚硝基化合物 ……………………………………………………… 199
　　二、食品中的多环芳香烃污染 …………………………………………… 201
　　三、食品中的杂环胺类化合物污染 ……………………………………… 203
　　四、食品中的二噁英污染 ………………………………………………… 204
　第五节　食品的放射性污染及预防 …………………………………………… 207
　　一、食品受放射性污染的途径 …………………………………………… 207
　　二、食品受放射性污染对人体的危害 …………………………………… 207

三、食品受放射性污染的预防措施 ……………………………… 207
　第六节　食品的其他污染及预防 …………………………………… 208
　　　一、食品容器和包装材料对食品的污染 ………………………… 208
　　　二、食品添加剂的合理使用 ……………………………………… 211
　　　三、人为因素对食品的污染 ……………………………………… 213
　本章小结 ………………………………………………………………… 214
　基础知识训练 …………………………………………………………… 214
　复习思考题 ……………………………………………………………… 215

第六章　食物中毒及预防 ………………………………………………… 216

　第一节　细菌性食物中毒及预防 …………………………………… 216
　　　一、细菌性食物中毒的特点、原因和类型 ……………………… 216
　　　二、常见的细菌性食物中毒 ……………………………………… 217
　第二节　非细菌性食物中毒及预防 ………………………………… 226
　　　一、有毒动植物食物中毒 ………………………………………… 227
　　　二、真菌毒素和霉变食品食物中毒 ……………………………… 234
　第三节　化学性食物中毒 …………………………………………… 236
　　　一、亚硝酸盐食物中毒 …………………………………………… 236
　　　二、农药中毒 ……………………………………………………… 238
　　　三、酸败油脂中毒 ………………………………………………… 239
　　　四、毒鼠强中毒 …………………………………………………… 239
　本章小结 ………………………………………………………………… 240
　基本知识训练 …………………………………………………………… 240
　复习思考题 ……………………………………………………………… 241

第八章　中医饮食调补学 ………………………………………………… 242

　第一节　饮食调补学的概念和内容 ………………………………… 242
　第二节　饮食调补学的起源与发展 ………………………………… 243
　第三节　饮食调补学的中医药基础理论 …………………………… 245
　　　一、"药食同源"学说 …………………………………………… 245
　　　二、饮食物的四气理论 …………………………………………… 246
　　　三、饮食物的五味学说 …………………………………………… 246
　　　四、食物归经理论 ………………………………………………… 248
　　　五、"以脏补脏"学说 …………………………………………… 249
　　　六、"发物"忌口论 ……………………………………………… 249

七、饮食宜忌的整体辨证观 ………………………………………… 250
　第四节　食物的合理搭配 ……………………………………………… 251
　　一、食物的配伍 …………………………………………………… 251
　　二、平衡膳食 ……………………………………………………… 253
　　三、合理利用食物 ………………………………………………… 253
　第五节　饮食调补的基本原则 ………………………………………… 254
　　一、饮食调补的整体观 …………………………………………… 254
　　二、辨证施食 ……………………………………………………… 256
　第六节　饮食调补的主要法则 ………………………………………… 257
　　一、补益肺气法 …………………………………………………… 257
　　二、补脾气法 ……………………………………………………… 257
　　三、补血法 ………………………………………………………… 258
　　四、滋阴法 ………………………………………………………… 258
　　五、补肾气法 ……………………………………………………… 258
　　六、补肾阴法 ……………………………………………………… 259
　　七、益胃生津法 …………………………………………………… 259
　　八、润燥生津法 …………………………………………………… 259
本章小结 …………………………………………………………………… 259
基本知识训练 ……………………………………………………………… 260
复习思考题 ………………………………………………………………… 261

第九章　国内外食品营养与卫生安全的监督管理 …………………… 262

　第一节　国内外有关食品营养的政策与法规 ………………………… 262
　　一、我国有关食品营养政策和法规 ……………………………… 262
　　二、其他国家有关食品与营养的政策和法规 …………………… 263
　第二节　我国食品安全法规和管理制度 ……………………………… 265
　　一、食品安全法 …………………………………………………… 265
　　二、食品安全法规 ………………………………………………… 265
　　三、食品卫生规章和管理办法 …………………………………… 265
　　四、食品卫生监督制度 …………………………………………… 265
　　五、食品卫生许可制度 …………………………………………… 266
　　六、食品生产经营者的法定义务与责任 ………………………… 266
　　七、食品卫生标准 ………………………………………………… 269
　　八、我国餐饮业企业、食品业企业的卫生管理制度 …………… 269
　第三节　国内外食品安全管理体系 …………………………………… 276

一、世界卫生组织规则中与食品有关的条款 …………………… 276
二、食品质量安全市场准入制度(QS) …………………………… 276
三、良好生产规范(GMP) ………………………………………… 279
四、危害分析与关键控制点系统(HACCP) …………………… 281
本章小结 ……………………………………………………………… 283
基本知识训练 ………………………………………………………… 284
复习思考题 …………………………………………………………… 284

附录1 中华人民共和国食品安全法 …………………………… 285

附录2 各类简编食物成分表 …………………………………… 303

参考文献 ………………………………………………………… 327

第一章 概 述

【知识教学目标】

通过本章的学习,要求学生掌握食品营养与卫生的基本概念,了解食品营养与卫生研究的具体内容;了解食品营养与卫生的发展概况及人体对食物的消化与吸收。

【能力培养目标】

通过本章的学习,要求学生能理解本课程的学习对其专业及其个人生活的重要性。

第一节 食品营养与卫生研究的内容

一、食品营养与卫生的研究内容

"民以食为天",食物是人类赖以生存和发展的物质基础。人类在进化过程中不断寻找食物、选择食物,并合理地利用食物,改进膳食结构,以求达到人体营养生理需要和膳食营养供给之间的平衡。这种营养平衡直接或间接地影响着人的体质、预防疾病、提高工作效率和延缓机体衰老。

食品营养与卫生学,就是一门运用现代营养学和食品卫生学的基本理论,研究食品营养成分、质地标准和卫生指标,平衡膳食和食谱编制,防止食品污染和有害因素对人体的危害,预防食物中毒,以维护人体健康的综合性应用学科。这门课程包括两部分,即食品营养学与食品卫生学。

(一) 食品营养学与食品卫生学的定义

1. 食品营养学

食品营养学是专门研究人类的整个营养过程,即人类的营养需要和来源、营养代谢、营养评价及其食物搭配、互补和平衡,是一门将食物和营养知识应用于人类健康的学科。

2. 食品卫生学

食品卫生学是指研究食品中可能存在的、威胁人体健康的有害因素及其预防措施,提高食品卫生质量,保护食用者安全的科学。

食品营养和卫生是两个相互独立而又密切联系的范畴,二者在在食品加工生产过程中,为提高食品质量和卫生水平,保证食品的安全性,保障人民身体健康、增强人民体质方面达到统一。

（二）食品营养学与卫生学研究的具体内容

食品营养学主要研究人体进行生命活动所需的各种营养素的生理功能、缺乏症、中毒症、食物来源、每日参考摄入量、加工对食物中各营养素的影响；各类食物的营养价值，营养与疾病的关系；各类人群的膳食安排，膳食结构和膳食指南，人群营养状况的调查，营养食谱的制定、计算与评价等。

食品卫生是公共卫生的组成部分，也是食品科学的内容之一。食品卫生学研究的内容主要包括：食品污染及其预防，包括污染的种类来源、性质作用、含量水平、监测管理以及预防措施；各类食品的主要卫生问题；食品添加剂；食物中毒及其预防以及食品卫生监督管理等。

二、一些相关术语的含义

1. 食品

根据《中华人民共和国食品安全法》的规定，食品是指各种供人们食用或者饮用的成品和原料，以及按照传统既是食品又是药品的物品，但是不包括以治疗为目的的物品。按此定义，食品既包括食品原料，也包括由原料加工后的成品。通常人们将食物原料称为食料，而将经过加工后的食物称为食品。此外，食品还包括既是食品又是药品的物品，如红枣、山楂等。

2. 营养

单从字面上理解，"营"是谋求的意思，"养"是养生的意思，合起来就是谋求养生。营养学上所定义的营养，实际上是指人们摄取食物，进行消化、吸收和利用的整个过程。即是指人类为了满足机体生长发育、组织更新和良好健康状态等正常生理、生化和免疫功能的需要，从外界摄入、消化、吸收、代谢和利用食物中养分的生物学过程。

3. 营养素

营养素是指维持机体正常生长发育、新陈代谢所必需的物质。目前已知有40～50种人体必需的营养素。根据人体需要量的不同，营养素可分为两大类：需要量较大的称为"常量营养素"，主要包括蛋白质、碳水化合物、脂肪和水；需要量较小的称为"微量营养素"（俗称微量元素），如矿物质和维生素。

4. 营养价值

食品的营养价值是指食品中所含营养素和能量能满足人体营养需要的程度。食品营养价值的高低，取决于食品中所含营养素的种类是否齐全、数量的多少及其相互比例是否适宜。

5. 营养素的需要量

营养素的需要量是指维持人体正常健康与生长所需要的营养素的数量，也称为营养素生理需要量。

6. 营养素供给量

营养素供给量是特定人群每日必须由膳食提供的各类营养素的摄取标准。它是在生理需要量基础上,考虑了人群安全率、饮食习惯、食物生产、社会条件及经济等因素而制定的适宜数值。

7. 膳食营养素参考摄入量

膳食营养素参考摄入量是指在每日膳食中营养素供给量基础上发展起来的一组每日平均膳食营养素摄入量的参考值。包括4项内容:

(1) 估计平均需求量(EAR):指可满足生命某一阶段、不同性别及不同生理状况群体中50%个体营养素需求的营养素摄入量。

(2) 推荐摄入量(RNI):指满足生命某一阶段和不同性别、人群97%~98%个体的营养需求的营养摄入量。该指标的意义在于可作为个体每日摄入该营养素的目标值。长期摄入推荐摄入量可满足机体对该营养素的需要,维持组织中有适当的营养素储备和保持健康,如某个体的摄入量低于RNI,就可以认为有不足的危险。

(3) 适宜摄入量(AI):指对健康人群所进行的观察或实验研究得出的某种营养素的摄入量。当健康个体摄入量达到AI时,出现营养缺乏的危险性很小;如果长期摄入量超过AI值时,则可能产生毒副作用。

(4) 可耐受的高限摄入水平(UL):指在生命某一阶段和不同性别、人群,几乎对所有个体健康都无任何副作用和危险的每日最高营养素摄入量。

8. 健康与亚健康

世界卫生组织(WHO)提出的健康新概念是:所谓健康,并不仅仅是不得病,还应包括心理健康以及社会交往方面的健康。也就是说,健康是在精神上、身体上和社会交往上保持健全的状态。WHO规定了衡量一个人是否健康的十大准则,即精力充沛、积极乐观、善于休息、应变能力强、抗疾病能力强、体重适当、眼睛明亮、牙齿正常、头发有光泽、运动感到轻松。

亚健康是指处于健康和疾病两者之间的一种状态,即机体内出现某些功能紊乱,但未影响到行使社会功能,主观上有不适感觉,是人从健康到疾病的中间阶段。其主要表现为:疲劳、乏力、头晕、腰酸背痛、易感染疾病等。与健康人相比,其工作、学习效率低,有的还食欲不振、睡眠不佳等。

第二节 食品营养与卫生的发展概况

一、营养学的形成与发展

营养学的形成和发展与国民经济和科学技术水平是紧密相联的,在漫长的生活实践中,人类对营养是逐渐由感性经验到科学认识的。我们的祖先很早就认识到饮食营养在保健中的作用,远在5000多年前的黄帝时代,就有专管营养的御医制度;3000年前就有食医,认为"食养居于术养、药养等养生之首";我国历代有关营养和饮食方面的重要著作有《食经》《食疗》《千金食治》《食疗本草》《食医心鉴》《饮膳正要》等;在《黄帝内经·素问》中就提出了"五谷为养,五果为助,五畜为益,五菜为充"的膳食模式;在《千金食治》中提出"安生之本,必资于食,不知食宜者,不足以生存也"等营养观念;我国历代医药经典《本草纲目》中也贯穿着"药食同源"的原则,有各种食物本草对食物功能的论断。在国外,公元前900年的古埃及就有"患夜盲症的人最好多吃牛肝"的记载;西方公认的"现代医学之父"希波克拉底在公元前400年就曾说过"我们应该以食物为药,饮食就是你首选的医疗之父",这一论断同我国传统营养学"寓医于食"的理论不谋而合。公元前525年左右,希腊的希罗多德斯发现,希腊人的头盖骨比普鲁士人的头盖骨硬。他认为,这是由于希腊人受阳光照射多的缘故。

很多与营养学有关的事实,很早以前就已为人知了。但是,系统的营养学诞生却是在发现了构体重要物质的18世纪以后。现代营养学奠基于18世纪中叶,关于生命过程是一呼吸过程、呼吸是氧化燃烧的理论、消化是化学过程的一系列启蒙性生物科学成就将营养学引上了现代科学发展的轨道。在此之后,人们逐渐认识到蛋白质、脂肪、碳水化合物及无机盐、维生素、微量元素的重要生理作用,建立了食物组成与物质代谢的概念,整个19世纪到20世纪是发现和研究各种营养素的鼎盛时期。第二次世界大战结束后,生物化学及分子生物学的发展又为营养学向微观世界的发展、探索生命奥秘提供了理论基础,分析技术的进步又大大提高了营养学研究的速度和有效性。随着营养生理、营养生化的迅速发展,使营养与疾病的关系得以进一步阐明,大大促进了临床营养的进展。与此同时,营养学家也竭力以各类人群为对象,着眼社会生活实践来研究宏观营养,发展公共营养事业。此外,许多国家采取营养立法手段,建立政府监督管理机构,研究推行农业经济政策、食品经济政策及其他的必要行政措施,使营养学更富宏观性和社会实践性。

二、食品卫生学的起源及发展

随着社会的进步和科学的发展,人类对食品卫生与自身健康的关系有了更深的认识,同时也积累了许多宝贵的经验。我国早在3000多年前的周朝,就不仅能控制一定卫生条件而制造出酒、醋、酱等发酵食品,而且已经设置了"凌人",专司食品冷藏防腐。东汉时期,张仲景著《金匮要略》中记载:"六畜自死,皆疫死,则有毒,不可食之";"肉中有如米者不可食之";"秽饭馁肉臭鱼,食之皆伤人"。在唐代的法典《唐律》就规定了处理腐败食品的法律准则,如"脯肉有毒曾经病人,有余者速焚之,违者杖九十;若故与人食,并出卖令人病者徒一年;以故致死者,绞"的记载。我国自南北朝以来,历代皇帝都设有光禄寺卿,为统治者的肉食安全服务,宫廷御膳中有专职人员检验食品,有时还利用侍从人员进行试验性品尝。在国外,公元前400年的"论饮食"、16世纪俄国的"治家训"等中都有对食品卫生的经验性认识和管理的论述,在中世纪的罗马和意大利等国也已设置了专管食品卫生的"市吏"。但这些都属于古典食品卫生学的范畴,直到19世纪,巴斯德发现了食品腐败与微生物之间的关系,随后又提出了巴斯德消毒法,以及食品成分化学分析法的建立等,才给现代食品卫生学奠定了自然科学的基础。

第二次世界大战结束以后,随着科学技术的进步,新技术、新方法的应用,食品卫生学在生物性、化学性、放射性三大类污染物、食物中毒及其预防、各类食品的卫生问题及其在生产中的卫生要求、食品毒理学方法以及食品卫生学科学管理等方面的研究得到了迅猛发展,而随着食品生产中新工艺、新材料、新添加剂的使用,新的卫生问题不断出现,使食品卫生学的研究领域大大扩展。1962年联合国FAO和WHO成立了食品法典委员会(CAC),我国在1982年制定颁布了《中华人民共和国食品卫生法(试行)》并于1995年正式实施,2009年2月28日颁布《中华人民共和国食品安全法》并于2009年6月1日起正式施行,同时原来的《中华人民共和国食品卫生法》同时废止。

第三节 人体对食物的消化与吸收

消化系统是人体高效率的食品消化系统。食物中所有的营养素只有水、无机盐和某些维生素能被人体直接利用,其余物质必须通过消化系统分解成为简单、易于吸收的形式,才能被人体吸收和利用,其余无营养价值的残渣和未被吸收的部分肠道分泌物及一些肠道微生物一起构成粪便排出体外。通常把食品在消化道分解成为可以吸收的小分子物质的过程称为消化。消化后的营养成分通过消化道黏膜进入血液或淋巴液的过程称为吸收。食物在人体中消化和吸收是两个紧密联系的生理过程,对人体的新陈代谢、生长发育均有重要意义。

一、人体消化系统的组成

消化系统由消化腺和消化道组成。消化腺是分泌消化液的器官,主要有唾液腺、胃腺、胰腺和小肠腺等。消化腺分为消化道外的大消化腺(如唾液腺、肝脏和胰腺)和消化道壁内的小消化腺(如胃腺、肠腺)。

消化道可分为口腔、咽、食道、胃、小肠、大肠、直肠和肛门,全长 10~16m。

二、食物的消化

食物在消化道内被分解成为可以吸收的物质的过程,叫做消化。消化过程主要是由一系列消化酶完成的。酶是体内某些细胞所产生的具有生理活性的蛋白质,在正常体温状态下能催化生化反应。许多消化酶都是以非活性形式存在,这种状态的酶叫酶原。在一些激活剂如氢离子、金属离子和另一些酶的作用下,这些酶原开始活化。消化道中主要有胃蛋白酶、胰蛋白酶、胰脂肪酶、肠脂肪酶、唾液淀粉酶、胰淀粉酶等。当食物通过消化道时,发生的化学反应与酶的活性有关。

1. 口腔

口腔对食物的消化作用是接受食物并进行咀嚼,将食物研磨、撕碎、并掺和唾液。唾液对食物起着润滑作用,同时唾液中的淀粉酶开始降解淀粉,使其分解成为麦芽糖。但在唾液中不含消化蛋白质和脂肪的酶,所以脂肪和蛋白质等不能在口腔中被消化。

2. 食道

亦称食管,是一个又长又直的肌肉管,食物借助于地心引力和食道肌肉的收缩从咽部输送到胃中。食道长约25cm,有三个狭窄处,食物通过食道约需7s。

3. 胃

胃是膨胀能力最强的消化器官,一般分为4个部分:贲门、胃底、胃体和幽门。其中,向左鼓出的L形部分叫胃底;中间部分叫胃体;位于小肠入口之前的收缩部分叫幽门,食道入口叫贲门。胃每天分泌1.5~2.5L胃液,胃液中主要含有三种成分,即胃蛋白酶原、盐酸(胃酸)和黏液。其中,胃底区的细胞分泌盐酸,胃中的胃液素细胞分泌胃蛋白酶原,当胃蛋白酶原处于酸性环境时(pH=1.6~3.2),胃蛋白酶被激活,可以水解一部分蛋白质。另外,胃还分泌凝乳酶,这种酶能凝结乳中蛋白,对于婴儿营养很重要。成人若长期不食用乳及其制品时,胃液分泌物中会缺少凝乳酶。

食物通过胃的速度主要取决于饮食的营养成分。碳水化合物通过胃的速度要比蛋白质和脂肪快些,而脂肪速度最慢。水可以直接通过胃到达小肠,在胃中几乎不停留。各种食物通过胃的速度不同,使食物具有不同的饱腹感。正常成人食物通过胃需4~5h。

4. 肠

小肠与胃的幽门末端相连,长3~5m,分为十二指肠、空肠和回肠三部分,是食物消化和吸收的主要场所。在正常人中,90%~95%的营养素吸收在小肠的上半部完成。

肠黏膜具有环状皱褶,并拥有大量绒毛,表面上的细胞又具有大量微绒毛,这样便构成了巨大的吸收面积($200~400m^2$),使食物停留时间较长。这些微绒毛形成了粗糙的界面,上面含有高浓度的消化酶。小肠的不断运动可以使食物和分泌物混合在一起,以便小肠绒毛吸收营养。

5. 胰脏

胰脏是一个大的小叶状腺体,位于小肠的十二指肠处。胰脏分泌的消化液呈碱性,通过胰脏管直接进入小肠。胰液富含碳酸氢盐,能够中和胃中产生的高酸性食糜。胰脏分泌的酶的成分有蛋白水解酶、脂肪酶、淀粉水解酶、核酸水解酶,以及一些化学缓冲剂,胰淀粉水解酶能够将淀粉分解成麦芽糖,在麦芽糖酶的作用下进一步分解成葡萄糖;胰蛋白酶、胰凝乳蛋白酶和羧肽酶,可将蛋白质消化为䏡、肽和氨基酸;胰脂肪酶能够将脂肪消化分解为脂肪酸和甘油。

6. 肝与胆

肝脏包括肝、胆囊和胆管。肝的主要消化功能之一是分泌胆汁,然后储存在胆囊中,胆汁能溶解和吸收膳食脂肪,并帮助排泄一些废物,如胆固醇和血红蛋白降解产物。肝脏消化吸收的作用还表现在储藏和释放葡萄糖,储存维生素 A、维生素 D、维生素 E、维生素 K 和维生素 B1 等,以及对已被消化吸收的营养素进行化学转化。

除此之外,肝脏还有许多生理功能,包括有害化合物的解毒作用、产能营养素的代谢、血浆蛋白的形成、尿素的形成、多肽激素的钝化等。

7. 结肠与直肠

大肠长约 1.5m,分盲肠、结肠、直肠三部分。食物从胃到小肠末端的移动需 30~90min,而通过大肠则需 1~7 天。

在大肠中含有以大肠杆菌为主的大量细菌,这些细菌影响粪便的颜色和气味。在消化过程中没有起反应的食物可以通过细菌进行改变和消化,这样某些复杂的多糖和少量简单的碳水化合物,如木苏糖(四碳糖)或棉籽糖(三碳糖)被转化为氢、二氧化碳和短链脂肪酸,没能消化的蛋白质残渣被细菌转化为有气味化合物。此外,大肠内细菌还可以合成维生素 K、生物素和叶酸等营养素。

三、营养素的吸收

食物经过消化,将大分子物质变成低分子物质,其中多糖分解成单糖,蛋白质分解成氨基酸,脂肪分解成脂肪酸、甘油等,维生素与矿物质则在消化过程中从食物的细胞中释放出来,通过消化道管壁进入血液循环,这些过程称为吸收。吸收的方式取决于营养素的化学性质。食物进入胃之前没有吸收,胃只能吸收少量的水分和酒精等,大肠主要吸收在小肠没被完全吸收的水分和无机盐,而营养物质的吸收主要在小肠进行。

当营养成分被消化吸收后,立即被运输到需要或储藏它们的组织。淋巴和血液是营养物的主要运输介质。在肠道的膜内有淋巴毛细管网状组织,胆固醇、水、长链脂肪和某些蛋白质被淋巴系统最终传送到静脉系统。大部分低分子营养物质被吸收进入血液循环后,与血液中蛋白质分子结合,再运输到各组织细胞。

1. 蛋白质的吸收

蛋白质在消化道内被分解为氨基酸后,在小肠黏膜被吸收,吸收后经小肠绒毛内的毛细血管而进入血液循环,为主动转运过程,天然蛋白质被蛋白酶水解后,其水解产物大约 1/3 为氨基酸,2/3 为寡肽,这些产物在肠壁的吸收远比单纯混合氨基酸快,而且吸收后大部分以氨基酸形式进入门静脉。

2. 脂肪的吸收

脂肪经消化道被分解为甘油和脂肪酸,甘油易溶于水,可被直接吸收进入血液中;脂肪酸在消化道需与胆盐结合成水溶性复合物才被吸收。脂肪酸被吸收后,一小部分进入小肠绒毛的毛细血管,由门静脉入肝,大部分进入毛细淋巴管,经大淋巴管进入血液循环。脂溶性维生素也随脂肪酸一起被吸收。

3. 碳水化合物的吸收

碳水化合物经消化分解为单糖(主要为葡萄糖及少量的果糖和半乳糖)后,以主动转运方式吸收,然后通过门静脉入肝,一部分合成糖原在肝中储存,另一部分由肝静脉进入人体循环,供全身组织利用。

4. 水、水溶性维生素及无机盐的吸收

水、水溶性维生素及无机盐这一类物质,可以不经消化,在小肠被直接吸收。水在肠道是靠渗透压的原理被吸收;水溶性维生素是由扩散的方式吸收。在无机盐中,钠盐是靠钠泵吸收,氯离子、碳酸氢根等负离子是靠电位差进行吸收。

四、生物转化

肝脏是进行生物转化的主要器官,人体内营养与非营养物质在肝脏等组织中的化学转变过程称为生物转化。体内物质代谢产生的小分子活性物质或毒物,以及进入体内的各种异物如药物、毒物、食品添加剂等在体内通过生物转化可以改变其结构和性质,然后通过肝脏或肾脏等排出体外。

很多因素会影响到生物转化反应的进行。个体差异因素及种族因素、营养不良(蛋白质、磷脂、维生素 A、维生素 C、维生素 E 等不足)会影响生物转化的进行;新生儿的生物转化能力较差,老年人的转化能力也趋于衰退;体内雄性激素、胰岛腺素可促进机体内的生物转化作用;严重的肝脏病会影响转化的进行。

五、排泄

摄入的食物经过各段消化道反复吸收之后,最后进入直肠的为食物中不能被消化吸收的残渣、盐类和少量剩余营养物质。当含有大量肠道微生物、胃肠道脱落细胞及食物残渣所组成的粪便进入直肠后,刺激肠壁,引起排便反应。

本 章 小 结

本章介绍了食品、营养、营养素、营养素参考摄入量、健康与亚健康等的概念,介绍了食品营养学与卫生学研究的具体内容、食品营养学与卫生学的发展概况以及人体对食物的消化与吸收等。

食品营养与卫生，是运用现代营养学和食品卫生学的基本理论，研究食品营养成分、质地标准和卫生指标，平衡膳食和食谱编制，防止食品污染和有害因素对人体的危害，预防食物中毒，以维护人体健康的一门综合性应用学科。

因此，掌握这门学科，对从事任何工作或日常生活都有较高实用价值。

基本知识训练

1. 根据《中华人民共和国食品安全法》的规定，食品就是(　　)。
   A. 仅供人们食用的物品　　　B. 食物原料　　　C. 药品
   D. 食料、食品以及既是食品又是药品的物品
2. 亚健康状态是指(　　)。
   A. 机体无明显疾病　　　　　B. 活力降低，反应能力减退
   C. 适应力下降等生理状态　　D. 以上所有选项
3. 以下营养素属于"微量元素"的是(　　)。
   A. 碳水化合物　　B. 脂肪　　C. 维生素　　D. 蛋白质
4. 胃液中的主要成分，不包括(　　)。
   A. 胃蛋白酶原　　B. 胃酸　　C. 黏液　　D. 胰脂肪酶
5. 以下人体器官不具有吸收功能的是(　　)。
   A. 胃　　B. 食道　　C. 大肠　　D. 小肠
6. 适宜摄入量，简称(　　)。
   A. EAR　　B. RNI　　C. AI　　D. UL

复习思考题

1. 食品营养与卫生学研究的主要内容是什么？
2. 世界卫生组织规定的衡量一个人是否健康的十大标准是什么？
3. 什么是营养素？营养价值指什么？
4. 简述食物在人体内的消化过程。

第二章　营养学基础

【知识教学目标】

通过本章的学习,要求学生能熟悉人体需要的七大营养素的含义、种类、生理功能、需要和供给量;重点掌握各营养素的生理价值,各营养素缺乏症、过多症及人体每天能量的需要量和计算方法。

【能力培养目标】

通过本章的学习,要求学生能运用营养学理论来具体分析生活实践中的营养问题,提高解决膳食营养问题的能力。

营养素是保证人体生长、发育、繁养、劳动和维持健康生活的物质,人体必需的营养素有40～50种。营养素在人体内的作用主要是补充营养、调治疾病、延缓衰老,另外还能够调节人体生理功能、改善身体的状况、提高人体的免疫力即对抗和战胜疾病的能力。

人体所需的营养素分为七大类:蛋白质、碳水化合物、脂肪、矿物质、维生素、水和膳食纤维。

第一节　蛋白质与氨基酸

蛋白质是一类化学结构复杂的高分子有机化合物,种类繁多,在人体内约10万种。英文蛋白质(Protein)一词来源于希腊文 Proteios,意思是"头等重要",表明蛋白质是生命的物质基础,是人体的必需营养素,生命的起源、生存、消亡都与蛋白质有关,没有蛋白质就没有生命。

一、蛋白质的功能

1. 是人体组织不可缺少的构成成分

蛋白质占人体总重量的16%～18%,是构成人体组织和细胞的重要成分,是生命的存在形式。人体的所有组织和器官都是以蛋白质为基础,如人体的神经、肌肉组织、心、肝、肾等器官均含有大量蛋白质;骨骼、牙齿中含有大量的胶原蛋白;指甲、趾甲中含有角蛋白;细胞从细胞膜到细胞内的各种结构中均含有大量的蛋白质。

2. 构成体内各种重要的生理活性物质

蛋白质是构成生命重要的生理活性物质。人体内的酶、激素、抗体等活性物质都是由蛋白质组成的。人的身体就像一座复杂的化工厂，一切生理代谢、化学反应都是由酶参与完成的。生理功能靠激素调节，如生长激素、性激素、肾上腺素等。抗体是活跃在血液中的一支"突击队"，具有保卫机体免受细菌和病毒的侵害、提高机体抵抗力的作用。

3. 调节渗透压

正常人血浆和组织液之间的水分不断交换并保持平衡。血浆中蛋白质的含量对保持平衡状态起着重要的调节作用。如果膳食中长期缺乏蛋白质，血浆中蛋白质含量就会降低，血液中的水分便会过多地渗入到周围组织，出现营养性水肿。此外，体液内的蛋白质能使体液的渗透压和酸碱度得以稳定。

4. 供给能量

人体热量来源主要由糖类供给，蛋白质只予以补充，占总热量的10%～15%。供给热能不是蛋白质的主要功能，但在能量缺乏时，蛋白质也必须用于产生能量。1g蛋白质在体内氧化可产生16.7kJ(4kcal)的热量。

二、蛋白质的组成与分类

（一）组成元素

蛋白质主要由碳、氢、氧、氮四种化学元素组成，多数蛋白质还含有硫和磷，有些蛋白质还含有铁、铜、锰、锌等矿物质，其中蛋白质是人体氮的唯一来源，一般来说蛋白质的平均含氮量为16%，即人体内每6.25g蛋白含1g氮，所以，只要测定出体内含氮量，就可以计算出蛋白质的含量。即每克氮相当于6.25g蛋白质，折算系数为6.25。

（二）分类

1. 按化学组成分类

分为单纯蛋白质和结合蛋白质。

2. 按形状分类

分为纤维状蛋白质和球状蛋白质。

3. 按营养价值分类

分为完全蛋白质、半完全蛋白质和不完全蛋白质。

（1）完全蛋白质。这是一类优质蛋白质，其中所含的必需氨基酸种类齐全，数量充足，而且各种氨基酸的比例与人体需要基本相符，容易吸收利用，不但可维持生命，还能促进人体生长发育。如奶类中的酪蛋白、乳白蛋白，蛋类中的卵白蛋白和卵黄磷蛋白，肉类、鱼类中的白蛋白和肌蛋白，大豆中的大豆球蛋白，小麦中的麦谷蛋白和玉米中的谷蛋白等都是完全蛋白质。

(2) 半完全蛋白质。此类蛋白质中所含的各种必需氨基酸种类基本齐全,但含量不一,相互之间比例不太合适。如果以它作为唯一的蛋白质来源,虽然可以维持生命,但促进生长发育的功能较差。如小麦和大麦中的麦胶蛋白就属于这类。

(3) 不完全蛋白质。此类蛋白质所含的必需氨基酸种类不全,质量也差。如用它作为膳食蛋白质唯一来源,既不能促进生长发育,维持生命的作用也很弱。如玉米中的玉米胶蛋白、动物结缔组织和肉皮中的胶原蛋白以及豌豆中的豆球蛋白等。

三、氨基酸

氨基酸是组成蛋白质的基本单位,蛋白质就是由许多氨基酸以肽键连结在一起的,并形成一定的空间结构的大分子。由于氨基酸的种类、数量、排列次序及空间结构的千差万别,排列出无数种功能各异的蛋白质,现已发现的氨基酸有40多种,构成人体蛋白质的氨基酸有20多种。

(一) 氨基酸的功能

氨基酸对人体有重要作用,主要体现在以下几方面:

(1) 作为合成或修补组织蛋白质的基本材料,用来补充人体新陈代谢中被分解掉的同类蛋白质。

(2) 合成或转变为其他氨基酸,如蛋氨酸可合成半胱氨酸、苯丙氨酸可转变为酪氨酸等。

(3) 进入氨基酸的分解代谢过程,其含氮部分通常转变成尿素。

(4) 用来合成蛋白质以外的含氮化合物,如嘌呤、肌酸等。

(5) 作为生热营养素,在代谢过程中释放能量,供机体需要。

(二) 分类

1. 必需氨基酸

必需氨基酸(Essential Amino Acid,EAA)是指人体内不能合成或者合成速度不能满足机体的需要,必须由食物来供给的氨基酸。人体必需氨基酸有9种:异亮氨酸、亮氨酸、赖氨酸、蛋氨酸、苯丙氨酸、苏氨酸、色氨酸、缬氨酸和组氨酸。以前必需氨基酸不包括组氨酸,因人体对其需要量较小,且自身肌肉组织和血红蛋白中储存量较大,而婴儿组氨酸需求量较大,所以只确定组氨酸为婴儿必需氨基酸,1985年世界卫生组织首次将其列为必需氨基酸。

2. 非必需氨基酸

非必需氨基酸(Nonessential Amino Acid)是指人体能自身合成或可以从其他氨基酸转化而得到,不一定非由食物直接提供的氨基酸,如丙氨酸、胱氨酸、天门冬氨酸、脯氨酸等。

（三）氨基酸的需要量模式

氨基酸模式（Amino Acid Pattern）是蛋白质中各种必需氨基酸的构成比例，其计算方法是将该种蛋白质中的色氨酸含量定为1，分别计算出其他必需氨基酸的相应比值，这一系列的比值就是这种蛋白质氨基酸模式。

在营养学上通常把营养价值较高、具有和人体要求比例最为接近的氨基酸组成的蛋白质称为参考蛋白质。

鸡蛋和人乳蛋白质的氨基酸模式与人体最接近，通常将这两种蛋白质作为参考蛋白质。

在动物实验中，则常采用酪蛋白作为参考蛋白质。

几种中国食物和人体蛋白质氨基酸模式、几种食物和不同人群需要的氨基酸评分模式如表2-1、表2-2所列。

表2-1 几种中国食物和人体蛋白质氨基酸模式

氨基酸名称	人体	全鸡蛋	鸡蛋白	牛奶	猪瘦肉	牛肉	大豆	面粉	大米
异亮氨酸	4.0	2.5	3.3	3.0	3.4	3.2	3.0	2.3	2.5
亮氨酸	7.0	4.0	5.6	6.4	6.3	5.6	5.1	4.4	5.1
赖氨酸	5.5	3.1	4.3	5.4	5.7	5.8	4.4	1.5	2.3
蛋氨酸+半胱氨酸	3.5	2.3	3.9	2.4	2.5	2.8	1.7	2.7	2.4
苯丙氨酸+酪氨酸	6.0	3.6	6.3	6.1	6.0	4.9	6.4	5.1	5.8
苏氨酸	4.0	2.1	2.7	2.7	3.5	3.0	2.7	1.8	2.3
缬氨酸	5.0	2.5	4.0	3.5	3.9	3.2	3.5	2.7	3.4
色氨酸	1.0	1.0	1.0	1.0	1.0	1.0	1.0	1.0	1.0

表2-2 几种食物和不同人群需要的氨基酸评分模式

氨基酸名称	人群/(mg/g蛋白质)				食物/(mg/g蛋白质)		
	1岁以下	2~5岁	10~12岁	成人	鸡蛋	牛奶	牛肉
组氨酸	26	19	19	16	22	27	34
异亮氨酸	46	28	28	13	54	47	48
亮氨酸	93	66	44	19	86	95	81
赖氨酸	66	58	44	16	70	78	89
蛋氨酸+半胱氨酸	42	25	22	17	57	33	40
苯丙氨酸+酪氨酸	72	63	22	19	93	102	80
苏氨酸	43	34	28	9	47	44	46
缬氨酸	55	35	25	13	66	64	50
色氨酸	17	11	9	5	17	14	12
总计	460	339	241	127	512	504	479

（四）限制氨基酸

被吸收到人体内的必需氨基酸中，能够限制其他氨基酸利用程度的氨基酸称为限制性氨基酸（Limiting Amino Acid, LAA）。限制氨基酸中缺乏最多的称为第一限制性氨基酸，缺乏次之的依次称为第二限制性氨基酸、第三限制性氨基酸等。如粮谷类蛋白质的第一限制性氨基酸是赖氨酸，而大豆、花生、牛奶和肉类蛋白质的第一限制性氨基酸是蛋氨酸。常见植物性食物限制性氨基酸如表2-3所列。

表2-3 常见植物性食物限制性氨基酸

食物	第一限制性氨基酸	第二限制性氨基酸	第三限制性氨基酸
小麦	赖氨酸	苏氨酸	缬氨酸
大麦	赖氨酸	苏氨酸	蛋氨酸
大米	赖氨酸	苏氨酸	蛋氨酸
玉米	赖氨酸	色氨酸	苏氨酸
花生	蛋氨酸	—	—
大豆	蛋氨酸	苏氨酸	—

四、食物蛋白质的营养学评价

各种食物蛋白质组成不同，其营养价值也不一样。评价食物蛋白质的营养价值，对于食品品质的鉴定、饮食产品的研发、指导人群膳食等许多方面都十分必要。因为不同食物的蛋白质含量、氨基酸模式不尽相同，人体对不同蛋白质的消化吸收和利用程度也存在差异，所以需要采用不同的方法来评定蛋白质的营养价值。营养学上通常根据蛋白质含量、被消化吸收程度和被人体利用程度三方面综合评价食物蛋白质的营养价值。

1. 食物中蛋白质的含量

首先要求食物中的蛋白质要有一定的含量，没有一定数量，再好的蛋白质其营养价值也有限。所以蛋白质含量是食物蛋白质营养价值的基本因素，这是衡量食物中蛋白质营养价值的基本指标。

蛋白质含量可用凯氏定氮法测量。蛋白质平均含氮量为16%，用所测得的氮含量乘以换算系数6.25，即可得到蛋白质的含量。

2. 蛋白质的消化率

蛋白质的消化率，是指食物蛋白质摄入后，经消化道吸收的数量或程度。蛋白质消化率越高，则被人体吸收利用的可能性越大，其营养价值也越高。一般动物来源的蛋白质的消化率高于植物来源的蛋白质的消化率，如奶类为97%~98%，鱼、肉为92%~94%，米为80%。几种食物蛋白质的消化率如表2-4所列。

表2-4　几种食物蛋白质的消化率(%)

食物	真消化率	食物	真消化率	食物	真消化率
鸡蛋	97±3	大米	88±4	大豆粉	87±7
牛奶	95±3	面粉(精制)	96±4	菜豆	78
肉、鱼	94±3	燕麦	86±7	花生酱	88
玉米	85±6	小米	79	中国混合膳食	96

3. 蛋白质的生物学价值

蛋白质的生物学价值(Biological Value,BV)是指吸收后的蛋白质被机体利用的数量或程度,简称生物价。蛋白质生物价越高,食物蛋白质被机体利用的程度就越高,其营养价值也就越高。如蛋94、奶85、牛肉76、鱼83、大米77、大豆64、花生59、面粉52。常见食物蛋白质的生物价如表2-5所列。

表2-5　常见食物蛋白质的生物价

食物名称	生物价	食物名称	生物价	食物名称	生物价
鸡蛋	94	大米	77	蚕豆	58
鸡蛋白	83	小麦	67	绿豆	58
鸡蛋黄	96	小米	57	白菜	76
牛奶	85	玉米	60	红薯	72
猪肉	74	面粉	52	马铃薯	67
牛肉	76	生大豆	57	花生	59
鱼	83	熟大豆	64		
虾	77	扁豆	72		

五、蛋白质的互补作用

1. 概述

把几种蛋白质营养价值较低的食物混合食用,可以互相取长补短,提高蛋白质的营养价值,这种作用称为蛋白质的互补作用。如:玉米(原生物价为60)、小米(原生物价为57)、黄豆(原生物价为64),以上3种若按玉米40%+小米40%+黄豆20%混合食用,结果生物价为73;我们日常生活中很多饮食习惯都是食物互补的应用,如豆粥、豆包、菜包、饺子等。几种食物混合后蛋白质的生物学价值如表2-6所列。

表 2-6 几种食物混合后蛋白质的生物学价值

食物名称	生 物 价	
	单独食用	混合食用
大豆	64	77
小麦	67	
玉米	60	73
小米	57	
大豆	64	
面粉	67	
小米	57	89
大豆	64	
牛肉	76	

2. 原则

（1）种类越多越好。

（2）种属越远越好，提倡杂食。如动物性食物和植物性食物之间的混合比单纯动物性食物混合或者单纯植物性食物混合效果好。

（3）各种食物要同时食用（两种食物互补作用时间不宜超过 5h，5h 以上逐渐降低作用，8h 以上无效）。

六、蛋白质的供给量和食物来源

1. 供给量

我国规定 1 岁以内婴儿每千克体重 1.5～3g；14 岁的男青少年每日需要量较多，为 85g；成人每日摄入量为 80g 就可以基本满足人体的需求；特殊人群中的孕妇和乳母每天需要比较多的蛋白质，为 100g。蛋白质在膳食总能量中所占比例以 10%～15% 为宜。

2. 来源

供给人体蛋白质的主要有动物性食物如各种肉类、乳类和蛋类等，植物性食物如大豆、谷类和花生等。其中动物性食物蛋白质和大豆蛋白质是人类膳食蛋白质的良好来源。我国是大豆生产大国，多吃大豆制品，不仅可提供丰富的优质蛋白质，同时也可起到许多其他保健功效。

【知识衔接】什么是"蛋白质-能量营养不良"

蛋白质-能量营养不良是由于缺乏能量和（或）蛋白质而引起的一种营养缺乏症，多见于 3 岁以下婴幼儿。除了体重明显减轻、皮下脂肪减少和水肿外，常常伴有各种器官的功能紊乱。临床上主要表现为面部比较肥大，但全身水肿，体重减轻，食欲低下，有的伴有低热、呕吐、头发脱落等，如不及时发现和治疗，会导致婴儿死亡。

第二节 脂 类

脂类(lipids)是脂肪和类脂的总称，是一类难溶于水而易溶于有机溶剂的生物有机分子。脂肪是甘油和各种脂肪酸所形成的甘油三酯；类脂是一类在某些理化性质上与脂肪类似的物质，包括各种磷脂及类固醇，它们也广泛存在于许多动植物食品中。

一、脂肪的功能

1. 供给能量

体内脂肪是热能储存库。当摄入食物的能量过高时，体内可将一部分热能转化为脂肪储存于体腔和皮下，以备摄入能量不足时备用。另外，脂肪又是高能量物质，1g脂肪在体内氧化可产生37.7kJ(9kcal)的能量，是营养素中产热量最高的一种。

2. 构成一些重要的生理物质

脂肪中的磷脂、胆固醇与蛋白质结合成脂蛋白，构成了细胞的各种膜，如细胞膜、核膜、线粒体膜、内质网等，也是构成脑组织和神经组织的主要成分。同时，脂质中的胆固醇还是组成维生素D、胆汁酸、性激素、肾上腺激素的重要原料，这些物质在调节、维持机体代谢过程中起着重要作用。

3. 促进脂溶性维生素的吸收

脂溶性维生素只有与脂肪共存时才能被人体吸收，所以食物中的脂肪可促进脂溶性维生素的吸收。脂肪摄取不足时，可造成脂溶性维生素的缺乏。

4. 供给必需脂肪酸

脂肪为人体提供必需脂肪酸和其他具有特殊营养功能的多不饱和脂肪酸，以满足人体正常生理需要。

5. 维持体温、保护脏器

脂肪导热性低，是热的不良导体，可以起到隔热、保温的作用，冬天可起到隔热保温、阻止体表散热的作用，而夏天脂肪则会妨碍体内热量的散发。另外，脂肪还是脏器的支撑和保护者，缺少脂肪，肾脏、肝脏会下垂；同时脂肪在体内也可减少脏器之间的摩擦和震动。

6. 增加饱腹感，促进食欲

脂肪可增加食物美味，促进食欲。脂肪富含热量，是一种比较浓缩的食物，在胃内停留时间长,不易饥饿,饱腹作用强。

二、人体需要的脂肪酸

脂肪与蛋白质一样,进入人体内也不能被直接吸收利用,需先分解为甘油和脂肪酸。脂肪分子是由一分子甘油和三分子的脂肪酸所组成,所以也称为甘油三酯。

1. 脂肪酸的分类

脂肪酸有若干种,根据链长短可分为长链脂肪酸(14 碳以上)、中链脂肪酸(10~12 碳)和短链脂肪酸(4~8 碳);也可根据其饱和度分为饱和脂肪酸和不饱和脂肪酸。

1)饱和脂肪酸

脂肪酸的碳链以一键相连的为饱和脂肪酸,即脂肪酸分子中没有双键。动植物油脂中所含的饱和脂肪酸主要有硬脂酸、软脂酸、花生酸和月桂酸等。

脂肪随其脂肪酸的饱和程度越高、碳链越长,其熔点也越高。动物脂肪中含饱和脂肪酸多,熔点高,常温下呈固态,称脂;植物脂肪中含不饱和脂肪酸较多,熔点低,常温下呈液体,称油。

2)不饱和脂肪酸

碳链之间有不饱和链存在的脂肪酸为不饱和脂肪酸,主要有油酸、亚油酸、亚麻酸、花生四烯酸、二十碳五烯酸(EPA)和二十二碳六烯酸(DHA)。

2. 必需脂肪酸(EFA)

1)概念

人体必不可少而自身又不能合成的,必须通过食物供给的脂肪酸。

2)种类

分为亚油酸、亚麻酸二类,此外,还有一些如花生四烯酸、二十二碳六烯酸等也是人体不可缺少的,但可通过亚油酸和亚麻酸合成。

3)功能

(1)参与细胞结构组成。磷脂是细胞膜的主要结构成分,必需脂肪酸参与体内磷脂合成,所以必需脂肪酸与细胞膜的结构和功能直接相关,缺乏时易得皮炎,毛细血管脆易出血。

(2)促进胆固醇的代谢,预防心血管疾病。因为胆固醇高易患高血压,而亚油酸可与胆固醇形成亚油酸胆固醇酯,然后被转运和代谢,以达到预防心血管疾病的作用。很多资料报道,食用必需脂肪酸高的地区心血管疾病发病率低。

(3)亚油酸是合成前列腺素的前体。前列腺素功能多,如血管收缩与舒张,对肾脏水的排泄有影响。

(4)能促进生长、发育。特别是对婴幼儿来说,婴幼儿易缺必需脂肪酸。当缺乏时对脑髓神经正常发育和智力发育都有影响,且易患皮疹、皮炎。

4）来源

必需脂肪酸最好的食物来源是植物油,尤其是橄榄油、棉油、豆油、玉米胚芽油、芝麻油、菜油和茶油等,海鱼脂肪也较多,在动物性肉类食品中,必需脂肪酸含量内脏高于肌肉,瘦肉高于肥肉,家禽肉高于家畜肉。

【知识衔接】 脂肪与癌的关系

肠癌及乳腺癌的发病率与高脂肪膳食有关。如乳腺癌及结肠癌,在欧洲、北美和澳大利亚等食用脂肪较多地区多发,而在非洲及亚洲多数食用脂肪较少的国家低发。实验表明,增加饲料中的脂肪含量,则动物的肿瘤发生率增长;脂肪含量由占总热量2%~5%增加到20%~27%,则动物的肿瘤发生率升高,肿瘤出现时间较早。若进一步增加脂肪含量,则肿瘤发生率不再按比例增长。饲料中脂肪占总热量35%,可增加化学致癌物引起的动物肠道肿瘤。食用脂肪过多,植物纤维太少,人就要发胖,除了增加高血压和冠心病的发病率之外,还能促进大肠癌的发生。因为脂肪和肠道内的细菌与胆汁内的盐类相互作用,产生致癌物质,摄入纤维素少,肠管蠕动减慢,大便排泄少,致癌物在肠管停留时间延长。近年来科学家认为,纤维素与大肠癌的关系极为密切。流行病学资料表明,膳食中的纤维素低,大肠癌发病率就高。

所以,要尽可能多吃素食,用植物油代替动物脂肪;多吃粗粮和未加工的食物,少吃精制的加工食品;并且要节制食量,一般只吃七八成饱就行了。这样,就会避免癌症的发生。

三、其他脂类

1. 二十二碳六烯酸

二十二碳六烯酸(DHA)是人体不可缺少的一种不饱和脂肪酸,它对人体很重要,但它可由人体自身合成,所以不是必需脂肪酸。

DHA 是 1978 年由英国一教授发现。市场上以 DHA 做原料的保健品、营养品很多,比如脑黄金、忘不了、鱼油等。DHA 的主要功能:①DHA 是形成神经细胞膜及其突触的结构物质;②(与亚油酸一样)与胆固醇代谢有关,降低血液中胆固醇的浓度,所以可以预防高血压、心血管疾病(市售的鱼油强调此功能)。

DHA 是通过亚麻酸合成,动物体内合成容易,人体合成极少,但 DHA 对于成人来说需要量很少,主要是婴儿、孕妇大量需要,这是因为人的神经系统发育是在胚胎期及出生后 1~6 年内基本完成。那么婴儿是否需要额外补充 DHA?只要孕妇、产妇饮食正常,多吃海鱼等,足以满足婴儿需要。所以强调母乳喂养是重要的,母乳中 DHA 的含量是牛乳的 10 倍。

食物来源:海鱼多,淡水鱼也含少量(胖头鱼较多)。鱼油主要存在于鱼脑、鱼眼的脂肪中,含量高达约 40%。所以吃鱼时要吃鱼头,另外还要选用正确方法食用,煎炸时 DHA 损失 50%,蒸煮损失 20%。

【小贴士】

格陵兰岛位于北冰洋,是一个冰天雪地的银色世界,岛上居住的土著民族爱斯基摩人以捕鱼为生,他们极难吃到新鲜的蔬菜和水果。就医学常识来说,常吃动物脂肪而少食蔬菜水果易患心脑血管疾病。但事实上恰恰相反,爱斯基摩人不但身体非常健康,而且在他们当中很难发现高血压、冠心病、脑中风、糖尿病、风湿性关节炎、癌症等疾病。这种不可思议的现象,同样出现在日本一个岛的渔民身上,这难道仅仅是巧合吗？其中有没有必然的联系呢？科学家们对此产生了浓厚的兴趣,历经十余年的潜心研究,谜底终于找到了,原来与他们每天吃的海鱼中所含的物质有关,那就是 EPA、DHA。这两种物质的发现给医学和营养学带来了重大的突破。

2. 磷脂

磷脂是构成生物膜的重要组成成分,对维持生物膜的生理活性和机体的正常代谢起着关键作用。例如,磷脂作为脂肪的乳化剂,有利于脂肪的吸收、转运和代谢,防止脂肪肝；有利于促进神经传导,提高大脑活力；有利于婴幼儿大脑和智力发育,预防老年痴呆症；有利于降低血清胆固醇、改善血液循环、预防心血管疾病。其中最重要的磷脂是卵磷脂。

磷脂的缺乏会造成细胞膜结构受损,毛细血管的脆性和通透性增加,引起水代谢紊乱,产生皮疹。

植物种子、动物卵、神经,特别是蛋黄中磷脂含量最多。我国很多老年人不吃蛋黄,害怕胆固醇多,而未考虑蛋黄中丰富的卵磷脂。

【小贴士】

卵磷脂可提高脑效率,原因是卵磷脂被消化之后可释放出胆碱。胆碱进入血液,很快就会到达脑,与脑中的醋酸结合生成乙酰胆碱。乙酰胆碱是大脑活动时必不可少的神经递质。胆碱的大量缺乏会干扰大脑的工作。所以胆碱类食物可提高脑效率,对增进人的记忆有益。

3. 胆固醇

提起胆固醇,不少人"谈虎色变",因为,高胆固醇是引起人体心脑血管疾病,如高血压、冠心病、动脉硬化等病的罪魁祸首之一,是人类健康长寿的大敌。

1) 胆固醇危害

胆固醇过多对人体的危害是严重的,血液中如果胆固醇过多,就形成高血脂症。血脂过高能使脂质代谢紊乱,多余的胆固醇沉积在血管壁上,日积月累,血管壁即可发生内膜增生、变性,管壁硬化,出现斑块,失去弹性及收缩力,甚至引起官腔狭小、闭塞,心肌缺血,供氧不足,心绞痛,心肌梗塞等严重病症。若发生在大脑的血管,则可引起脑血栓疾病。

动脉硬化在我国发病率日益增加,且年龄越来越小,很多中年人出现此病,这与人们不良的饮食习惯密切相关。

2) 胆固醇的功能

由于胆固醇的危害很大,人们的惧怕还是有一定道理的。但事情也要一分为二去看待,不要对其望而生畏,它对人类有益的一面往往被人们所忽视,胆固醇也是人体内的必需物质。人体内胆固醇的含量大约占体重的0.2%,脑中最多,肝脏可以合成。

(1) 胆固醇是脑神经、肝脏、肾脏、皮肤和血液细胞膜的重要组成成分。

(2) 是合成性激素与肾上腺皮质激素的原料,能增加人体的免疫力。

(3) 是合成维生素 D 的原料。

(4) 是合成胆汁酸的原料,胆汁酸在脂肪的消化吸收方面起重要作用。

3) 胆固醇的来源

人体内的胆固醇大部分是自身合成,一部分是通过饮食摄入的。一个健康的成年人体内都含有一定量的胆固醇,人体一昼夜能自身合成一部分,从混合食物中再摄入一部分,每天通过肠道排出体外一些,其余的则用于全身的新陈代谢。

在正常情况下,人体自身合成的胆固醇能自行调节。摄入的胆固醇多了,体内合成的数量就能自动减少;摄入的少了,就会多合成,使血液中胆固醇处于恒定状态。

【小贴士】血液中为什么会出现胆固醇高浓度的现象呢?

人到了中年后,由于内分泌和脂质代谢的失调,使得胆固醇这种自动调节的机能发生紊乱。此外,高级神经中枢长期过度紧张,高血压、激素的影响,遗传、体胖以及活动量减少等种种原因,也能使这种自动调节的机能失调。

这时,如果摄入胆固醇多了,体内合成并不减少,于是就会增加血脂中胆固醇的含量,形成动脉硬化。有时摄入过多的精制糖也会出现高胆固醇和高甘油三酯等高血脂现象。这时,控制饮食中胆固醇的摄入量就十分必要了,要分别对胆固醇和精制糖的摄入作适当的限制。

四、膳食脂肪营养价值评价

脂肪的营养价值主要取决于三方面。

1. 脂肪的消化率

膳食脂肪的消化率反映脂肪被消化酶分解利用的程度。一般不是100%消化,消化率大小与其熔点密切相关,含不饱和脂肪酸和短键脂肪酸越多的脂肪,熔点越低,越容易消化。

脂肪的消化率如表2-7所列。

表 2-7 脂肪的消化率

名称	消化系数	名称	消化系数
玉米油	96.9	向日葵油	96.5
棉籽油	97.2	菜籽油	91.2
花生油	98.3	奶油	97.0
芝麻油	98.0	鸡油	96.7
椰子油	97.9	鱼油	95.2
大豆油	97.5	猪油	97.0

2. 必需脂肪酸的含量

脂肪中必需脂肪酸的含量是决定脂肪营养价值的重要因素。一般来说，含必需脂肪酸和不饱和脂肪酸较高的油脂，其营养价值也相对较高，所以，植物油的营养价值＞鱼油的营养价值＞家畜油的营养价值。常见油脂必需脂肪酸含量表如表 2-8 所列。

表 2-8 常见油脂必需脂肪酸含量

油脂名称	必需脂肪酸/%	油脂名称	必需脂肪酸/%
棉籽油	75	羊脂	2.0
花生油	80	牛脂	3.9
豆油	87	奶油	3.6
向日葵油	64	鸡油	24.7
猪油	6.3	鱼油	16.4

3. 脂溶性维生素的含量

一般脂溶性维生素含量高，营养价值也高。植物油含有丰富的维生素 E，特别是谷类种子的胚油（如麦胚油）维生素 E 含量更为突出。动物脂肪中几乎不含维生素，动物肝脏中含维生素 A、维生素 D，特别是某些海产鱼肝脏脂肪中含量更高。奶和蛋的脂肪中维生素 A、D 亦较丰富。

五、脂类的食物来源与供给量

1. 食物来源

膳食中脂肪的来源主要有动物性脂肪和植物油。动物性脂肪包括各种家畜家禽的肉类、水产类、奶油等；日常膳食中的植物油主要有豆油、花生油、菜籽油、芝麻油、棉籽油等。

2. 供给量

一般要求脂肪供能占每日供能总量的20%～25%为宜,每日25～30g,胆固醇为250～300mg。对于从事低温作业、野外工作、极重体力劳动者,可以适当增加脂肪的摄入量。

随着生活水平的不断提高,我国人民膳食中脂肪的摄入量有升高的趋势。实验及流行病学调查发现,肥胖、高血压、冠心病、胆结石、乳腺癌与摄入脂肪过高有关,因此应该适当控制膳食中的脂肪含量,一般以每日不超过膳食总供给热能的30%为宜。

【知识衔接】怎样合理搭配烹调用油

营养专家建议:食用油应根据自己的身体情况搭配使用,别老吃一种油。依据个人的饮食习惯及烹调方式,选择"适合"的烹调用油才是最明智的方法。

(1) 大豆油含有丰富的亚油酸,能预防心血管疾病,人体消化吸收率又高达99%,价格实惠,比较适合老年人食用。

(2) 对于工作压力大、常吃盒饭的上班族以及女性而言,比较适合选择葵花籽油和玉米油。因为玉米油和葵花籽油亚油酸含量高、维生素E丰富,对于现代人抵御"三高"、预防心血管疾病和延缓衰老很有好处,而且价格适中,是大众化的营养型食用油。

(3) 有些人平时饮食无序,那么,最好就选择调和油,这样能最大限度地保证饱和脂肪酸与不饱和脂肪酸摄取的平衡。

(4) 如果经济条件允许,则可以适当食用一些橄榄油或山茶籽油。橄榄油和山茶籽油能平衡新陈代谢,促进人体发育,防止现代都市疾病和骨质疏松,延缓衰老。但这两种油价格不菲,适合不经常烹饪、崇尚西式家庭美食的高档消费者。

提醒:心血管疾病的人或血脂高的人,应该选择单不饱和脂肪酸含量较高的油品。

第三节　碳水化合物

碳水化合物也称糖类,由C、H、O这3种元素所组成,是自然界存在的一类具有广谱化学结构和功能的有机化合物。它主要由绿色植物经光合作用形成,由于一些糖分子中H和O的原子数之比往往是2∶1,刚好与水分子中H和O比例相同,过去误认为此类物质是碳与水的化合物,故有"碳水化合物"之称,但实际上有些糖如鼠李糖、脱氧核糖等分子中H和O的比例并非2∶1,而一些非糖物质如甲醛、乳酸、乙酸等分子中H和O的比例是2∶1,所以把糖类称作碳水化合物并不恰当,只是沿用已久,成为了人们的习惯。

一、碳水化合物的种类

营养学上一般将碳水化合物（糖类）分为四类：单糖、双糖、寡糖和多糖。

（一）单糖

不再水解的糖称为单糖。食物中的单糖主要为葡萄糖、果糖和半乳糖。

1. 葡萄糖

葡萄糖是最重要的单糖，是构成食物中各种糖类的最基本单位。葡萄糖有 L 型和 D 型，人体只能代谢 D 型葡萄糖而不能利用 L 型，所以有人用 L 型葡萄糖作甜味剂，可达到增加食品的甜味，而又不增加热能摄入量的双重目的。人体血液中的葡萄糖称为"血糖"，它是人体供应能量的主要来源，输液常用葡萄糖维持大脑的正常活动，脑组织中没有可被氧化放能的脂肪，而脑功能极其复杂，活动频繁，需要的能量特别多，因而完全靠循环血液随时供给葡萄糖，所以人体必须保持血糖的平衡。

2. 果糖

果糖主要存在于水果和蜂蜜中。果糖甜度较大，若以蔗糖甜度为100，则果糖为173，葡萄糖为74，半乳糖和麦芽糖为32。果糖代谢一般不受胰岛素制约，故糖尿病人可适量食用果糖，但不可过量。

3. 半乳糖

半乳糖很少以单糖形式存在于食品中，多以双糖形式存在。半乳糖在人体中先转变为葡萄糖才被利用，母乳中的半乳糖是在体内重新合成的，而不是由食物中直接获得的。

4. 其他糖类。

除了以上三种单糖外，食物中还有少量的戊糖，如核糖、脱氧核糖、阿拉伯糖和木糖等。

（二）双糖

双糖是由两分子单糖缩和而成。天然存在于食品中的双糖，常见的有蔗糖、乳糖和麦芽糖等。

1. 蔗糖

蔗糖是由一分子的葡萄糖和一分子的果糖连接而成。甘蔗、甜菜和蜂蜜中含量较多，日常食用的白糖即为蔗糖，蔗糖是食品工业和烹饪行业中的甜味剂，广泛存在于植物的根、茎、叶、花、果实中。

2. 麦芽糖

麦芽糖是由两分子葡萄糖以 α - 键连接而成。麦芽糖在植物体中含量很少，种子发芽时，可因酶的作用分解淀粉生成麦芽糖，尤以麦芽中含量较多，故得名麦芽糖。食品工业中所用的麦芽糖主要由淀粉经酶水解得来，其甜度为蔗糖的1/3，它是我国最早的食用糖。

3. 乳糖

乳糖主要存在于乳汁中,人乳含乳糖 7%,牛羊乳含乳糖 5%。乳糖对婴幼儿的营养非常重要,它既能保持肠中正常菌的丛生,又能促进钙的吸收。随着年龄的生长,人体乳糖酶的含量迅速减少,因此成年人不宜食含乳糖多的食品。

(三) 寡糖

寡糖(低聚糖)是指由 3~10 个单糖构成的一类小分子多糖。比较重要的寡糖是存在于豆类食品中的棉子糖和水苏糖,这两种糖都不能被肠道消化酶分解而消化吸收,但在大肠中可被肠道细菌代谢,产生气体和其他产物,造成胀气。

(四) 多糖

由 10 个以上单糖组成的大分子糖为多糖。营养学上重要的多糖有糖原、淀粉和纤维。

1. 糖原

糖原主要存在于动物体内,食物中糖原含量很少,因此它不是有意义的碳水化合物。

2. 淀粉

淀粉是由许多葡萄糖组成的、能被人体消化吸收的植物多糖。淀粉主要存在于植物细胞中,尤其是根、茎和种子细胞之中。植物体内的淀粉是人类碳水化合物的主要食物来源,也是最丰富、最廉价的热能营养素。

3. 纤维

纤维是存在于植物体中不能被人体消化吸收的。纤维中的葡萄糖分子是以 β -键连接的,人体内的淀粉酶不能破坏这种化学键,因此人体不能消化吸收纤维。但由于其特有的生理作用,营养学上仍将它作为重要的营养素。

二、碳水化合物的生理功能

1. 供给能量

碳水化合物是人类从膳食中获得热能的最经济和最主要的来源。它在体内可迅速氧化及时提供能量。1g 碳水化合物在体内氧化分解可产生 16.7kJ(4kcal)热能。脑组织、心肌和骨骼肌的活动需要靠碳水化合物提供能量。

2. 构成人体组织

碳水化合物是构成人体组织并参与许多生命过程的重要物质。糖脂是细胞膜和神经组织的结构成分之一;糖蛋白是细胞的组成成分之一,还是人体中许多抗体、酶、激素的重要组成成分;核糖与脱氧核糖参与核酸的构成。

3. 节约蛋白质作用

碳水化合物的摄入充足时,人体首先使用碳水化合物作为能量来源,从而避免将宝贵的蛋白质用来提供能量。

4. 抗生酮作用

脂肪代谢过程中必须有碳水化合物存在才能完全氧化而不产生酮体。酮体是酸性物质,血液中酮体浓度过高会发生酸中毒。

5. 糖原有保肝解毒作用

肝内糖原储备充足时,肝细胞对某些有毒的化学物质和各种致病微生物产生的毒素如四氯化碳、酒精、砷等有较强的解毒能力。

三、食物供给量和来源

碳水化合物的主要食物来源有谷类、杂豆类、根茎类、坚果类,多以淀粉形式存在,干果、水果中含少量单糖和双糖。

供给量:碳水化合物占总能量的55%~65%,精制糖不得超10%。

第四节 膳食纤维

一、膳食纤维的定义

膳食纤维又名"粗纤维",是"体内清道夫",是不能被人体胃肠道消化吸收的植物食物的残余物,是一种复杂的混合物的总称,具有多种生理功能。1976年Trowell将其定义为"不能被人体内的消化酶水解的多糖类碳水化合物和木质素"。2001年美国化学家协会的最新定义是:膳食纤维是植物的可食部分或类似的碳水化合物,在人类的小肠中难以消化吸收,在大肠中会全部发酵分解。

二、膳食纤维的分类

膳食纤维包括多糖、低聚糖及相关的植物物质,主要化学成分是非淀粉多糖和木质素,分为水溶性膳食纤维和非水溶性膳食纤维。

1. 水溶性膳食纤维

水溶性膳食纤维能溶于水,并在水中形成凝胶体,包括果胶、藻胶、豆胶、树胶、黏质等,主要来源于水果、海藻、燕麦、豆类及一些蔬菜中。

2. 非水溶性膳食纤维

非水溶性膳食纤维主要存在于全谷物制品中,如麦糠、蔬菜和坚果。我们日常所食的蔬菜,如芹菜、韭菜、菠菜、豆角、豆芽、胡萝卜中都含有较多的非水溶性膳食纤维。

三、膳食纤维的生理功能

人不能消化膳食纤维,但结肠内细菌的酶能使纤维素、半纤维素和果胶分解。

所以大便中排出的纤维素只有食物中的 20%～70%,半纤维素 15%～45%,果胶约 10%,麦麸约 70%。

人虽不能利用膳食纤维,但它们仍有一定的生理功能:
(1) 增强胃肠功能,有利于粪便排出。
(2) 控制体重和减肥。
(3) 降低血糖和血胆固醇。
(4) 预防结肠癌。

膳食纤维的种类、主要功能和食物来源如表 2-9 所列。

表 2-9　膳食纤维的种类、食物来源和主要功能

种类		主要功能	主要食物来源
非水溶性膳食纤维	木质素	正在研究之中	所有植物,如小麦、黑麦、大米、蔬菜等
	纤维素	增加粪便体积	
	半纤维素	促进胃肠蠕动	
水溶性膳食纤维	果胶、树胶、黏胶、少数半纤维素	延缓胃排空时间,减缓葡萄糖吸收,降低血胆固醇	柑橘类、燕麦制品和豆类

第五节　维　生　素

维生素(Vitamin)俗称维他命,是维持人体正常生命活动,包括生长、发育等生理功能所必需的一类低分子有机化合物的总称。维生素的种类很多,化学结构各不相同,在生理上既不是构成各种组织的主要原料,也不是体内的能量来源,但在人体生长、代谢、发育过程中却发挥着重要的作用。

一、维生素的特点及种类

1. 维生素的共同特点

目前已知有 20 多种维生素,通常维生素具有以下共同的特点:

(1) 维生素都以其本体形式或可被机体利用的前体形式存在于天然食物中,但是没有一种天然食物含有人体所需的全部维生素。

(2) 维生素在体内既不供给能量,也不参与机体组织的构成,主要以辅酶的形式来发挥调节机体各方面的生理功能。

(3) 维生素存在于天然食物中,但含量极微,常以 mg(毫克)或 μg(微克)计量。而人体的需要量也甚少,但绝对不可缺乏。

(4) 多数维生素在人体内不能合成或合成量甚少,不能充分满足机体需要,所

以必须经常由膳食供给。

2. 维生素的种类

根据维生素的溶解性,分为脂溶性维生素和水溶性维生素两大类。

(1) 脂溶性维生素。包括维生素 A、维生素 D、维生素 E、维生素 K,溶于脂肪及脂溶剂中,但不溶于水。在食物中与脂类共同存在,在肠道吸收时与脂类吸收密切相关。当脂类吸收不良时,如胆道梗阻或长期腹泻,脂溶性维生素的吸收大为减少,甚至会引起缺乏症。但过量摄入,可致中毒。

(2) 水溶性维生素。包括 B 族维生素及维生素 C。水溶性维生素在体内仅有少量储存,且易排出体外,因此必须每天通过膳食供给。

二、脂溶性维生素

(一) 维生素 A 和胡萝卜素

天然存在的维生素 A 有两种类型:维生素 A_1(视黄醇)与维生素 A_2(3—脱氢视黄醇)。前者主要存在于海产鱼中,后者主要存在于淡水鱼中。

胡萝卜素又称维生素 A 原,主要存在于蔬菜瓜果中,是一类能在人体内转化为维生素 A 的物质。

1. 生理功能

(1) 维持正常的视觉功能,防治夜盲症。

(2) 参与上皮组织正常形成、发育并维持其结构完整性,增强机体的抵抗力。

(3) 促进骨骼、牙齿和机体生长发育以及细胞的增殖。缺乏维生素 A,可出现生长停滞,骨骼和牙齿发育受到影响,还影响生殖能力。

(4) 维生素 A 有一定的抗上皮肿瘤的发生、发展作用。

最新研究发现,维生素 A 有延缓和阻止癌前病变、防止化学性致癌物的致癌作用,特别是防止上皮肿瘤的作用。

【知识衔接】维生素 A 与抗癌

20 世纪 60 年代,美国芝加哥医学院病理学家沙菲奥蒂博士在一个报告上谈到,他给 113 只实验用老鼠注射了大量的苯并芘(一种致癌物质),其中的 60 只鼠预先注射了大量的维生素 A,而另外的 53 只没有这样做。结果令人吃惊地发现,没有接受维生素 A 的 53 只老鼠中有 16 只得了肺癌,而接受了维生素 A 的 60 只老鼠中,只有 1 只得了肺癌。

沙菲奥蒂博士的报告鼓舞了许多医学研究人员进行维生素 A 防癌抗癌的试验,虽然人们早就发现了维生素 A 与控制肿瘤的关系,但这次的实验才出现了突破性的进展。果然,后来的大批研究结果令人振奋。

1975 年挪威癌症登记处透露了对 8278 人进行了 5 年的研究结果,他们发现每天吃富含维生素 A 蔬菜的人群中,肺癌发病率较低,只有不大吃蔬菜而维生素 A

供给量少的人的 1/3。

牛奶是美国人获得维生素 A 的重要来源,有资料介绍,美国人每天吃牛奶不到 1 杯的人得癌的危险性高,而每天喝 1 杯以上的人这种危险性降低。

学者们在日本发现吃富含维生素 A 蔬菜的人群中,肺癌发病率要比少吃的人群少 30%,而且胃癌发生率也较低;在美国芝加哥也发现经常吃富含维生素 A 的水果与蔬菜的人群中,每 500 人中仅有 2 例肺癌,而不常吃水果与蔬菜的人群中肺癌发病率为前类人群的 7 倍。

我国有关学者在河南省的调查中也发现患食管癌者其血中维生素 A 与 β-胡萝卜素的水平低于正常人,与国外的许多研究结果相似。比如国外有人测定了口腔及口咽部癌症病人 203 例,他们的血中维生素 A 为 21μg/100ml,胡萝卜素为 39μg/100ml,同时测定的 112 例正常人,他们的血中维生素 A 为 40μg/100ml,胡萝卜素为 61μg/100ml,均大大高于癌症患者。

2. 缺乏与过量症状

维生素 A 缺乏可引起眼睛症状如夜盲、干眼病、角膜软化症等,还可以引起皮肤症状和影响发育,使儿童生长迟缓。

由于维生素 A 是脂溶性维生素,可在体内蓄积,摄入大剂量维生素 A 可以引起急性、慢性及致畸毒性,临床表现为恶心呕吐、头痛、脱发、视觉模糊、皮肤干燥和骨关节疼痛、肌肉无力、食欲减退、肝脾肿大等症状。

中国营养学会 2000 年提出维生素 A 的可耐受最高摄入量(UL)成年人为 3000μgRE/d,孕妇为 2400μgRE/d,婴幼儿为 2000μgRE/d。

3. 供给量和食物来源

人体对维生素 A 的需要量取决于人的体重与生理状况。儿童正处在生长发育时期,乳母具有特殊的生理状况,其需要量均相对较高。在中国,每人膳食中维生素 A 的建议供给量,成年男子 800μgRE(RE 为视黄醇当量)/d,成年女子 700μgRE/d,孕妇 800~900μgRE/d,乳母 1200μgRE/d,儿童为 500~700μgRE/d。可耐受的高限摄入水平(UL)为 3000μgRE/d。

食物来源如下:

(1) 动物性食物来源。以动物肝、未脱脂乳和乳制品以及蛋类的含量较高。

(2) 植物性食物来源。以胡萝卜素形式存在,以绿色、黄色蔬菜的含量为最多,富含胡萝卜素的食物包括胡萝卜、菠菜、豌豆苗、韭菜、红心甘薯、青椒和南瓜等。

(二) 维生素 D

维生素 D 主要包括维生素 D2 和维生素 D3,前者是麦角胆固醇经紫外光照射后转变而成的,后者是 7-脱氢胆固醇经紫外光线照射后的产物。人和动物皮肤及脂肪组织中都含有 7-脱氢胆固醇,经紫外光照射后即可形成维生素 D3,然后被运送至肝脏、肾脏转化为具有生理活性的形式后,再发挥其生理作用。

1. 生理功能

(1) 促进钙、磷的吸收:促进肠道对钙、磷的吸收;促进肾脏对钙、磷的再吸收。

(2) 维持血液中钙、磷浓度的稳定:与甲状腺共同作用维持血钙的稳定,在骨骼的矿质化过程中起十分重要的作用。

(3) 治疗作用:对骨质软化、肾性骨病、佝偻病等有治疗作用,又称抗佝偻维生素。

此外,维生素 D 还对防止氨基酸通过肾脏时的丢失有着重要作用。

2. 缺乏与过量症状

1) 维生素 D 缺乏症状

婴幼儿缺乏维生素 D 将引起佝偻病,临床主要表现为骨骼的软骨连接处及骨骼部位增大。在临床上可观察到肋骨串珠和鸡胸、方头、前额凸出、长骨的骨骼增大、O 形腿、膝外翻,婴幼儿颅骨可因经常枕睡而变形,枕秃,囟门闭合迟缓,出牙晚,胸腔部之间由于膈肌的拉力使下部肋骨内陷,形成哈里逊氏沟。

成人缺乏维生素 D,由于钙吸收不良,可使已成熟的骨骼脱钙而发生骨软化症或骨质疏松症,临床表现为骨质软化、骨密度降低,骨易变歪、易折断,腿部痉挛;孕妇及乳母缺乏维生素 D 易发生骨软化症;老年人缺乏维生素 D 和钙,易引起骨质疏松症,发生自发性骨折且难以完全愈合。

2) 维生素 D 过量症状

一般从膳食中摄取的维生素 D 极少会中毒,但长期过量摄入维生素 D 可引起中毒,轻度中毒表现为食欲减退、过度口渴、恶心、呕吐、烦躁、便秘或便秘与腹泻交替出现;婴儿和儿童生长缓慢,体重下降,严重者可有智力发育不良及骨硬化症状。

据报道,在 19 世纪 30 年代初期,用维生素 D3 强化牛奶的措施消除了存在于美国等国家的一个明显的健康问题——佝偻病。然而,在第二次世界大战期间英国儿童牛奶中维生素 D 的强化量增加了 5～10 倍,结果在 20 世纪四五十年代又出现了血钙过多症的流行。现在美国婴儿对维生素的强化量又回到了原来的水平。

3. 供给量和食物来源

供给量:成人 5μg/d,孕妇、乳母、儿童、老人 10 μg/d,UL20 μg/d。

天然食物含维生素 D 不多。脂肪含量高的海鱼、动物肝脏、蛋黄、奶油和干酪中相对较多,瘦肉、奶中含量相对较少,因此许多国家常在鲜乳和婴幼儿配方食品中强化维生素 D。鱼肝油中的天然浓缩维生素 D 含量极高,供婴幼儿作为补充维生素 D 使用,对防治佝偻病有重要作用;同时适当进行日光浴,对婴幼儿和特殊的地下作业人员(如矿工)也是非常必要的。

【小贴士】为什么称维生素 D3 为太阳维生素和抗佝偻维生素?

维生素 D_3 一般是由储存于人体皮下的胆固醇衍生物(7-脱氢胆固醇)经日

光或紫外线照射后转变生成,经常晒太阳是人体获得维生素 D_3 的最好途径,所以维生素 D_3 又称太阳维生素。如工作和居住在日照不足、空气污染(紫外线照射弱)的环境中,并且膳食供给不足,易造成维生素 D_3 缺乏,进而影响体内钙磷的吸收利用和骨骼生长发育,导致儿童佝偻病和老年性骨质疏松症。

(三) 维生素 E

维生素 E 又称为生育酚或抗不育维生素。

1. 生理功能

(1) 抗氧化作用。维生素 E 具有很强的抗氧化性,可保护细胞免受自由基的损害,维持细胞的完整和正常功能;作为抗氧化剂,维生素 E 的存在也能防止维生素 A、维生素 C 的氧化,保证它们在体内的营养功能。如果缺乏维生素 E,不饱和脂肪酸被氧化破坏,红细胞就受到损害,易引起贫血,使人寿命缩短。

(2) 促进蛋白质的更新合成。维生素 E 可促进核 RNA 更新蛋白质合成,促进某些酶蛋白的合成,降低分解代谢酶的活性,再加上清除自由基的能力,使其总的效果表现为促进人体正常新陈代谢,增强机体耐力,是维持骨骼肌、平滑肌、心肌和视网膜的结构和功能所必需的物质。

(3) 预防衰老。随着年龄增长体内脂褐质(老年斑)不断增加,这是由于细胞内某些成分被氧化分解后的沉积物。补充维生素 E 可减少脂褐质的形成;改善皮肤弹性,使性腺萎缩减轻;提高免疫力。因此,维生素 E 有一定的抗衰老作用。

(4) 维生素 E 与性器官的成熟和胚胎的发育有关。临床上用于治疗习惯性流产和不育症。

(5) 调节血小板的粘附力。维生素 E 也可减少人的胶原蛋白所诱导的血小板聚集,具有预防血栓发生的效能,维生素 E 缺乏时心肌梗死及中风的危险性增加。

关于维生素 E 的作用,近年来还有一些报道:维生素 E 对内分泌有调节作用,缺乏维生素 E 会使脑垂体、甲状腺功能低下;维生素 E 能增强肾上腺皮质功能,可以用来治疗风湿性疾病;维生素 E 有抗癌作用,能预防胃癌、皮肤癌、乳腺癌的发生和发展。

2. 缺乏与过量症状

正常情况下人体很少缺乏维生素 E,但是如果长期缺乏者可导致血浆中浓度过低,红细胞膜受损,引起溶血性贫血。

如果长期大量摄入维生素 E 也可以引起中毒症状,如抑制生长、干扰甲状腺功能及血液凝固。补充维生素 E,应该在最高耐受剂量之下。

3. 供给量和食物来源

维生素 E 需要随膳食其他成分如多不饱和脂肪酸量的增加而增加。另外在口服避孕药、阿司匹林、饮用含酒精饮料以及膳食中有脂肪酸败、存在氧化物或过氧化物时,也都会增加维生素 E 的需要量。我国规定青少年、成人每日每人维生素 E 的应供给量为 14mg,儿童为 3～10mg,孕妇与老人为 16mg,UL 为 800mg。

维生素 E 主要存在于各种油料种子及植物油中,谷类、坚果类和绿叶菜中也有一定含量,肉、奶、蛋及鱼肝油中也含有少量的维生素 E。维生素 E 的吸收与脂肪一样,影响脂肪吸收的因素也会影响维生素 E 的吸收。

(四) 维生素 K

维生素 K 又称凝血维生素,是一类甲萘醌衍生物的总称。天然存在的维生素 K 分两大类:一类是从天然产物中分离提纯获得的,即从绿色植物中提取的维生素 K_1 和来自微生物的代谢产物维生素 K_2;另一类是人工合成的维生素,包括亚硫酸萘醌和甲萘醌,其生物活性高,约比维生素 K_2 高 33 倍,统称为维生素 K_3。

1. 生理功能

维生素 K 与血液的凝固有关,主要是促进肝脏中的凝血酶原前体转化为凝血酶原,促进血液凝固,还可以帮助人体维持骨骼强壮。

2. 缺乏与过量症状

维生素 K 缺乏时,可使血液凝固发生障碍,导致凝血时间延长,出血不止,即便是轻微的创伤或挫伤也可能引起血管破裂。

过量使用维生素 K 制剂,表现为溶血、黄疸以及肝损伤。

3. 供给量和食物来源

我国提出的维生素 K 参考摄入量标准为成人 120mg/d。

维生素 K 在食物中分布很广,菠菜、白菜和绿叶蔬菜中含量丰富,人体肠道菌群也能合成维生素 K,故人体一般不会缺乏维生素 K。脂溶性维生素的功能、缺乏症状和食物来源如表 2-10 所列。

表 2-10 脂溶性维生素的功能、缺乏症状和食物来源

维生素	生理功能	缺乏症状	良好食物来源
A	增强视觉功能;维持上皮生长与分化;促进骨骼;抑制肿瘤生长,提高免疫力	儿童:暗适应能力下降,干眼病、角膜软化; 成人:夜盲症、干皮病	动物肝脏,红心甜薯,菠菜,胡萝卜,胡桃,蒲公英,南瓜,绿色菜类
D	调节骨代谢,主要调节钙代谢	儿童:佝偻病 成人:骨软化症	在皮肤经紫外线照射合成,强化奶
E	抗氧化	婴儿:贫血 儿童和成人:神经病变、肌病	在食物中分布广泛,菜籽油是主要来源
K	激活凝血因子	儿童:新生儿出血性疾病 成人:凝血障碍	肠道细菌合成,绿叶蔬菜,大豆,动物肝脏

三、水溶性维生素

(一) 维生素 C

维生素 C 又名抗坏血酸,是一种不稳定的维生素,温度、pH 值、氧、酶、金属离子、紫外线等因素都影响其稳定性,也是人们最早认识的维生素之一。

【小贴士】维生素 C 又称为抗坏血酸,是最早发现人体缺乏的维生素之一。

1740 年,英国海军上将 G.A. Anson 带领 6 艘船和近 2000 名海员作环球航行,他们带了充足的耐保存的罐头食品。4 年的时间里,他们天天吃着这些经过高压高温烹制的鱼、肉、菜,只有部分粮食是可临时煮的。但很快从第 4 个月开始,就有船员病到了,牙龈出血,皮肤干燥,身上起着片片红的出血点,不断感冒,全身无力。在 1744 年返航时,只剩下一半的(1051 名)的船员,而另一半海员都陆续地得同样的病死了。当时,人们并不知道这是什么病,以为是一种传染性瘟疫,并根据症状起名为坏血病。

后来,在大雪封山的地区和长期吃不到新鲜蔬菜的地区,也发现了同样的疾病。3 年之后,有科学家发现,用橘子和柠檬汁可以很好地治疗和预防这种病(坏血病)。而这些食物的有效成分是抗坏血酸,也就是后来所称的维生素 C。

1. 生理功能

(1) 参与机体重要的氧化还原过程。维生素 C 作为重要的还原剂,它能激发大脑对氧的利用,增加大脑中氧的含量,提高机体对缺氧和低温的耐受能力,减轻疲劳,提高工作效率。

(2) 参与细胞间质的形成,维持牙齿、骨骼、血管、关节肌肉的正常发育和功能,促进伤口愈合。细胞间质胶原的形成,必须有维生素 C 参加,缺乏维生素 C 时,胶原合成产生障碍,影响结缔组织的坚韧性。

(3) 能增加机体抗体的形成,提高白细胞的吞噬作用,具有抗感染和防病作用。(非典时期很多专家建议保证维生素 C 的摄入。)

(4) 对铅、苯、砷等化学毒物和细菌毒素具有解毒作用,还可以阻断致癌物质亚硝胺的形成,因此,维生素 C 又称为万能解毒剂。

(5) 可促进铁的吸收利用,使三价铁还原为二价铁,参与血红蛋白的合成,临床上常用来辅助治疗缺铁性贫血。

(6) 还可将体内胆固醇转变为能溶于水的硫酸盐而增加排泄。维生素 C 也参与肝中胆固醇的羟化作用,以形成胆酸,从而降低血胆固醇含量。此外,肾上腺皮质激素的合成与释放也需维生素 C 的参与。

2. 缺乏症状

人体内由于缺乏必需的古洛糖酸内酯氧化酶,不可能使葡萄糖转化成维生素 C,因此必须从食物中获得维生素 C。

缺乏维生素C的典型症状是坏血病,早期(潜伏的坏血病)症状为体重下降,倦怠,疲劳,肌肉和关节瞬息性疼痛,急躁,呼吸急促,齿龈疼痛出血,皮下渗血,易骨折,伤口难愈合。典型症状是出血,出现皮肤瘀斑,牙龈肿胀出血,机体抵抗力下降,伤口愈合迟缓,关节疼痛并伴有轻度贫血等,严重者可致死亡。

事实上直到今天,在我国某些山区的人群,由于冬季缺乏新鲜蔬菜和水果,又缺乏用人工合成的维生素C,仍有维生素C缺乏的人群存在。

3. 供给量和食物来源

成人每日摄取10mg维生素C可预防坏血病,这是最低需要量。由于维生素C极易被破坏,因此在确定供给量时要考虑到这些可能损失的因素。目前我国提出的RDA值为:婴幼儿为50mg/d,儿童为60~90mg/d,青少年、成人为100mg/d,孕妇、乳母为130mg/d,UL1000mg/d。

维生素C主要食物来源为新鲜蔬菜与水果。青菜、韭菜、菠菜、柿子椒等深色蔬菜和花菜,以及柑橘、红果、柚子等水果维生素C含量均较多。野生的苋菜、刺梨、沙棘、猕猴桃、酸枣等含量尤其丰富。动物性食物几乎不含维生素C,粮谷类和干豆类也不含维生素C,但干豆类发芽后如黄豆芽、绿豆芽则维生素C含量增加,是冬季和缺蔬菜区补充膳食维生素C的一种良好来源。

(二) 维生素 B_1

维生素 B_1 又称硫胺素或抗神经炎素,是最早发现的维生素之一,易溶于水,不溶于脂肪和有机溶剂,故在淘洗米或蒸煮时,常随水流失。在酸性条件下较稳定,在中性和碱性条件下遇热易破坏,所以在烹调食品中,如果加碱会造成维生素 B_1 的损失。

1. 生理功能

(1) 参与物质代谢和能量代谢。维生素 B_1 进入体内后,被磷酸化生成硫胺素焦磷酸酯(TPP)组成辅酶,参与体内糖类物质的中间代谢。由于所有细胞在其活动中的能量均来自于糖类的氧化,因此维生素 B_1 是体内物质代谢和能量代谢的关键物质。

(2) 对神经生理活动有调节作用,与心脏活动、食欲维持、胃肠道正常蠕动及消化液分泌有关。

2. 缺乏症状

维生素 B_1 缺乏症,又称脚气(beriberi),主要损害神经血管系统。硫胺素的摄入量不足和酒精中毒是主要原因。初期症状较轻,表现为有疲乏感、淡漠、食欲差、恶心、忧郁、急躁、沮丧、便秘和工作能力下降。

3. 供给量和食物来源

维生素 B_1 与能量代谢有密切关系,推荐的膳食供给量:男性为1.4mg/d,女性为1.3mg/d,孕妇为1.5mg/d,乳母为1.8mg/d,UL为50mg/d。

维生素 B_1 广泛存在于天然食物中,含量丰富的有动物内脏(肝、心、肾)、瘦肉类、全谷、豆类和坚果,水果、蔬菜、蛋、奶等也含有少量维生素 B_1。粮谷类是我国人民维生素 B_1 的主要来源,粮谷类精加工、烹调加碱可使维生素 B_1 大量丢失。

【知识衔接】为什么不能长期吃精白米面?

维生素 B_1 主要存在于谷皮和胚芽中,所以不能长期吃精米白面,应经常吃一些粗粮、杂粮;同时,由于维生素 B_1 是水溶性维生素,如淘米的次数太多,或吃捞饭时把米汤丢了,就会损失很多维生素 B_1。另外,维生素 B_1 遇碱时易被破坏,所以在煮粥、煮豆时加碱的做法极不可取。而糙米中含的维生素 B_1 多,在精米中含的少,这是由谷粒中营养素的分布所决定的。有壳的谷粒,最外一层含有较多的蛋白质、脂肪及各种维生素,包括维生素 B_1;谷粒的胚中维生素 B_1 就更多了;其他部分维生素、无机盐就比较少。谷粒碾磨成米时,加工越细,最外一层和谷胚丢掉的也越多,维生素 B_1 含量就所剩无几了,这就是常吃精米容易得脚气病的原因。面粉也是一样,越细越白的面粉,里面含的维生素和无机盐就不如标准面粉多。所以,从营养学角度讲,精米白面不如糙米黑面好。但也不是提倡米面越粗越好,因为太粗胃肠不容易消化和吸收,养料不能被人体充分利用,反倒影响健康。所以我国提倡吃标准米和标准面,正是因为它里面保留了较多的维生素和无机盐,人吃了又容易消化、吸收,是比较理想的粮食。

(三) 维生素 B_2

维生素 B_2 又称核黄素,水溶性较低,在中性或酸性环境中比较稳定,在碱性溶液中加热则易被破坏。对光敏感,易被紫外线分解破坏。如瓶装牛奶在阳光下照射 2h,其中核黄素(40%～80%为游离型)可破坏一半以上,其破坏速度随温度及 pH 值升高而加速。

1. 生理功能

维生素 B_2 以 FMN、FAD 的形式作为人体内多种氧化酶系统不可缺少的辅酶参与氧化还原反应,由此保证物质代谢的正常进行,维持机体健康,促进生长发育,维护皮肤和黏膜的完整性。核黄素还与人体内铁的吸收、储存与动员有关,在防治缺铁性贫血中有重要作用。

2. 缺乏与过量症状

摄入不足或酗酒是核黄素缺乏最常见的原因。核黄素缺乏症表现为疲倦、乏力,出现唇炎、舌炎、口角炎、口腔黏膜溃疡、丘疹或湿疹性阴囊炎(女性阴唇炎)、脂溢性皮炎等;长期缺乏还可导致儿童生长迟缓,轻中度缺铁性贫血。

一般来说,由于核黄素溶解度低,肠道吸收有限,因而一般不会引起过量中毒。

3. 供给量和食物来源

我国居民维生素 B_2 的膳食推荐摄入量为:1～14 岁 0.6～1.5 mg/d,成人男 1.4mg/d,女 1.2mg/d,孕妇、乳母 1.7mg/d。

核黄素是我国膳食容易缺乏的营养素之一,良好的食物来源主要是动物性食物,以肝、肾、心、蛋黄、乳类尤为丰富。植物性食物中则以绿叶蔬菜类如菠菜、韭菜、油菜及豆类含量较多,而粮谷类含量较低,尤其研磨过精的粮谷。

(四)维生素PP

维生素PP又称烟酸或尼克酸,是一种白色针状结晶体,易溶于水和酒精,对酸、碱、光、热稳定,一般烹饪损失极小。

1. 生理功能

维生素PP为辅酶I与辅酶II的组成成分,参与氧化还原反应,在糖类、脂肪和蛋白质的能量释放上起重要作用。维生素PP在维生素B_6、泛酸和生物素存在下,参与脂肪、类固醇等生物合成,具有降低体内胆固醇的作用。

2. 缺乏与过量症状

维生素PP缺乏症又称癞皮病。前期症状表现为疲劳、乏力、工作能力下降、记忆力差以及经常失眠。典型症状是皮肤炎(dermatitis)、腹泻(diarrhea)和痴呆(depression),即所谓的"三D"症状。一般认为,维生素PP缺乏常与维生素B_1、维生素B_2及其他营养素缺乏同时存在,故常伴有其他营养素缺乏症状。

过量摄入的副作用有皮肤发红、眼部感觉异常、高尿酸血症,偶见高血糖症。

3. 供给量和食物来源

维生素PP除了直接从食物中摄取外,还可在体内由色氨酸转化而来,平均60mg色氨酸转化1mg烟酸。我国男性维生素PP推荐摄入量为14mg/d,女性为13mg/d,孕妇为15 mg/d,乳母为18 mg/d,UL为35mg/d。

维生素PP广泛存在于动植物性食物中,良好的来源为蘑菇、酵母,其次为肝、肾、瘦肉、全谷、豆类等,绿叶蔬菜也含相当数量。乳类及蛋类含量不高,但其中的色氨酸可以转化;玉米维生素PP含量不低,但大部分为结合型维生素PP,不能被人体吸收利用,用碱处理后,可被人体利用。

(五)维生素B_6

维生素B_6包括3种天然存在形式,即吡哆醇(主要存在于植物中)、吡哆醛、吡哆胺(主要在动物性食品中)。易溶于水,在空气中、酸性条件下稳定,但易被碱破坏,中性环境易被光破坏。吡哆醛与吡哆胺不耐热,吡哆醇耐热,后者在食品加工和储存中稳定性较好。

1. 生理功能

维生素B_6主要以吡哆醛(PLP)的形式参与近百种酶的反应,多数与氨基酸代谢有关。不仅对在蛋白质合成与分解代谢上,而且还在糖原异生、不饱和脂肪酸代谢、某些神经介质的合成方面发挥重要作用。

2. 缺乏与过量症状

单纯的维生素B_6缺乏较罕见,一般常伴有多种B族维生素摄入不足的表现。

临床可见有口唇干裂、舌炎、易激怒、抑郁等。比较大量摄入(500mg/d)时,可见神经毒性和光敏感性反应。

3. 供给量和食物来源

由于维生素 B_6 与氨基酸代谢关系甚为密切,因此膳食蛋白摄入量的多少将直接影响维生素 B_6 的需要量。美国关于维生素 B_6 的 RDA 基本上依据 0.016mg/g 蛋白质制定,妊娠期和哺乳期在原基础上分别增加 0.6mg/d 和 0.5mg/d,成人为 1.2～1.5mg/d,UL:儿童为 50mg/d,成人为 100mg/d。

食物来源:肉类(尤其是肝脏),豆类中的黄豆、坚果中的葵花籽、核桃等。

(六) 维生素 B_{12}

维生素 B_{12} 又叫钴胺素、红色维生素,是唯一含有金属离子的维生素。植物不能制造维生素 B_{12},它是唯一需要一种特殊胃肠道分泌物,才被肌体吸收的维生素;它在肠道内停留时间长,大约需要 3h(大多数水溶性维生素只需要几秒钟)。

维生素 B_{12} 在中性溶液中比较稳定,在酸性或碱性溶液中易分解,受日光照晒也会失去活性。

1. 生理功能

(1) 促进红细胞的发育和成熟,使机体造血机能处于正常状态,预防恶性贫血。

(2) 促进碳水化合物、脂肪和蛋白质代谢。

(3) 具有活化氨基酸和促进核酸生物合成的作用,可促进蛋白质的合成,它对婴幼儿的生长发育有重要作用。

(4) 维护神经系统健康。消除烦躁不安,集中注意力,增强记忆力及平衡感。

2. 缺乏症状

缺乏的常见症状:虚弱,减重,背痛,四肢感到刺痛,神态呆滞,精神或其他神经失常。也有可能引起恶性贫血、脑障碍如记忆力减退、头痛、痴呆等。

3. 供给量和食物来源

我国对维生素 B_{12} 推荐的参考摄入量:成人为 2.4μg/d,孕妇为 2.6μg/d,乳母为 2.8μg/d。

需要人群:老人、素食且不吃蛋和奶制品的人必须补充维生素 B_{12};经常大量饮酒者必须补充维生素 B_{12};妇女在月经期间或月经前补充维生素 B12 非常有益;孕妇及哺乳期妇女也应补充。

维生素 B_{12} 主要来源于肝脏、鱼类、贝类、蛋类、乳类和肉类,豆制发酵食品也含有一定数量。人类肠道内的一些细菌虽能合成维生素 B_{12},但大多排出体外。

(七) 叶酸

叶酸(Flolic Acid)是一种广泛存在于绿色蔬菜中的 B 族维生素,由于它最早从植物叶子中提取而得,故命名为"叶酸"。叶酸的化学名为"蝶酰谷氨酸",系由蝶啶酸、对氨基苯甲酸与氨酸结合而成,亦称为维生素 BC 或维生素 M。

叶酸为黄色或橙黄色结晶性粉末,无臭,无味,紫外线可使其溶液失去活性,碱性溶液容易被氧化,在酸性溶液中对热不稳定,故本品应遮光、密封保存。

1. 生理功能

(1) 是蛋白质和核酸合成的必需因子,在细胞分裂和繁殖中起重要作用。

(2) 血红蛋白的结构物卟啉基的形成、红细胞和白细胞的快速增生都需要叶酸参与。

(3) 是氨基酸及其他重要物质转化、合成所必需。如使甘氨酸和丝氨酸相互转化,使苯丙氨酸形成酪氨酸,使组氨酸形成谷氨酸,使半胱氨酸形成蛋氨酸。

(4) 参与大脑中长链脂肪酸如 DHA 的代谢、肌酸和肾上腺素的合成等。

(5) 使酒精中乙醇胺合成为胆碱。

2. 缺乏症状

婴儿缺乏叶酸时会引起有核巨红细胞性贫血,孕妇缺乏叶酸时会引起巨红细胞性贫血。孕妇在怀孕早期如缺乏叶酸,其生出畸形儿的可能性较大。膳食中缺乏叶酸将使血中高半胱氨酸水平提高,易引起动脉硬化;膳食中摄入叶酸不足,易诱发结肠癌和乳腺癌。

3. 供给量和食物来源

我国建议对叶酸的参考摄入量:成年人为 400μg/d,孕妇为 600μg/d,乳母为 500μg/d。一般不超过 1mg/d。

叶酸广泛存在于动植物食品中,其中动物肝脏、鱼类、蛋类和肉类含量比较高,豆类、绿叶蔬菜和水果中含量也比较高。人体一般不会发生叶酸缺乏。

【知识衔接】服用维生素的六大误区

如今,服用维生素保健的人起来越多,但您要提防陷入以下误区:

误区一:维生素吃得越多,越有助于健康

维生素是人体营养的重要来源,与人体健康关系密切,但并非可以无限量地服用。水溶性维生素如维生素 B、维生素 C 能够随尿液排出体外,但在排泄之前,它们要经过人的机体,服用过量则有损健康。脂溶性维生素如维生素 A、维生素 D、维生素 E、维生素 K 等容易沉淀在脂肪组织和肝脏中,服用过量可引起中毒。

误区二:素食者摄入的维生素更多

必须承认维生素大都存在于蔬菜、水果中,但是经医学调查发现,只靠吃植物性食品摄取营养的素食者,容易患维生素 D 和维生素 B_{12} 缺乏症。维生素 D 和维生素 B_{12} 存在于肉制品及蛋制品中,所以应平时多喝一些牛奶,吃一些蛋类,以保证维生素全面摄入。

误区三:大量服用维生素 A 对眼睛有好处

维生素 A 是防治夜盲症的良药。但大量服用,就会出现毛发干枯或脱落、皮肤干燥瘙痒、食欲不振、体重减轻、四肢疼痛、贫血、恶心呕吐等中毒现象。维生素A能够顺利通过胎盘屏障,因而准妈妈补充维生素A时剂量不能过大,补充过多不仅对母体不利,也会影响到胎儿的生长发育。

误区四:儿童多吃维生素E有好处

过去,普遍认为维生素E的毒性极低,即使大量长时间服用也无需考虑其不良反应。其实不然,目前已经发现过量摄入维生素E,反而会加重组织的过氧化物质的生成,并引起或加重其他维生素的缺乏。大量的维生素E可引起短期的胃肠道不适,婴儿大量摄入维生素E常可使坏死性小肠结肠炎发生率明显增加。

误区五:多吃维生素D可以壮骨、补钙

其实这种认识是极其错误的。人体对维生素D的耐受性并不相同,儿童每日摄入量更是不能超过400mg。妇女怀孕期和婴儿初期过多摄取维生素D,可引起婴儿出生体重过低,严重者并有智力发育不良及骨硬化。每天多晒太阳,人体皮肤就能够自行合成维生素D,与其盲目补充,不如多晒太阳,做做户外运动。

误区六:每天服维生素C能预防心脏病

医生建议,每天摄取大约80mg维生素C就能满足身体的需要。如果过量服用有可能导致腹泻、牙龈出血,甚至加速肾结石形成以及造成心脏循环系统方面的疾病。

大量维生素C可降低血中含铜量,孕妇过量补充,胎儿出生后易患坏血病。

第六节 矿物质

一、矿物质的分类及功能

人体内除碳、氢、氧和氮4种构成水和有机物质的元素外,其他元素统称为矿物质或无机盐。这些物质在体内不能合成,必须从食物和饮食中摄取,约占人体体重的4%。

1. 矿物质的分类

根据矿物质的含量可将人体内的矿物质分为常量元素和微量元素两大类。

1)常量元素

常量元素又称宏量元素或组成元素。每种常量元素的标准含量大于人体体重的0.01%,人体每日需要量在100mg以上,如钙、磷、钠、钾、氯、镁与硫等7种,它们也被称为必需常量元素。

2)微量元素

微量元素又称痕量元素。它们在体内存在的浓度很低,每种微量元素的标准含量小于人体体重的0.01%,人体每日需要量在100mg以下,这些微量元素一般在低浓度下就具有生物学作用。早在1973年,WHO就认为人体必需的微量元素共有14种,分别是铁、锌、硒、碘、铜、锰、铬、氟、钼、钴、硅、镍、硼、钒;1990年重新界定了必需微量元素的定义,并按照其生物学作用将之分为三类:第一类,人体必需微量元素,共8种,包括铁、锌、硒、碘、铜、钼、钴和铬;第二类,人体可能必需的元素,共5种,包括锰、硅、硼、钒和镍;第三类,具有潜在毒性,但是低剂量可能具有功能作用,共8种,包括氟、铅、镉、汞、砷、铝、锡和锂。

2. 矿物质在体内的代谢特点

矿物质不能在人体内合成,只能从膳食和饮水中摄取;它也不能在体内代谢过程中消失,不能转化为其他物质,只能通过一定途径(如肾脏、肠道和皮肤等)排出体外。

3. 矿物质的主要生理功能

(1)是构成机体组织的重要组成部分,如钙、磷、镁是构成骨骼、牙齿的重要成分,磷、硫参与构成组织蛋白,铁为血红蛋白的组成成分。

(2)是细胞内、外液的组成成分,对维持细胞内、外液的渗透压和物质交换起重要作用。在细胞内外液中,无机元素与蛋白质一起调节细胞膜的通透性、控制水分、维持正常的渗透压、酸碱平衡,维持神经、肌肉兴奋性。

(3)是构成酶的辅基、激素、维生素、蛋白质和核酸的成分,或参与酶系的激活。

就我国目前的膳食结构,存在着某些无机盐缺乏的现象,在此,我们着重讨论重要的无机盐和微量元素:钙、磷、铁、碘、锌、硒、氟。

二、重要的常量元素和微量元素

(一) 钙

钙是人体内含量最多的一种常量元素。刚出生的婴儿,体内含钙量约28g;成年时,人体含钙量达850~1200g,相当于人体重的1.5%~2.0%。其中99%左右的钙集中在骨骼和牙齿中,主要以与磷相结合的形式存在;余下的1%钙,大多呈离子状态存在于软组织、细胞外液及血液中,这部分钙统称为混溶钙池,与骨骼钙维持着动态交换与平衡。

1. 生理功能

(1)构成骨骼和牙齿。骨骼和牙齿是人体中含钙最多的组织。

(2)维持神经与肌肉活动,如神经肌肉的兴奋、神经冲动的传导、心脏的正常博动等。

(3)促进体内某些酶的活性。钙对许多参与细胞代谢的大分子合成、转运的酶都有调节作用,如三磷酸腺苷酶、琥珀酸脱氢酶、脂肪酶以及一些蛋白质分解酶等。

(4)参与血凝过程、激素分泌、维持体液酸碱平衡以及细胞内胶质稳定性。当身体有出血现象时,钙可以促进血液凝固从而尽快止血,这时,钙与血小板起着同样的凝血作用。

2. 缺乏症状

小儿缺钙,引发佝偻病,出牙晚;易出汗;睡眠易惊醒、啼哭,严重时表现为"鸡胸""X形腿"或"O形腿"。老人缺钙,引发骨质疏松症.表现为身材变矮,容易骨折。少年儿童缺钙,会导致成长发育迟缓,身材矮小。任何年龄的人缺钙,都会引起抽搐(抽筋),情绪烦躁不安。最近,有科学家指出,缺钙会导致视力下降,是形成近视眼的因素之一。

3. 影响钙吸收的因素

1) 抑制钙吸收的因素

(1) 膳食中草酸、植酸影响人体对钙的吸收。草酸、植酸可与钙结合成难以吸收的盐类。粮食中植酸较多,某些蔬菜(如菠菜)含草酸较多。

(2) 膳食纤维干扰钙的吸收。

(3) 脂肪过多降低钙的吸收。未被吸收的脂肪酸与钙结合形成脂肪酸钙(钙皂),而降低了钙的吸收。

(4) 某些药物如四环素、肝素等会降低钙的吸收。

2) 促进钙吸收的因素

(1) 维生素D可促进钙、磷的吸收和利用。

(2) 乳及乳制品中的乳糖提高钙的吸收率。乳及乳制品中的乳糖可与钙结合形成低分子的可溶性络合物,提高钙的吸收率。

(3) 肠道内的酸性环境如乳酸、醋酸、氨基酸等物质的存在,有利于钙的吸收。

膳食中钙的吸收还与机体的生理状况和年龄有关。婴幼儿、孕妇和乳母对钙的吸收率高于一般成年人,达50%左右。随着年龄的增大,人体钙的吸收率下降。此外,患有慢性胃肠炎、肝脏、肾脏功能较差者,钙的吸收率和利用率较低。某些激素如甲状旁腺激素、降钙素等调节机体钙平衡,影响着钙的吸收和利用。

4. 供给量和食物来源

目前我国推荐钙的供给量:成年人不分性别为800mg,青少年为1000mg,孕妇1000~1200mg,乳母为1200mg,UL为2000mg。实际调查表明我国多数居民存在钙缺乏,所以,建议膳食补钙。不同人群钙的适宜摄入量(AI)如表2-11所列。

表2-11 不同人群钙的适宜摄入量(AI)　　　　　(单位:mg/d)

人群	婴儿	儿童	青少年	成人	老年	孕妇	乳母
AI	300~400	600~800	1000	800	1000	1000~1200	1200

奶和奶制品中钙含量最为丰富且吸收率也高。小虾皮中含钙特高,芝麻酱、大豆及其制品也是钙的良好来源,深绿色蔬菜如小萝卜缨、芹菜叶、雪里蕻等含钙量也较多。含钙丰富的食物如表2-12所列。

表2-12 含钙丰富的食物 （单位:mg/100g）

食物	含量	食物	含量	食物	含量
虾皮	991	苜蓿	713	酸枣棘	435
虾米	555	荠菜	294	花生仁	284
河虾	325	雪里蕻	230	紫菜	264
泥鳅	299	苋菜	187	海带(湿)	241
红螺	539	乌塌菜	186	黑木耳	247
河蚌	306	油菜苔	156	全脂牛乳粉	676
鲜海参	285	黑芝麻	780	酸奶	118

【知识衔接】 补钙的五大误区

钙是构成骨骼的主要成分,被誉为人体的生命金属。但是对于何时补钙,如何聪明补钙,还存在着一些误区和误导。

误区一:每天一杯牛奶,足以满足需求

"一杯牛奶强壮一个民族",牛奶确实是优质的钙质来源,但一杯牛奶还不足以满足人体的钙需求。中国营养学会的推荐,18岁以上50岁以下的人群对钙的需求是每天800mg。一杯牛奶(250ml)约含钙200mg,同时我国居民在一般的饮食情况下,每天从食物中摄取200~300mg的钙,所以即便是一杯牛奶加饮食,钙的摄入量与推荐量还存在较大差距,而对于儿童、青少年、孕产妇和老人来讲,其钙的摄入量更加不够。所以,人们应在日常饮食中注意多摄取含钙丰富的食物,如奶及奶制品、豆类及其制品、芝麻、虾皮等,并适当补充一些优质的钙类营养补充食品,既提供充足的钙,还添加了有助于骨骼健康的镁、锌、铜、锰等重要微量元素,以获得更加均衡的营养。

误区二:单靠补钙就可以强健骨骼

强健的骨骼不仅需要钙,还需要蛋白质、镁、锰、锌、铜等营养元素配合。人体除了注重钙补充,适量蛋白质和其他矿物质的补充对骨骼健康也十分必要。矿物质在体内的代谢、生理功能及需要是相互联系、相互影响的,尽管钙的作用最大,但其他矿物质元素的作用也不可忽视。

另外,多晒太阳、多做运动,对促进骨骼健康大有裨益。适当"笑纳"阳光中的紫外线,可促进维生素D合成,加强肠道对钙的吸收;运动可激活成骨细胞,促进骨质生成。

误区三:年轻人不需要补钙

恰恰相反,年轻时正是补钙的黄金时期。人体骨骼中的钙就像储蓄,一般情况下,90%的骨量累积在20岁之前完成,10%在20～30岁完成,并在30岁左右达到峰值。在骨骼达到骨密度峰值之前,骨代谢非常旺盛,摄入的钙会很快地被吸收进入骨骼中沉淀,骨骼生成迅速,骨钙含量高,骨骼最为强壮。

误区四:骨头汤有助于补钙

骨头汤内含丰富的营养物质,特别是蛋白质对人体健康十分有益。但单纯靠喝骨头汤很难达到补钙的效果。检测证明,骨头汤里的钙含量微乎其微,更缺少促进钙吸收的维生素D。因此骨质疏松症患者切莫被骨头汤补钙的传言所误导。另外,对老年人而言,骨头汤里溶解了大量的骨内脂肪,经常食用还可能引起其他健康问题。

误区五:含钙高、剂量大的营养补充食品,补钙效果自然好

补钙其实并非越多越好,"分次补钙和随餐食用"有利于钙的吸收利用。提倡分次补钙,是因为一次性食用大剂量的钙,虽然同一时间体内钙量增多,但对于钙的吸收并没有帮助;建议随餐食用钙补充剂,是因为食物中的某些营养素以及在胃肠道消化后产生的某些物质,如维生素C、维生素D、乳糖、氨基酸等,可促进钙的吸收。

(二) 磷

磷在人体内的含量为650g左右,占体内无机盐总量的1/4,平均占体重1%左右。总磷的85%～90%以羟磷灰石形式存在于骨骼和牙齿中,其余10%～15%与蛋白质、脂肪、糖及其他有机物结合,分布于几乎所有组织细胞中,其中一半左右在肌肉组织中。软组织和细胞膜中的磷,大部分为有机磷;骨中磷大多为无机正磷酸盐,体液中的磷是以磷酸盐的形式存在。

1. 生理功能

(1)为骨、牙齿以及软组织的重要成分。磷是骨骼、牙齿的钙化及生长发育所必需的,磷酸盐与胶原纤维的共价联结在矿化中起决定作用。

(2)磷酸盐调节能量释放。机体代谢中能量多以 ADP + 磷酸 + 能量 = ATP 及磷酸肌酸形式储存,需要时释放(上式逆反应),即 ADP、ATP、磷酸肌酸等作为储存、转移和释放能量的物质,是细胞内化学能的主要来源。

(3)组成生命的重要物质。磷是许多维持生命的化合物的重要成分,如磷脂、磷蛋白和核酸等。

(4)磷酸盐是酶的重要成分。人体内许多酶如焦磷酸硫胺素、辅酶Ⅰ、辅酶Ⅱ等都需磷参与。

(5) 磷酸盐能参与物质活化。B族维生素(B_1、B_2、尼克酸等)只有经过磷酸化,才具有辅酶的作用。碳水化合物和脂肪的中间代谢与吸收,均需先经过磷酸化后才能继续进行反应。

(6) 磷酸盐还参与调节酸碱平衡的作用。磷酸盐能与氢离子结合,并以不同形式的磷酸盐从尿中排出,从而调节着体液的酸碱度。

2. 供给量和食物来源

磷广泛存在于食物中,很少有人发生磷缺乏,所以,一般国家对磷的供给量都无明确规定。由于磷与钙关系密切,通常磷的摄入量大于钙的摄入量,如果食物中钙和蛋白质的含量充足的话磷就不会缺乏。我国建议成人磷的AI为700mg/d,钙磷比例维持在1:1~2:1比较好,UL为3500mg/d。磷的适宜摄入量(AI)如表2-13所列。

表2-13 磷的适宜摄入量(AI)　　　　　(单位:mg/d)

人群	0岁	半岁	1岁	4岁	7岁	14岁	18岁	50岁
AI	150	300	450	500	700	1000	700	700

磷的来源广泛,在乳、瘦肉、禽、蛋、鱼、动物肝脏、花生、坚果、豆类、芝麻酱、海带、紫菜等含量较多。谷类食物中的磷主要以植酸磷的形式存在,其与钙结合不易被吸收。富含磷的食物如表2-14所列。

表2-14 富含磷的食物　　　　　(单位:mg/100g)

食物	紫菜	鸡蛋黄	甲鱼	牛奶	花生	鸡	香菇	奶粉	蟹	青鱼	瘦肉
含磷量	710	532	430	195	399	189	414	883	616	246	177

(三) 铁

铁是人体内含量最多的一种必需微量元素。人体内铁的总量为4~5g,其中60%~75%的铁存在于血红蛋白中,3%存在于肌红蛋白中,1%存在于各种含铁酶(细胞色素、细胞色素氧化酶、过氧化物酶与过氧化氢酶等),以上铁存在的形式又称为功能性铁。其余21%~36%的铁为储存铁,以铁蛋白和含铁血黄素形式分布于肝脏、脾脏和骨骼中。铁在人体内含量随年龄、性别、营养状况和健康状况的不同而有个体差异。

1. 生理功能

(1) 作为血红蛋白与肌红蛋白、细胞色素A以及某些呼吸酶的成分参与体内氧与二氧化碳的转运、交换和组织呼吸过程。

(2) 与红细胞的形成和成熟有关,维持正常的造血功能。

(3) 参与其他重要功能,如催化 β-胡萝卜素转化为维生素 A;嘌呤与胶原的合成、抗体的产生、脂类从血液中转运以及药物在肝脏的解毒等作用。

2. 缺乏症状

膳食中可利用铁长期不足,会导致缺铁性贫血,特别是婴幼儿、孕妇及乳母更易发生。缺铁性贫血是当前世界上普遍存在的营养问题。

缺铁性贫血主要症状有皮肤及黏膜苍白、疲倦、心慌、气短、眩晕、免疫功能低下,指甲脆薄、精力不集中、工作效率降低、学习能力下降。缺铁儿童易烦躁,抵抗力下降,并出现虚胖、肝脾肿大等症状。缺铁性贫血是青少年学生的一种常见病。

3. 影响铁吸收的因素

铁的吸收率比钙还低。铁在食物中主要以三价铁形式存在,少数食物中的铁以还原铁(亚铁或二价铁)形式存在。肉类等食物中的铁约一半左右是血红素铁,而其他为非血红素铁,吸收差。前者在体内吸收时,不受膳食中植酸、磷酸的影响,后者常受膳食因素的影响。

一般来说,在植物性食物中铁吸收率较动物性食物为低,如大米为1%,玉米和黑豆为3%,莴苣为4%,小麦、面粉为5%,血为11%,血红蛋白为25%,动物肉、肝为22%。蛋类因存在一种磷酸糖蛋白——卵黄高磷蛋白的干扰,吸收率仅为3%。牛奶是一种贫铁食物,且吸收率不高。人乳中铁吸收率最高,可达40%,所以提倡母乳喂养。

【小建议】饭后喝一些酸性果汁,不喝茶(特别是浓茶)。这样有利于铁、钙的吸收。

4. 供给量和食物来源

婴幼儿由于生长较快,铁需要量相对较高,需从食物中获得铁的数量大于成年人;妇女月经期铁损失较多,因此供给量应适当增高。我国建议铁的每日供给量为成年男子15mg,成年女子20mg,孕妇、乳母为25~35mg,成人铁的 UL 为50mg/d。不同人群铁的适宜摄入量(AI)如表2-15所列。

表2-15　不同人群铁的适宜摄入量(AI)　　　(单位:mg/d)

年龄	0~0.5	0.5~1	1~4	4~7	7~11	11~14		14~18		18~50		50~	孕妇			乳母
类别	—	—	—	—	—	男	女	男	女	男	女	—	早期	中期	晚期	—
AI	0.3	10	12	12	12	16	18	20	22	15	20	15	15	25	35	25

膳食中铁的良好来源为动物肝脏、动物全血、畜禽肉类、鱼类。蔬菜中含铁量不高,油菜、苋菜、菠菜、韭菜等中铁利用率不高。含铁较高的食物如表2-16所列。

表 2-16 含铁较高的食物(单位:mg/100g)

食物	含量	食物	含量	食物	含量
鸭血	30.5	蛏子	33.6	藕粉	41.8
鸡血	25.0	蛤蜊	22.0	黑芝麻	22.7
沙鸡	24.8	刺蛄	14.5	鸡蛋黄粉	10.6
鸭肝	23.1	发菜	99.3	地衣(水浸)	21.1
猪肝	22.6	红蘑	235.1	冬菜	11.4
蚌肉	50.0	冬菇	10.5	苜蓿	9.7

【小贴士】为什么女性多发生缺铁性贫血？

首先是女性的生理特点决定了女性较男性对铁的需求量要高，女性更易发生缺铁性贫血。青春期的女孩生长发育旺盛，机体对铁的需求量大，加上月经来潮，容易发生缺铁性贫血。妊娠、哺乳期女性在满足自身需要的同时还要供给胎儿及婴儿生长发育所必需的营养物质，铁的需要量大大提高。中年女性受宫内节育器、子宫肌瘤等影响，月经量较多，铁的流失也就随之增多。老年妇女胃肠道吸收功能减退，造血功能衰弱，也使缺铁性贫血发生的机会增加。

(四) 碘

人体内含碘 20～50mg，相当于 0.5mg/kg，其中甲状腺组织内含碘最多。

1. 生理功能

碘的生理功能是参与甲状腺素的形成，故其生理功能也通过甲状腺素的作用表现出来。甲状腺素在体内主要是促进和调节代谢及生长发育，具体表现为促进人体的生长、发育，增加基础代谢率和耗氧量，促进蛋白质的合成，调节胆固醇代谢，促进糖和脂肪的代谢，调节水盐代谢，维持人体的代谢平衡。

2. 缺乏与过量症状

1) 缺乏症状

饮食中长期碘摄入不足或生理需碘量增加，可导致甲状腺素分泌不足，促使甲状腺增加分泌，引起甲状腺代偿性增生、肥大，出现甲状腺肿大，在青春期、妊娠和哺乳期人群中最易发生。

缺碘地区可流行地方性甲状腺肿大(大脖子病)。饮食卫生不良、营养缺乏也是本病的重要诱因。严重缺碘不仅可发生黏液性水肿，还会遗传，使下一代生长停滞、发育不全、智力低下、聋哑、矮小，形似侏儒，即所谓"克汀病"(呆小症)。地方性呆小症，是因胎儿及婴儿期严重缺碘引起的中枢神经系统损害，甲状腺功能低下及生长发育停滞为主的病变。据 WHO 资料报告，全球有 4 亿多人缺碘，儿童痴呆中 80% 是由于缺碘所致。

2）过量症状

碘过量通常发生于摄入含碘量高的饮食物,以及在治疗甲状腺肿等疾病中使用过量的碘剂等情况。我国河北、山东部分区县居民,曾饮用深层高碘水,或高碘食物造成高碘甲状腺肿。通过限制高碘食物即可防治。

3. 供给量和食物来源

人体对碘的需要量与年龄、性别、体重、发育及营养状况等有关。2000年中国营养学会建议每日膳食中碘的推荐摄入量(RNI):成年人为150μg,孕妇、乳母为200μg,成年人的UL为1000μg/d。不同人群碘的推荐摄入量如表2-17所列。

表2-17 不同人群碘的推荐摄入量(RNI)（单位:μg/d）

年龄	碘	年龄	碘
0~0.5	50	18~50	150
0.5~1	50	50~	150
1~4	50	孕妇	
4~7	90	早期	200
7~11	90	中期	200
11~	120	晚期	200
14~18	150	乳母	200

含碘量较高的食物有海产品,如海带(24000μg/100g)、紫菜(1800μg/100g)、淡菜(干)(1200μg/100g)、海参(干)(600μg/100g)、海盐(30μg/30kg)等。

【小贴士】我国食盐补碘将走向"因地制宜"

2010年7月26日卫生部公布了食品安全国家标准《食用盐碘含量(征求意见稿)》,拟将食盐中碘含量的上限降低。此前,我国对食盐中的碘含量进行过3次调整。

卫生部碘缺乏病专家咨询组组长陈祖培说,根据《食用盐碘含量(征求意见稿)》,全国将不再统一碘盐浓度,各地可在规定的范围,选择适合本地情况的碘含量的平均水平。如上海居民每天摄入盐在5~8g,而黑龙江则可能达到10多克,这样实行统一的碘盐浓度确实不合适。

（五）锌

人体含锌2~2.5g,主要存在于肌肉、骨骼、皮肤中。血液中的锌有75%~88%存在于红细胞中,其余12%~22%存在于血浆中。血浆中的锌往往与蛋白质相结合而存在。

1. 生理功能

（1）锌是很多酶的组成成分,同时也是酶的激活剂,在组织呼吸和物质代谢中起重要作用。

（2）锌能促进生长发育和组织再生。锌对促进蛋白质和核酸的合成代谢具有重要作用,同时锌对于促进性器官和性功能的正常发育是必需的。

（3）锌有促进维生素 A 代谢的作用。锌对于维持正常暗适应能力有重要作用,且对于维持皮肤健康也是必需的。

（4）锌有促进食欲作用,通过参与构成一种含锌蛋白(即唾液蛋白)而对味觉与食欲发生作用。

（5）锌有参与免疫系统功能,能促进 T 淋巴细胞和 B 淋巴细胞的复制。

2. 缺乏及过量症状

1）缺乏症状

生长期儿童锌缺乏主要表现为生长迟缓,长期缺乏可导致侏儒;垂体调节功能障碍,食欲不振,味觉异常(异食癖)甚至丧失(厌食症);性成熟延迟、第二性特征发育障碍、性功能减退、精子产生过少等;眼的损害、暗视应能力降低、皮肤创伤不易愈合、易感染等。孕妇锌缺乏,会导致胎儿畸形,免疫功能减退。

2）过量症状

成人一次摄入锌大于 2g 会发生中毒,导致腹痛、腹泻、恶心、呕吐,长期大量(100mg/日)摄入可出现贫血、免疫功能减退、铜缺乏等。

3. 影响锌吸收的因素

锌主要在小肠内被吸收,然后和血浆中白蛋白或运铁蛋白结合,运送到各器官组织。一般在人体内锌吸收率为 20% ~ 30%。

（1）促进锌吸收的因素:维生素 D、肠道内游离氨基酸、还原型谷胱甘肽、柠檬酸盐等。

（2）抑制锌吸收的因素:膳食中的植酸(全谷物和豆类中)、食物纤维及高钙、高铜、高亚铁离子等。

4. 供给量和食物来源

人体每日锌的更新量为 6mg,考虑到吸收率,我国规定 1 ~ 10 岁每日供给量为 13.5mg,10 岁 ~ 17 岁为 15.5 ~ 19mg,成人男为 15mg,女为 11.5mg,孕妇、乳母为 20mg,UL 为 45mg。

食品中贝壳类海产品、红色肉类、动物内脏类等都是锌的极好来源。如牡蛎含锌量很高,鲜牡蛎含锌量高达 149mg/100g,因此牡蛎被誉为"海洋中的牛奶"。干果类、谷类胚芽和麦麸也含有丰富的锌,奶酪、燕麦、花生等含锌量也较多。不过谷类食物因植酸的影响限制了锌的利用率。蔬菜水果含锌低。

（六）硒

硒在人体内总量为 14 ~ 20mg,广泛分布于人体所有组织和器官中。在肝脏、胰腺、肾脏、心脏、脾脏、牙釉质、头发及指甲中含量较多,而脂肪组织中含量较低。测定血硒和发硒常可反映体内硒的营养状况。

1. 生理功能

（1）硒是谷胱甘肽过氧化物酶的必需组成成分,保护细胞膜的结构和功能不受过氧化物的损害和干扰,维持细胞正常功能。

（2）硒能加强维生素 E 的抗氧化作用,其效力比维生素 E 高 500 倍,两者有协同作用。

（3）硒与金属有很强的亲和力。在体内能与某些金属毒物如汞、镉、铅等结合形成金属硒蛋白复合物而起到解毒作用,并使金属毒物排出体外。

（4）硒有保护心血管、维护心肌健康的作用。硒可防止血压升高和血栓形成。高硒地区人群心血管疾病发病率低。

（5）硒还有促进生长、保护视觉器官以及抗肿瘤等作用。

2. 缺乏与过量症状

1）缺乏症状

硒缺乏已被证实是发生克山病的重要原因。克山病在我国最早发现于黑龙江省克山地区,临床上主要症状表现为心脏扩大、心功能失代偿、心力衰竭、心源性休克、心律失常、心动过速或过缓等。缺硒还可导致大骨节病,表现为骨端软骨细胞变性坏死,肌肉萎缩和发育障碍,行走无力;缺硒还与新生儿溶血性贫血、感染敏感性有关。此外,某些癌症发病率高（如食管癌、胃癌、直肠癌）,也与缺硒有关。

2）过量症状

硒摄入过多也可致中毒。我国湖北恩施县的地方性硒中毒,与当地水、土壤中硒含量过高,导致粮食、蔬菜、水果中含高硒有关。硒中毒主要表现为头发变干、变脆、易断裂及脱落、肢端麻木、抽搐,甚至偏瘫,严重者可致死亡。

3. 供给量和食物来源

硒在小肠内被吸收,吸收率在 50% 以上,通过与血浆蛋白的结合,转运到各器官组织。考虑到各方面的因素,我国 1988 年由中国营养学会推荐硒的供给量 7 岁以上人群为 50μg/d,成年人硒的 UL 为 400μg/d。不同人群硒的推荐摄入量（RNI）如表 2-18 所列。

表 2-18　不同人群硒的推荐摄入量（RNI）　　　（单位:μg/d）

年龄	硒	年龄	硒
0~0.5	15	18~50	50
0.5~1	20	50~	50
1~4	20	孕妇	
4~7	25	早期	50
7~11	35	中期	50
11~14	45	晚期	50
14~18	50	乳母	65

动物性食物如肝、肾、海产品及肉类都是硒的良好来源,粮食等植物性食物则随土壤中的硒含量而各异,一般超过 0.2mg/kg,蔬菜水果中的硒含量在 0.01mg/kg以下,精制食品随加工程度的提高含硒量减少,烹调加热可导致硒的挥发,造成一定的损失。含硒较高的食物如表 2-19 所列。

表 2-19 含硒较高的食物　　　　　（单位:μg/100g）

食物	含量	食物	含量	食物	含量
鱼子酱	203.09	青鱼	37.69	瘦牛肉	10.55
海参	150.00	泥鳅	35.30	干蘑菇	39.18
牡蛎	86.64	黄鳝	34.56	小麦胚粉	65.20
蛤蜊	77.10	鳕鱼	24.8	花豆(紫)	74.06
鲜淡菜	57.77	猪肾	111.77	白果	14.50
鲜赤贝	57.35	猪肝	28.70	豌豆	41.80
蛏子	55.14	羊肉	32.20	扁豆	32.00
章鱼	41.68	猪肉	11.97	甘肃软梨	8.43

(七) 铜

人体含铜量为 100~150mg,其中 50%~70% 在肌肉和骨骼,20% 在肝脏,5%~10% 在血液。以肝、肾、头发和脑中最多,脾、肺、肌肉、骨次之,腺体如脑垂体、甲状腺和胸腺含量最低。

1. 生理功能

(1) 影响铁代谢,维持正常的造血功能。

(2) 维护中枢神经系统的完整性。因为神经髓鞘的形成和神经递质儿茶酚胺的生物合成均需含铜氧化酶的参与。

(3) 促进骨骼、血管和皮肤健康。

(4) 抗氧化作用。铜是超氧化物岐化酶(SOD)的活性部分,能催化超氧离子成为氧和过氧化氢,起到抗氧化作用并保护细胞免受过氧化物损失,是公认的抗老、抗病物质。

(5) 与胆固醇代谢、心脏功能、免疫功能、激素分泌等有关。

2. 缺乏与过量症状

1) 缺乏症状

铜普遍存在于各种天然食物中,一般正常膳食不会引起铜的缺乏,但在某些病理情况下,缺铜会导致血红蛋白合成减少而产生贫血症状。长期缺铜或铜营养不良可导致心血管损伤和胆固醇代谢异常,是诱发冠心病的危险因素。人体缺铜时还可因弹性蛋白和胶原蛋白的交联发生障碍,影响骨骼的生长。铜代谢紊乱时会发生儿童抽风及智力低下。

2）过量症状

过量铜会引起急、慢性中毒。铜过量多发生于饮用与铜管道长时间接触的酸性饮料或误服大量铜盐引起的急性中毒,表现为反胃、恶心、呕吐、上腹部疼痛、腹泻、头痛,严重者可昏迷,甚至死亡。慢性中毒较为少见。

3. 供给量和食物来源

2000 年中国营养学会提出成人铜 AI 为 2.0mg/d,UL 为 8mg/d。

铜广泛存在于各种食物中,牡蛎、贝类、坚果类含量很高,动物肝、肾、鱼、麦芽与干豆类含铜量也较丰富,一般奶和绿叶蔬菜中含铜量较低。

（八）氟

人体内含氟量受环境（特别是水中）含氟量、食物含氟量、摄入量、年龄以及其他金属（铝、钙、镁）含量的影响。随着年龄的增长,体内氟的含量也相应增加。

1. 生理功能

氟是骨骼和牙齿的重要组成部分,在骨骼和牙齿的生长形成中非常重要,并影响人体对钙、磷的代谢。氟可以预防龋齿和老年性骨质疏松症。适量的氟能被牙珐琅质中的羟磷灰石吸附,形成坚硬致密的氟磷灰石,因而加强了牙齿对酸、糖和口腔微生物的抗腐蚀作用,具有防龋齿作用。同样,适量的氟有利于钙和磷的利用及在骨骼中的沉积,加速骨骼的形成,增加骨骼的硬度。

2. 缺乏与过量症状

1）缺乏症状

低氟会导致龋齿的发生,这种情况在儿童中尤为突出。老年人缺氟会导致骨质松脆,容易发生骨折。

2）过量症状

摄入过量的氟,也会引起氟中毒,牙齿的珐琅质反而被破坏,牙齿表面原有光泽逐渐消失,出现灰色的斑点,即氟斑牙和牙齿不规则的磨损。

3. 供给量与来源

人体内氟主要来自于饮水。食物中的海产品和干茶叶含氟量最为丰富,一般干茶叶氟含量为 1×10^{-4} 以上,在沏茶时约有 2/3 的氟溶于茶水中。所以,喜欢饮茶的人每天可摄取 $500\mu g$ 的氟。一般人每日氟的摄入总量为 $3.3\sim4.0\mu g$ 已可满足需要。饮水中加氟是最简单、最有效的预防龋齿的方法。

（九）铬

铬在自然界有两种形式:三价铬和六价铬。三价铬是人体必需的微量元素,六价铬则对人体有毒性。铬在人体的量为 $5\sim10mg$,主要存在于骨、皮肤、脂肪、肾上腺、大脑和肌肉中。铬在人体组织中质量分数随年龄增长而降低。

1. 生理功能

(1) 铬是体内葡萄糖耐量因子(GTF)的重要组成成分,能增强胰岛素的作用。

(2) 有提高高密度脂蛋白和载脂蛋白A的浓度及降低血清胆固醇的作用。

(3) 三价铬与DNA结合,可增加其启动位点的数目,增强RNA和DNA的合成。

2. 缺乏症

当铬摄入不足时,可导致生长迟缓,葡萄糖耐量损害,血糖、尿糖增加,易患糖尿病、高血脂症、冠心病等。

3. 供给量与来源

成人AI为50μg/d,UL为500μg/d。

铬的良好食物来源为啤酒酵母、肉类、海产品、谷物、豆类、坚果类、黑木耳、紫菜等。

第七节 水

一、水的功能

1. 维持生命的第二要素

水是人体除氧气以外赖以生存的最重要的物质,人若缺水,仅能生存几天,但在绝食时只要不缺水,可维持生命十几天。没有水也就没有生命。

2. 机体的重要成分

水是人体含量最大和最重要的成分,水在人体内的含量与性别、年龄等有关。新生儿水占体重的75%~80%,成年男子约为60%,成年女子约为50%。体内所有组织中都含有水,但分布并不均匀,如血液含水90%,肌肉含水70%,骨骼含水22%。人体的水可分为细胞内液和细胞外液,前者占体重的40%,后者占体重的20%。

3. 促进物质代谢过程

水参与各种营养素的代谢过程。水是营养素的良好溶剂,能使很多物质溶解,有助于体内的化学反应。水的流动性大,在体内形成体液循环运输物质。营养物质的消化、吸收、生物氧化以及排泄都离不开水。

4. 调节体温

水的比热大,可维持体温。当外界温度升高时,体热可随水分经皮肤出汗散发掉。

5. 机体的润滑剂

水是机体关节、肌肉及内脏器官的润滑剂,对人体组织器官起一定的保护作用。

6. 食品的富含成分

水是动植物食品的重要成分,水对食品的性质起着很重要的作用。水分对食品的鲜度、硬度、流动性、呈味性、保藏和加工等方面都具有重要影响。水分是微生物繁殖的重要因素,在食品加工过程中,水起着膨润、浸透、呈味物质等方面的作用。水的沸点、冰点及水分活度等理化性质对食品加工有重要意义。

二、需要量与来源

人体水分的来源有三个方面:①食物中含有的水。各种食物的含水量亦不相同,成人一般每日从食物中提取约为1000ml的水。②饮水。引水量因气温、劳动、生活习惯不同而异,成人每日饮水、汤、乳或其他饮料约1200ml。③代谢水,即体内碳水化合物、脂肪、蛋白质代谢时氧化产生的水。来自代谢过程的水200~400ml。

水是生命必不可少的。没有任何一种物质像水一样广泛参与人体的许多不同的功能。水缺乏表现迅速,即使只有1%的水不足也会出现症状。持续脱水会使心血管、呼吸和体温调节等系统受损,而完全失水则在数日内导致死亡。在维持内环境稳定以保持细胞的最佳功能方面,水起着关键作用。然而,水不只是一种营养素,它还是体温调节系统的主要组成部分。人体中负责营养素消化和转化以及肌肉收缩的代谢器官是高耗能的,释放出的大量热必须散发以保持机体恒温。例如,食物消化产生的热相当于混合膳能量的10%~15%。而肌肉收缩则使身体的热负荷更大。肌肉收缩时化学能转化为机械能的效率只有25%~30%,而其余的70%~75%则以热的形式释出。水在产热处吸收这些热,并将热散发到机体的体液代谢区室,使热对酶或结构蛋白的局部损害危险降至最低程度。化学反应所产生的热一经转至体液,就会传至皮肤表面,通过对流、辐射、传导或蒸发而散失。

第八节 能 量

一、能量概述

人的一生,从初生的婴儿到即将离开人世的老人,每时每刻都需要利用从食物中摄取的能量,以供生长、发育、维持正常生理功能和从事体力、脑力活动等的需要。即使在静止不动的情况下,为了维持心跳、呼吸、体温等重要生理功能也需要能量。人只要活着就需要能量,如同一部机器得不到能源就会停止运转一样,人如果得不到能量,生命也将停止。可见,能量对生命活动是极为重要的。一个人如果得不到足够的能量,体内各种营养素也很难发挥它们应有的作用。

人体所需能量主要由来自食物中的碳水化合物、脂肪、蛋白质这三大宏观营养素提供。

二、能量、能量单位、能量系数

能量是维持生命活动、促进生长发育和从事各种活动、劳动所必需的。它是蛋白质、脂肪和碳水化合物在体内氧化代谢过程中产生的。

能量的国际单位有焦耳(J)和千焦耳(kJ)以及卡(cal)和千卡(kcal)。现一般采用焦耳(J)和千焦耳(kJ)表示热量。焦耳和卡之间的换算关系如下：

$$1 千焦(kJ) = 0.239 千卡(kcal)$$
$$1 千卡(kcal) = 4.184 千焦(kJ)$$

三、生热营养素的物理卡价和生理卡价

1. 物理卡价

因为生热营养素在环境中可完全燃烧氧化产生二氧化碳和水，同时释放能量，因此食物及其产能营养素所产生的能量可进行精确的测量。生热营养素在体外完全燃烧时释放出的热能称为物理卡价，每1g碳水化合物、脂肪、蛋白质燃烧后释放出的热能值(物理卡价)分别为17.15kJ、39.33kJ、23.43kJ。

2. 生理卡价

由于在人体内，食物中的能量营养素不可能全部被消化吸收，且消化率也各不相同，消化吸收后，在体内也不一定完全彻底被氧化分解产生能量，特别是蛋白质可产生一些机体内不能继续被分解利用的含氮化合物，如尿素、肌酐、尿酸等。所以，营养学中往往以食物在人体内经过氧化反应后释放出来的热能值即生理卡价来衡量生热营养素的能量价值。生理卡价要低于物理卡价，食物中生热营养素的生理卡价分别为：1g碳水化合物产生能量为16.7 kJ(4.0 kcal)，1g脂肪产生能量为37.6kJ(9.0 kcal)，1g蛋白质产生能量为16.7 kJ(4.0 kcal)。

四、人体的热能消耗

人体的热能消耗可以概括为维持基础代谢、满足食物特殊动力作用和各种活动消耗等3个方面。对于特殊条件人群还需要额外消耗。

1. 基础代谢及其影响因素

基础代谢是指维持人体基本生命活动的热量，即在无任何体力活动及紧张思维活动、全身肌肉松弛、消化系统处于静息状态情况下，用以维持体温、心跳、呼吸、细胞内外液中电解质浓度差及蛋白质等大分子合成的热量消耗。故测定基础代谢是在周围环境温度恒定(一般18~25℃)、饥饿状态(一般进食后12h)、人处于清醒和静卧的情况下进行。

影响基础代谢率的因素包括体表面积与体型、年龄、性别、内分泌、环境温度与

气候。

2. 体力活动所消耗的热能

除基础代谢外,体力活动是影响人体热能消耗的最主要的因素,体力活动包括在生产与生活中全部体力活动的热能消耗。人类的体力活动种类很多,营养学上根据能量消耗水平,即活动的强度不等,一般分为极轻、轻、中等、重和极重劳动5级(女性分为4级,无极重劳动级)。

(1)极轻的体力活动。这种活动是以坐姿或站立为主的活动,如开会、开车、打字、缝纫、烹调、打牌、听音乐、绘画等。

(2)轻体力活动。这类活动指在水平面上走动,速度在4~5km/h的活动,如打扫卫生、看护小孩、打高尔夫球、饭店服务等。

(3)中等体力活动。这类活动包括行走(速度在5.5~6.5km/h),如除草、负重行走、打网球、跳舞、滑雪、骑自行车等。

(4)重体力活动。包括负重爬山、伐木、手工挖掘、打篮球、登山、踢足球等。

(5)极重体力活动。这种情况随着科技和生产力的发展,已经越来越少见。现在常指运动员高强度的职业训练或世界级比赛等。

3. 食物特殊动力作用耗能

食物特殊动力作用,即指因为摄食过程引起的热量消耗。实验证明摄食可使热能代谢增高。食物特殊动力作用与进食的总热量无关,而与食物的种类有关。进食糖与脂肪对代谢的影响较小,持续时间亦只1h左右。糖本身所产生热能的5%~6%,脂肪为4%~5%;进食蛋白质对代谢的影响则较大,为30%,持续时间也较长,有的可达10~12h。当成人摄入一般的混合膳食时,由于食物的特殊动力作用而额外增加的热能消耗每日约600kJ(150kcal),相当于基础代谢的10%。

五、热能供给

热量平衡与否,与健康的关系极大。由于饥饿或疾病等原因,造成热能摄入不足,可造成体力下降、工作效率低下。而热能摄入不足造成太少的脂肪储存,身体健康对环境的适应能力和抗病力也因此而下降。体重太轻的女性,性成熟延迟,易生产低体重婴儿。年老时,热能摄入量不足会增加营养不良的危险。另一方面,过多的热能摄入,已对西方国家居民造成严重的健康问题,严重地危害着人们的健康。我国近些年来也有类似的危险趋势。

本章小结

本章介绍了蛋白质的分类和组成、氨基酸和必需氨基酸、蛋白质的生理功能、食物蛋白质的营养评价、蛋白质摄入量及食物来源;脂类的分类、脂肪酸和必需脂肪酸、类脂、脂类的生理功能、脂类的消化吸收及营养价值评价、脂类的食物来源及供给量；碳水化合物分类、功能、消化吸收与供给；矿物质分类、必需常量和微量元素及其生理功能，钙、磷、铁、碘、锌、硒、铜、铬、氟等人体必需常量和微量元素的生理功能、摄入量及食物来源；维生素的分类，维生素A、维生素D、维生素E、维生素K等脂溶性维生素以及维生素C、维生素B_1、维生素B_2、维生素B_6、维生素B_{12}、尼克酸、叶酸等水溶性维生素的生理功能、参考摄入量及食物来源；能量的作用、生热营养素的物理卡价和生理卡价、人体每日能量需要的确定及供给。

基本知识训练

1. 营养素在人体内的功能有（　　）。
   A. 作为建造和维持人体的构成物质
   B. 作为产热和脂肪沉积的能量来源
   C. 对人体各种功能、生命过程起调节和控制作用
   D. 以上各项都有

2. 蛋白质的基本组成单位是（　　）。
   A. 氨基酸　　　B. 单糖　　　C. 脂肪酸　　　D. 核黄素

3. 目前公认的必需脂肪酸是（　　）。
   A. 亚油酸　　　B. 花生四烯酸　　　C. 油酸　　　D. 二十碳五烯酸

4. 被营养学家称为"第七大营养素"的是（　　）。
   A. 水　　　B. 钙　　　C. 膳食纤维　　　D. 氧气

5. （　　）是人体碳水化合物的主要食物来源，也是最丰富、最廉价的能量营养素。
   A. 葡萄糖　　　B. 淀粉　　　C. 蔗糖　　　D. 麦芽糖

6. 以下不属于脂溶性维生素的是（　　）。
   A. 维生素A　　　B. 维生素D　　　C. 维生素E　　　D. 维生素C

7. 法国人热衷于吃鲜牡蛎是因为其中含有大量的（　　），具有促进性器官正常发育和维持正常性功能的作用。
   A. 铁　　　B. 碘　　　C. 磷　　　D. 锌

8. 长期缺（　　）可导致克山病；长期缺（　　）可导致贫血；长期缺碘可引起（　　）；长期维生素B_1缺乏引起的疾病是（　　）；长期维生素B_2缺乏引起的疾病是（　　）；长期维生素A缺乏引起的疾病是（　　）；引起骨质疏松症的原因是膳食中长期缺（　　）。
   A. 硒　　　B. 钙和维生素D　　　C. 铁　　　D. 夜盲症

E. 甲状腺肿　　F. 脚气病　　　　G. 口角炎

复习思考题

1. 为什么说蛋白质是构成生命的重要物质基础？从哪几个方面评价蛋白质的营养价值？
2. 人体所需的必需氨基酸、必需脂肪酸各是什么？
3. 蛋白质、碳水化合物、脂肪的营养生理功能有哪些？缺乏这三种营养素对人体有何影响？
4. 胆固醇、DHA、膳食纤维各有什么生理功能？
5. 维生素分哪几类？常见的有哪些？它们的共同特点和区别是什么？
6. 重要维生素（A、C、D、B_1、B_6 等）的生理作用、维生素过多过少所引起的疾病有哪些？
7. 为什么说水是生命之源？
8. 什么是宏量元素、微量元素？人体必需的微量元素有哪些？
9. 钙、铁、锌、碘的生理功能有哪些，如何补充？
10. 每克蛋白质、脂肪、碳水化合物的能量系数是多少？人体的能量消耗包括哪些？

第三章　各类食品的营养价值

【知识教学目标】

通过本章的学习,要求学生掌握食品营养价值的概念、评价指标、营养质量指数及评定食品营养价值的意义;了解、掌握各类主要食品的主要营养价值,尤其是肉、鱼、蛋、奶及奶制品,以及粮谷类、豆类、薯类、蔬菜、水果等常见食品中各种主要营养素的含量;了解、掌握主要调味品、茶、酒、饮料及一些重要的功能性食品的有关知识。

【能力培养目标】

通过本章的学习,能够运用营养学的基本理论知识来分析某一种(类)食品的营养价值;具有通过查阅食物的成分表,初步评定食物的营养价值的能力。

第一节　食品营养价值的评价标准

谈到营养素,离不开食物,食物是各种营养素的载体和基础。食品种类繁多,对人类而言有着不同的营养学价值和意义。食物种类不同,所提供的营养素也非常不同。评价一种食物的营养价值,目前并无统一的方法和标准,一般是根据目的和食物的具体性质,对食物或者食物营养素的数量和质量进行评价,如系统地评价这种食物中所含营养素的种类、含量、功能因子及生物利用率等,有些研究也涉及食物整体的功能保健作用研究。

一、食品营养价值的概念

凡食物必定含营养成分,但不可能由一种食物供给人体全部所需的营养素。不同种类的食物中,其营养素含量各具特色。所谓食物的营养价值是指食物中所含的能量和营养素能满足人体需要的程度。在这个概念中,包括了营养素的种类是否齐全、营养素的数量和比例是否合理、是否易于被人体消化吸收和利用等几个方面的评价。一般认为,食品所提供的营养素越接近人体需要的水平,该食品的营养价值就越高。

实际上,没有一种食品是十全十美的,也没有一种食品(除母乳、婴儿奶粉对婴儿之外)能够满足人体的所有营养需要。例如,鸡蛋中虽然富含优质蛋白质,但维生素 C 含量极低,如果从维生素 C 营养的角度来看,鸡蛋的营养价值很低。反之,柑橘的维生素 C 营养价值高,但蛋白质营养价值却很低。因此,食物的营养价值是相对的,只有多种食物的合理搭配才能充分满足人体的营养需求。

根据食物的性质和来源不同可分为动物性食物、植物性食物及以动植物食物为原料制取的各种精纯食品和制品。下面将重点讨论几类主要食物(谷类、豆类、蔬菜水果、肉类、奶类、蛋类等)的营养价值。

二、食品的营养价值评价指标

1. 营养素的种类以及含量

一般认为,食品所提供的营养素的种类和含量越接近人体需要的水平,该食品的营养价值就越高。

2. 营养素质量

在评价某食品或某营养价值时,营养素的质与量是同等重要的。常常采用"营养素密度"这个概念,即食物中某营养素满足人体需要的程度与其能量满足人体需要程度之比值。一般蛋白质的优劣体现在其氨基酸模式以及被消化利用的程度,尤其是氨基酸模式和必需氨基酸;脂肪的优劣则体现在脂肪酸的组成、脂溶性维生素的含量等方面。

营养质量指数(INQ)是评价某食品营养价值的指标,它是营养素密度(食品中某营养素占供给量的比)与能量密度(食品所含能量占供给量的比)之比。

INQ 的计算方法如下:

$$能量密度 = \frac{一定量食物提供的能量}{能量推荐摄入量标准}$$

$$营养素密度 = \frac{一定量食物中某种营养素含量}{相应营养素的推荐入量标准}$$

食物的营养质量指数(INQ)为以上两个密度之比:

$$INQ = \frac{营养素密度}{能量密度}$$

评价标准如下:

INQ = 1,表示食物提供营养素的能力与提供能量的能力相当,二者满足人体需要的程度相等,为"营养质量合格食物";

INQ < 1,表示该食物提供营养素的能力小于提供能量的能力,长期食用此食物,会发生该营养素不足或能量过剩的危险,为"营养质量不合格食物";

INQ > 1,表示该食物提供营养素的能力大于提供能量的能力,为"营养质量合格食物",并且特别适合体重超重和肥胖者选择。

INQ 最大的特点就是根据不同人群的营养需求来分别计算。同一个食物,可以做到因人而异。如评价面条、大白菜、猪瘦肉三种食物对一个30岁、男性、中体力劳动者的INQ值，结果如表3-1所列。

表3-1 食物营养成分及营养质量指数对比（每100g）

营养素	RNI 或 AI	面条(富强粉,煮)		大白菜		猪瘦肉	
		含量	INQ	含量	INQ	含量	INQ
能量/kcal	2700	109	1.0	17	1.0	143	1.0
蛋白质/g	80	2.7	0.8	1.5	3.0	20.3	4.8
钙/mg	800	4	0.1	50	9.9	6	0.1
铁/mg	15	0.5	0.8	0.7	7.4	3.0	3.8
锌/mg	15	0.21	0.4	0.38	4.0	3.0	3.8
维生素 A/μg RE	800	—	0	20	4.0	44	1.0
维生素 C/mg	100	—	0	31	49.2	—	0
维生素 PP/mg	30	1.8	1.5	0.6	3.2	5.3	3.3

由表3-1可以看出，面条中除维生素PP的INQ值大于1外，其余各种营养素INQ均小于1，而大白菜由于其能量含量低，所以各种营养素的INQ值均大于1，为"营养质量合格食物"。

三、评定食品营养价值的意义

（1）了解食物的天然组成成分。
（2）了解加工烹调中营养素的变化和损失。
（3）指导平衡膳食、合理营养。

第二节 植物性食物的营养价值

植物性食物按照其食物的特点，可分为粮谷类、薯类、豆类、蔬菜水果类、坚果类等。

一、粮谷类

粮谷类包括大米、小麦、大麦、玉米、小米、高粱等。在我国人民的膳食中，粮谷类是供给热能的最主要来源，有47.4%~60.7%的热能和40%~60%的蛋白质，以及B族维生素和一些无机盐，都是由粮谷类供给的，因而粮谷类被称为主食。

（一）营养价值

1. 碳水化合物

粮谷类是人体所需碳水化合物的最理想来源。粮谷类含有的碳水化合物主要是淀粉,平均淀粉含量占糖类的70%以上;其次还有糖、纤维素和半纤维素。一般植物淀粉按其分子结构有直链淀粉和支链淀粉两种。不同品种的粮谷类,两种淀粉的含量不同,一般分别占20%~30%和70%~80%。直链淀粉可以被β-淀粉酶完全水解成麦芽糖,而支链淀粉只有54%能被β-淀粉酶水解,故支链淀粉较难消化。粮谷类两种淀粉含量的多少会直接影响到食用时的风味。

2. 蛋白质

粮谷类蛋白质是人体蛋白质来源的重要组成部分。大米、玉米的蛋白质含量为8%,小麦为10%,燕麦中蛋白质含量高达15%。粮谷类蛋白质中所含必需氨基酸不够完全,赖氨酸、苯丙氨酸和蛋氨酸含量都偏低,蛋白质的营养价值也低于动物性食品;但小米中的氨基酸却较丰富,接近动物性食品。因此,各种粮食混合食用,以发挥蛋白质的互补作用,可提高蛋白质的生物学价值。

3. 脂肪

粮谷类脂肪含量很低,多在2%以下;但玉米中含量较多,约为4%,荞麦达7%,主要集中于谷胚和谷皮部分。粮谷类的脂肪含有较多的不饱和脂肪酸、少量磷脂和植物固醇,具有一定的营养价值。

4. 无机盐类

粮谷类一般含无机盐为1.5%~3%,绝大部分是以有机化合物的形式存在,故不易被吸收。粮谷类磷含量较丰富,占全部灰分的50%~60%;但含钙不多,约为40%,而且是以植酸钙镁盐的形式存在,几乎大部分都不能被机体利用。粮谷类含铁量不等,一般为1%~5%。

5. 维生素

粮谷类食品是B族维生素的重要来源,但多存在于谷皮下的糊粉层和谷胚中。碾磨过度的精白米,其维生素会损失大部分,甚至会减少到原来含量的10%~30%。在谷胚部分还含有丰富的维生素E,小米、黄玉米中含胡萝卜素较多。

(二)营养价值在加工中的变化

粮谷类要经适当的碾磨除去谷皮和杂质,以增进产品的感官性质,便于食用和消化吸收,但谷粒里各种营养成分的分布很不均匀,因此,粮谷加工精度过高,将使大量存在于谷料周围部分和谷胚中的营养素,如维生素、无机盐、蛋白质和脂肪等遭受严重损失,致使粮谷的营养价值大大降低。

粮谷类的营养素经烹调加工后,容易消化吸收,但在烹调过程中可受到一定的损失。首先,在淘米过程中可使水溶性的硫胺素、核黄素、尼克酸和各种无机盐损失。如硫胺素可损失30%~60%,核黄素和尼克酸可损失20%~25%,无机盐损失高达70%,蛋白质、脂肪也有所损失,而且搓洗次数越多,淘米前后浸泡时间越长,淘米用水温度越高,则各种营养素损失也越多。做米饭去汤的捞饭法,损失维生素、无机盐最多,比普通不去汤的做饭法损失40%左右。水煮面条时,硫胺素和核黄素约损失25%。如在烹调过程中加碱会使B族维生素破坏。炸油条时因加碱和经过高温油炸,可使硫胺素全部被破坏,核黄素及尼克酸被破坏达50%。

(三) 杂粮简介

杂粮包括很多种类,如小米、玉米、燕麦、高粱等,种类不同,其营养成分及作用也不相同。

1. 小米

小米也称为谷子和粟,是原产我国的古老粮食作物,包括黄小米、白小米、黑小米等,也包括粳小米和糯小米等。糯小米也称为黏小米,其支链淀粉含量为100%,口感黏软,常用来制作糕点。粳小米可用来做粥和饭。

小米中的蛋白质含量为9%左右,其蛋白质中缺乏赖氨酸,生物价仅有57。因此,如果与豆类食品同时食用,小米蛋白质的生物利用率可得到提高。小米中的脂肪含量为3%左右,高于小麦和稻米,其维生素和矿物质含量较高。民间认为小米具有补血作用,可能与其铁含量较高有关。

目前我国城镇居民普遍以精白米和富强粉为主食,B族维生素的含量较低。如能经常食用小米粥或小米糕等食品,对于补充维生素和矿物质具有一定意义。

2. 玉米

玉米品种繁多,各有特色。按颜色不同,玉米可分为黄玉米、白玉米、黑玉米和杂色玉米等。按照其口感的不同,又可分为用于主食的普通玉米、适合鲜食的糯玉米、作为工业原料的高直链淀粉糯玉米等,其中糯玉米中的支链淀粉含量为100%,口感黏软可口。近年来,通过育种工作者的努力,又开发了甜玉米、爆裂玉米、高油玉米、高赖氨酸玉米等新品种,使玉米的食用品质进一步得到提高。

传统的玉米蛋白质含量为8%~9%,其中醇溶蛋白的含量在70%以上,严重缺乏赖氨酸,同时也缺乏色氨酸,蛋白质的生物利用率低。高赖氨酸玉米的赖氨酸含量可达普通玉米的2倍以上,色氨酸亦含量丰富,其蛋白质生物利用率可与猪肉相媲美。高油玉米中的蛋白质品质也得到一定改善,其胚部含油脂可达18%左右,所提取的玉米胚芽油为优良的保健油脂,富含不饱和脂肪酸和维生素E,对心血管病人具有辅助治疗作用。

玉米中的维生素和矿物质含量与面粉基本相当,但其中尼克酸主要以结合形式存在,不能被人体吸收,也缺乏能够在人体内转变成尼克酸的色氨酸,因此以玉米为主食,又缺乏其他副食的人可能发生尼克酸缺乏而导致癞皮病。如果在烹调玉米时加入少量碳酸氢钠,可以将结合型尼克酸转变为游离形式,为人体吸收利用。黄色玉米中含有一定量的胡萝卜素。

鲜玉米粒和玉米笋可作为蔬菜食用,其中含有一定量的B族维生素和维生素C,以及还原糖类。近年来发展起来的甜玉米和糯玉米是比较好的鲜食品种。

3. 燕麦

燕麦又俗称为油麦、玉麦,营养价值非常高。在美国《时代》杂志评出的十大健康食品中,燕麦名列第五。据中国医学科学院卫生研究所综合分析结果,燕麦含蛋白质为15.6%,是大米的1倍多,比面粉高出3%~4%;含脂肪8.5%,是大米和面粉的数倍;含碳水化合物64.8%,比大米和面粉低10%左右;含纤维素2.1%,灰分2%,并富含幼儿生长发育的8种必需氨基酸和极其丰富的亚油酸、铁、锌等,其中亚油酸占全部不饱和脂肪酸的35%~52%,是一种低糖、高蛋白质、高脂肪、高能量的食品。其营养成分含量高,质量优,蛋白质中的氨基酸在谷类粮食中平衡最好,赖氨酸和蛋氨酸含量比较理想,而大米和面粉中的这几种氨基酸严重不足。维生素和矿物质也很丰富,特别是维生素B_1居谷类粮食之首。

此外,燕麦是谷物中唯一含有皂甙素的作物,它可以调节人体的肠胃功能,降低胆固醇。因为燕麦中富含两种重要的膳食纤维:可溶性纤维和非可溶性纤维。可溶性纤维能大量吸纳体内胆固醇,并排出体外,从而降低血液中的胆固醇含量,也能延缓胃的排空,增加饱腹感,控制食欲;非可溶性纤维有助于消化,其高质量的膳食纤维,具有缓解结肠癌、糖尿病、便秘、静脉曲张、静脉炎等病患的功效。可见,燕麦符合现代营养学所提倡的"粗细搭配""均衡营养"的饮食原则,长期食用燕麦片,有利于糖尿病和肥胖病的控制,是当代人的健康之选。

4. 荞麦

荞麦是一种极具营养价值的谷类食物,含有蛋白质、脂肪、淀粉、氨基酸、维生素B1、B2、P、芦丁、总黄酮、钙、磷、铁、镁、铬等,营养成分十分丰富。其中蛋白质含量高达11%,尤其是在粮食中普遍缺乏的赖氨酸在荞麦中相当丰富,要比小麦、大米高出2.7倍,维生素B_1、维生素B_2含量也要高于小麦,所含的3%~4%的脂肪主要为单不饱和脂肪酸的油酸和多不饱和脂肪酸的亚油酸,它们可以起到降低血脂的作用,而且也是前列腺素和脑神经的重要成分,所以还有调节、增强生理机能和健脑的功能。现代研究表明,荞麦对心脑血管有保护作用。荞麦中含有丰富的维生素P,也叫柠檬素,此种物质可以增强血管壁的弹性、韧度和致密性,故具有保护血管的作用。

荞麦中又含有大量的黄酮类化合物,尤其富含芦丁,这些物质能促进细胞增生,并可防止血细胞的凝集,还有调节血脂、扩张冠状动脉并增加其血流量等作用。故常吃荞麦对防治高血压、冠心病、动脉硬化及血脂异常症等很有好处。

荞麦所含镁和铬有利于防治糖尿病,特别是其中的铬,更是一种理想的降糖能源物质,它能增强胰岛素的活性,加速糖代谢,促进脂肪和蛋白质的合成。临床观察发现,一些糖尿病患者使用荞麦后,血糖和尿糖均有不同程度的下降。荞麦所含热量虽高,却不会引起肥胖,恰恰相反,还会起到调脂减肥的作用。

但荞麦中所含蛋白质及一些过敏性物质,可能会引起某些人的过敏反应,凡体质易过敏者当慎重或不食荞麦。除此之外,荞麦人人皆可食,尤其适宜于高血压、血脂异常、冠心病、糖尿病、肥胖症、动脉硬化症、食欲不振、胃肠积滞、慢性泄泻以及自汗盗汗等患者食用。因其含丰富营养和特殊的健康成分颇受推崇,被誉为健康主食品,现今在日本十分流行,被称为长生不老荞麦。

二、薯类的营养价值

薯类种类较多,主要包括马铃薯、红薯、芋头、山药、木薯等,所含营养成分较相似,都是含淀粉较多的块根类,含大量的纤维素、半纤维素,蛋白质、脂肪、矿物质、维生素含量很少。

1. 红薯

红薯,又称甘薯、番薯、山芋等。红薯味道甜美,富含碳水化合物、膳食纤维、胡萝卜素、维生素以及钾、镁、铜、硒、钙等10余种元素。红心或黄心甘薯比白心甘薯所含胡萝卜素及抗坏血酸多,颜色越深所含胡萝卜素及抗坏血酸也越多。

红薯虽小,其营养价值和养生保健作用却很大。特别是红薯含有丰富的赖氨酸,而大米、面粉恰恰缺乏赖氨酸。红薯的含热量非常低,比一般米饭低得多,是一种理想的减肥食品。还含有一种类似雌性激素的物质,对保护人体皮肤、延缓衰老有一定的作用。因此,国外许多女性把红薯当作驻颜美容食品。

红薯生食脆甜,可代替水果;熟食甘软,吃在嘴里,甜在心头。它既可作主食,又可当蔬菜。蒸、煮、煎、炸,吃法众多,一经巧手烹饪,也能成为席上佳肴。

总之,红薯已被营养学家当作一种药食兼用、营养均衡的食品。

2. 马铃薯

马铃薯又叫洋芋、洋山芋、土豆等,与稻、麦、玉米、高粱一起被称为全球五大农作物,营养价值很高,含有丰富的维生素A、维生素C及矿物质,优质淀粉含量约为16.5%,还含有大量木质素等,被誉为人类的"第二面包"。其所含的维生素是胡萝卜的2倍、大白菜的3倍、西红柿的4倍,维生素C的含量为蔬菜之最,在法国,土豆被称作"地下苹果"。专家们发现,在苏联、保加利亚、厄瓜多尔等国著名的长寿之乡里,人们的主食就是马铃薯。

现代研究证明,马铃薯对调解消化不良有特效,是胃病和心脏病患者的良药及优质保健品。马铃薯淀粉在人体内吸收速度慢,是糖尿病患者的理想食疗蔬菜;马铃薯中含有大量的优质纤维素,在肠道内可以供给肠道微生物大量营养,促进肠道微生物生长发育;同时还可以促进肠道蠕动,保持肠道水分,有预防便秘和防治癌症等作用;马铃薯中钾的含量极高,每周吃五六个马铃薯,可使患中风的几率下降40%,对调解消化不良又有特效;它还有防治神经性脱发的作用,用新鲜马铃薯片反复涂擦脱发的部位,对促进头发再生有显著的效果。

三、豆类及其制品

豆类种类很多,按豆类的营养组成,可分为两种类型:一类是大豆(如黄豆、黑豆、青豆等),含有较高的蛋白质和脂肪,碳水化合物的含量相对较少;另一类是除大豆外的其他豆类(如绿豆、赤豆、蚕豆、豌豆等),含有较高的碳水化合物、中等量的蛋白质和少量的脂肪。

(一)营养价值

(1)碳水化合物。豆类碳水化合物含量不等,其中绿豆、赤豆、豌豆含量最高,可达50%~60%;大豆含量仅为25%左右,而且约有一半是人体不能消化吸收的棉籽糖和水苏糖。

(2)蛋白质。豆类蛋白质含量很高,而且其氨基酸组成与动物蛋白质相近似,有"植物肉"的美称,营养价值高。其含量以大豆为最高,约为40%。

(3)脂肪。豆类中脂肪的含量因种类不同,有一定的差别。如豆油中含不饱和脂肪酸较多,其中以亚油酸最为丰富,此外,还有磷脂等。

(4)无机盐。豆类无机盐含量也很丰富,如钙、磷、铁等。

(5)维生素。豆类一般含B族维生素类,维生素B_1含量较多,维生素B_2次之。

由于豆类的资源丰富、价格低廉,对低收入者的营养供应特别重要;同时,由于豆类中几乎不含饱和脂肪,不存在胆固醇,它们也是老年人、糖尿病患者、心血管疾病患者的有益食品,可以部分地替代肉类的营养作用。其中大豆是植物中营养素含量最为丰富的代表食物。各种淀粉类干豆如红豆、绿豆、豌豆、蚕豆、扁豆、芸豆等,除去蛋白质和脂肪含量低于大豆之外,仍可称得上是膳食中蛋白质、B族维生素和矿物质的良好补充来源。

几种豆制品每100g中主要营养素含量如表3-2所列。

表3-2　几种豆制品中主要营养素含量(每100g食物)

豆制品	蛋白质/g	脂肪/g	碳水化合物/g	视黄醇当量/μg	硫胺素/mg	核黄素/mg	抗坏血酸/mg
豆浆	1.8	0.7	1.1	15	0.02	0.02	0
豆腐	8.1	3.7	4.2	—	0.04	0.03	0
豆豉	24.1	—	36.8	—	0.02	0.09	0
黄豆芽	4.5	1.6	4.5	5	0.04	0.07	8
绿豆芽	2.1	0.1	2.9	3	0.05	0.06	6

(二)常见豆类及其制品

1. 大豆

大豆是植物中蛋白质含量最高、质量最佳的作物之一,蛋白质含量在35%~

40%,是谷类的 3~5 倍,其中赖氨酸含量高,但蛋氨酸含量较低,影响其生物利用率。如与缺乏赖氨酸的谷类配合食用,则可大大提高混合食物的蛋白质生物价值。因此,大豆及其制品可在一定程度上替代动物性食品提供优质蛋白。

大豆的脂肪含量为 20% 左右,传统上用来生产豆油。大豆油中的不饱和脂肪酸含量高达 85%,亚油酸含量达 50%,维生素 E 和卵磷脂的含量也很高,是一种优良的食用油脂。

大豆含 25%~30% 的碳水化合物,但其中约一半是人体所不能消化的棉籽糖和水苏糖。在加工成豆制品之后,这些低聚糖基本上已被除去。

大豆是除维生素 B_{12} 外的各种 B 族维生素的良好来源。干大豆中不含维生素 A、维生素 C 和维生素 D,只有黄豆中含少量胡萝卜素,然而其中的维生素 E 十分丰富。发芽后的大豆和未成熟的毛豆含有维生素 C,但它们均归为蔬菜类。

大豆是钾、钙、镁、锌、铁等矿物质的良好来源。由于大豆中含有植酸和含磷蛋白,其中铁和锌等矿物质的生物利用率比较低。合理加工之后可提高这些矿物质的吸收利用率。

大豆中含有"胰蛋白酶抑制剂",它属于蛋白质类物质,可抑制体内多种蛋白酶的活性,因而生大豆的蛋白质吸收率不足 40%。然而,烹调加工中的热处理可以使胰蛋白酶抑制剂灭活,从而将豆制品的蛋白质消化吸收率提高到 90% 以上。

2. 红豆

红豆也称为红小豆或赤豆,是淀粉类干豆的一种。红豆中的蛋白质含量为 20.2%,脂肪含量为 0.6%,淀粉含量为 55.7%。红豆适宜与谷类食品配合食用,或是制作豆沙馅。中国传统食用的豆沙馅面食和糕点,以及红豆饭、红豆粥等,都是符合营养科学的搭配方法。红豆中的蛋白质可以补充大米和面粉中蛋白质质量和数量的不足,其中的维生素 B_1 可以帮助碳水化合物在体内的代谢,预防维生素 B_1 和 B_2 的缺乏。

3. 绿豆

绿豆中的营养素含量与红豆类似。其蛋白质含量为 21.6%,脂肪含量为 0.8%,淀粉含量为 55.6%。绿豆芽含有丰富的维生素 C 和纤维素,是便秘患者的健康蔬菜,有预防肿瘤、降低血胆固醇等作用。

我国民间传统在夏季食用绿豆粥,具有补充蛋白质、维生素和矿物质以及清热解毒的作用。为了最好地保持其营养成分和保健作用,绿豆粥宜用开水煮,豆皮不应弃去。

4. 豆腐

豆腐是大豆经浸泡、磨浆、加热之后,加入凝固剂制成的食品。大豆中的蛋白质在豆腐中几乎完全得以保存,但其各种 B 族维生素的含量较大豆降低很多,其原因一方面是由于可溶性维生素在加热时受到破坏、凝固而流失,另一方面是由于豆腐的含水量高,使营养素含量受到稀释。

制作豆腐时,虽然多数矿物质的含量下降,唯有钙的含量大幅度上升。这是由于大豆本身含有较为丰富的钙质,凝固时又添加硫酸钙或氯化钙作为凝固剂。因此,豆腐是膳食中钙的良好来源。例如,100g北豆腐中含钙138mg,可与牛奶相比。然而应注意,内酯豆腐用不含钙的葡萄糖酸内酯作为凝固剂,其水分含量又高,因此不是钙的良好来源。

豆腐除去部分水分之后可制成豆腐干,含水量降低至70%左右。其蛋白质含量在15%左右,脂肪含量为6%~10%,每100g含钙量可达200mg左右。

四、蔬菜水果类

蔬菜和水果是人类膳食中的重要食品,含有人体所需的多种营养素,是我国人民膳食中维生素C、胡萝卜素、维生素B_2等和铁、钙的主要来源。由于蔬菜含有丰富的无机盐,其对维持体内的酸碱平衡起着重要作用。

(一) 营养价值

蔬菜、水果类含有人体所需的各种营养素,因其品种不同,所含的营养成分也有较大的差异。

1. 碳水化合物

蔬菜、水果所含碳水化合物的种类和数量很多,一般包括淀粉、糖、果胶和纤维素等。蔬菜类含糖类较少,一般表现为无明显甜味,如蕃茄含糖量仅为1.5%~4.2%。水果所含糖类较多,这些糖类在水果中以葡萄糖、果糖、蔗糖等形式存在,使水果具有较大的甜味,如苹果含糖量为3.6%~14.6%,梨为8.4%~1.0%等。

蔬菜、水果中含有大量的纤维素、半纤维素和果胶等多糖物质。这些物质虽不被人体吸收,但能促进胃肠蠕动和消化液的分泌,有助于加速人体所摄入的毒物的代谢过程,并能防止和减少胆固醇的吸收,对预防心血管疾病和肠癌的发生也有一定作用。

2. 蛋白质

蔬菜中蛋白质的含量较低,除豆荚类含量较多外,其余均较少,质量也差。水果中蛋白质含量也很低,一般含氮物质含量在0.2%~1.2%。

3. 维生素

新鲜蔬菜、水果富含各种维生素,是人体维生素C、胡萝卜素、核黄素和叶酸等水溶性维生素的主要来源。维生素C在蔬菜的叶、花、茎内含量较丰富,深绿色蔬菜的维生素C含量较浅绿色蔬菜高,叶菜中的含量较瓜菜中高。水果中含维生素C最多的为新鲜大枣,每100g含量高达540mg,此外山楂、柑橘也含有丰富的维生素C。

胡萝卜素在绿色、黄色或红色蔬菜中含量较多,如胡萝卜、南瓜、苋菜、菠菜、韭菜和油菜等蔬菜中含量丰富,而含胡萝卜素较多的水果有山楂、杏、橘等。绿叶蔬菜中如空心菜、菠菜、油菜、雪里蕻、苋菜等还含有较多的核黄素,但只能满足人体对其的部分要求。

4. 无机盐

蔬菜是膳食中的无机盐,如钙、磷、铁、钠、镁、铜等的重要来源。在我国人民的膳食中,蔬菜是供给钙的重要来源,许多绿叶蔬菜如菠菜、空心菜、韭菜、甜菜、苋菜等,都含有较多的钙。但这些钙同时也含有较多的草酸,草酸易与钙结合,形成不溶性草酸钙,影响蔬菜中钙的吸收和利用。绿色蔬菜中的油菜、芹菜、苋菜等含有丰富的铁,吸收率很低。但蔬菜中的铁在我国人民膳食供给量中仍占有一定地位。

新鲜水果中所含的无机盐不如蔬菜多。

(二) 常见蔬菜、水果

1. 蔬菜类

蔬菜是植物的根、茎、叶、花等部位,它们的主要营养意义是为人体提供多种维生素、矿物质和膳食纤维。

蔬菜的含水量大多在90%以上,其蛋白质含量低于3%、脂肪的含量低于1%。除薯类和藕等少数蔬菜之外,绝大多数蔬菜中的淀粉含量都很低,属于低能量食品。蔬菜中含有除维生素D和维生素B_{12}之外的几乎所有维生素,特别富含维生素C和胡萝卜素,此外,绿叶蔬菜中的维生素K含量很高,其含量与绿色的深浅呈正相关。

蔬菜中富含各种矿物质,包括钾、镁、钙、铁等,是矿物质的重要膳食来源,也是调节体液酸碱平衡的重要食品类别。我国人民膳食中的铁主要为非血红素铁,其吸收利用率较低,而蔬菜中含有丰富的维生素C,可以帮助铁的吸收,对保证铁的生物利用率也是很重要的。

许多绿叶蔬菜富含钙质,如小油菜、芥兰、木耳菜、雪里蕻、苋菜、乌菜等,每100g中的含钙量可达100mg以上,对于保证膳食钙供应具有一定意义。但是菠菜、空心菜、雪里蕻、茭白等叶子带有涩味的蔬菜含有较多草酸,而草酸会与钙和铁等矿物质结合,降低这些矿物质的生物利用率,所以在烹调加工时应加以注意。最好先在沸水中焯1min,使大部分草酸溶入水中,然后捞出炒食或凉拌。然而,焯菜时间也不能过久,否则会造成维生素C大量损失。

在蔬菜中,以深绿色嫩茎叶类蔬菜中所含营养素最为丰富。深绿色蔬菜是胡萝卜素、维生素C、维生素B_2、钙、铁、镁等各种营养素的良好来源。此外,橙黄色蔬菜中的胡萝卜素含量也较高,如胡萝卜、南瓜、红心甘薯等。浅色蔬菜中胡萝卜素和各种矿物质的含量较低,但其中某些品种富含维生素C,如苦瓜、白菜、甜椒等。常见蔬菜每100g中三种维生素的含量如表3-3所列。

表3-3 常见蔬菜3种维生素的含量(每100g蔬菜)

维生素含量	柿子椒	花菜	苋菜	冬苋菜	菠菜	冬瓜	南瓜	胡萝卜
维生素C/mg	72	61	47	20	32	18	8	16
胡萝卜素/μg	340	30	2100	6950	487	80	890	4010
核黄素/mg	0.03	0.08	0.21	0.05	0.11	0.01	0.04	0.04

1) 白菜

白菜被誉为"百菜之王",是我国北方居民生活中最重要的蔬菜品种。白菜中富含维生素C和钙,每100g白菜中含维生素C 47mg,钙47mg,且含有大量的纤维素,食后可增加胃肠的蠕动和消化液的分泌,促进食物消化,具有防便秘的作用。

2) 圆白菜

圆白菜学名称为结球甘蓝,也称为卷心菜、洋白菜或包菜等。营养价值与大白菜相差不大,只是其中维生素C的含量较白菜更高。此外,圆白菜富含叶酸,怀孕的妇女需要补充叶酸,应多吃些圆白菜。圆白菜炒、煮、凉拌均宜,又易于储藏,深受东西方家庭的喜爱。

新鲜的圆白菜中含有植物杀菌素,有抑菌消炎作用;圆白菜中含有某种"溃疡愈合因子",对溃疡有着很好的治疗作用,能加速创面愈合,是胃溃疡病人的疗效食品。

从保存其维生素C和生理活性物质的角度考虑,圆白菜最适合生食,或是急火快炒,这样可以最大限度地发挥其营养和保健作用。

3) 菠菜

菠菜是著名的深绿色叶菜,蛋白质含量达2.6%,在蔬菜当中是蛋白质含量最高的品种之一;其胡萝卜素含量也十分突出,有些品种甚至可以与胡萝卜媲美。

菠菜中钙和铁的含量在蔬菜中属于较高者,许多人认为菠菜是补铁的好食品,但菠菜中含有大量草酸,使人食用菠菜后感到涩嘴,同时草酸与铁和钙结合形成人体难以吸收的沉淀,因而菠菜中铁和钙的生物利用率很低。

【小贴士】为什么菠菜不能和豆腐同煮?

这是因为豆腐中含钙量多,与菠菜中的草酸结合后人体无法吸收而造成浪费。草酸极易溶于水,因此如果在烹调之前先将菠菜放在沸水中焯过,弃去焯菜水,便可除去大部分草酸,大大提高其中钙和铁的利用率,同时也能享受菠菜与豆腐同炖的鲜美滋味。

4) 胡萝卜

胡萝卜以富含胡萝卜素而著称,并有"土人参"之美称。每天吃150g胡萝卜,即可满足成年人一天中对维生素A的需要。因此,常吃胡萝卜可以预防维生素A

缺乏症,增强夜间视力,提高身体的抵抗力。近来的研究发现,胡萝卜可增加心脏的血液供应、降低血脂,具有降血压、强心的功能。

胡萝卜中的胡萝卜素在加工中损失不大,在烹调中也十分稳定。它与肉类同炖,既可以掩盖其特殊气味,又可因肉类脂肪的存在而促进胡萝卜素的吸收。生食胡萝卜时,其胡萝卜素的吸收率比较低,因此胡萝卜适合炒食或炖食。

5) 萝卜

萝卜中的胡萝卜素含量较低,维生素 C 含量丰富,B 族维生素和矿物质也比较全面,但与绿叶蔬菜相比稍逊。

除去其营养价值之外,萝卜还具有多方面的保健作用,因而自古就受到重视。萝卜中含有淀粉酶和芥子油,生食时有健胃消食的作用。民间常用萝卜治疗感冒、咳喘、咳痰、气管炎、痢疾、头痛、便秘等常见病症。由于萝卜中的生理活性物质在高温加热后失去活性,所以萝卜生吃时的助消化作用最佳。

萝卜缨的营养价值很高,可以作为蔬菜食用。其维生素 C 和胡萝卜素的含量较萝卜本身高,钙含量尤其丰富。100g 小红萝卜缨中含钙达 238mg。然而,萝卜缨中的草酸含量较高,妨碍矿物质的吸收,食用前宜用沸水焯过。

6) 番茄

番茄也称西红柿,它的美丽颜色来自番茄红素,是一种强力的抗氧化物质。番茄中含有较丰富的维生素 C 和胡萝卜素。

若单纯地论营养素的含量,番茄远不及绿叶蔬菜。但番茄既可作为蔬菜烹调,又可作为水果生食,还可以作为调味品使用,因此在膳食中的意义较大。由于番茄酸性较强,对维生素 C 具有保护作用,即使经过烹调,其中的维生素 C 损失也很小。加番茄酱、番茄汁、番茄沙司调味也可以减少维生素 C 的损失。

番茄由于中含有丰富的维生素 C 和有机酸,它对蔬菜中的铁具有还原作用,能够促进人体对铁的吸收。所以,贫血的人吃番茄有好处。由于番茄还有一定健胃、消食、清热的作用,是夏季极好的蔬菜和水果。但要注意的是,冬季大棚栽培的番茄维生素 C 含量低,有机酸含量也不足;露天栽培的番茄营养价值较高。

7) 黄瓜

黄瓜属于瓜类蔬菜,特点是味道清淡爽口或清香宜人,含有一定数量的维生素 C,但钠、能量和脂肪含量特别低。

黄瓜可以生食,是夏季的佳蔬。其中所含的营养素虽然不高,却因为可以生食而不会受到加工烹调的破坏。要满足一日中的维生素 C 供应量,需要吃 900g 黄瓜。由于黄瓜的能量含量比水果还要低,因而是著名的减肥食品。近年来发现,黄瓜中含有"葫芦素",具有一定抗癌的作用。

8) 南瓜

南瓜也称饭瓜、倭瓜和番瓜,肉色金黄,胡萝卜素含量十分丰富,食用 200g 南瓜可满足成年男子一日维生素A需要的近40%。老熟南瓜中还含有少量的淀粉,因此与其他瓜类蔬菜相比能量含量稍高。南瓜味道香甜,肉质绵软,既可当菜,也可当饭,还可用来制作馅料、果脯、点心。

另外,南瓜还具有保健作用。南瓜易消化,无刺激性,适合胃溃疡病人食用;其含钠量极低,适合高血压病人和肾病病人食用;南瓜中含甘露糖醇,能够促使大便畅通,适合便秘病人食用;南瓜对糖尿病还有一定的辅助疗效。研究证明,南瓜对胰岛素的分泌有促进作用,大量食用南瓜可使糖尿病患者的血糖明显降低,病情好转。

2. 水果类

水果富含水分和糖分,含水达85%以上,碳水化合物含量在10%以上,高于除薯类外的各种蔬菜。成熟水果中的碳水化合物主要是蔗糖、果糖、葡萄糖。唯有香蕉中含有一定量的淀粉,碳水化合物含量高达20%,是某些地区膳食能量的重要来源。

水果中含有维生素C和各种矿物质,但多数水果维生素和矿物质含量远不及绿叶蔬菜。维生素C含量较高的水果主要有鲜枣、猕猴桃、黑枣、草莓、山楂和柑橘类等,其中鲜枣和猕猴桃的维生素C含量可达每100g鲜果200mg以上。胡萝卜素含量较高的水果仅有芒果、枇杷、黄杏等少数几种。水果中钙、铁等矿物质的含量也低于蔬菜。然而,一些野果的维生素C含量极高,如每100g酸枣中的维生素C含量可达800mg以上。

因此,水果在膳食营养素供应方面的意义远不及蔬菜,但水果作为一种享受性食品,在膳食中占有一定的地位。它们食用方便,口味诱人,富含果胶、有机酸、芳香物质,有增加食欲的作用。此外,水果在食用前无需烹调,所含营养素不会受损失。常见水果中3种维生素的含量如表3-4所列。

表3-4 常见水果中3种维生素的含量(每100g水果)

维生素含量	鲜枣	猕猴桃	柑	橘	芒果	苹果	葡萄	桃	草莓
维生素C/mg	243	62	28	19	23	4	25	7	47
胡萝卜素/μg	240	130	890	520	8050	20	50	20	30
核黄素/mg	0.09	0.02	0.04	0.03	0.04	0.02	0.02	0.03	0.03

1) 柑橘类水果

柑橘类是水果中的第一大家族,包括柑、橘、甜橙、柚、柠檬、葡萄柚、金橘等。柑橘类水果产量高、风味浓,在水果中属于营养最为全面的一类。

柑橘类水果以富含维生素C而著称,其中的酸味来自柠檬酸,对维生素C具有保护作用,因此在加工成果汁之后,最易被破坏的维生素C能够大部分保存下来。

柑橘皮中所含的维生素 C 比柑橘肉更加丰富，100g 柑橘皮中所含维生素 C 可达 100mg 以上。

柑橘类中的黄色来自胡萝卜素。柑橘中的胡萝卜素含量不及深绿色蔬菜，与浅绿色蔬菜相当，在水果中可算很优秀的一类。同样，柑橘皮中的胡萝卜素含量比肉中高 1~2 倍。此外，柑橘类水果还富含叶酸。

在矿物质中，柑橘富含钾，钠含量很低，钙含量在水果中也属上品。每 100g 柑橘类水果含钙 20~80mg，比苹果等水果高出 10 倍。

柑橘中富含有机酸，可帮助消化、促进食欲，对矿物质的吸收也有益。此外，柑橘类中含有丰富的类黄酮，果皮中含大量甙类，对保护血管、降低血压、预防冠心病很有帮助。柑橘类水果中所含的胡萝卜素、类黄酮等成分均可抑制各种致癌化学物质的作用，对降低胰腺癌的发生危险作用特别明显。

2）苹果

从维生素和矿物质含量的角度考虑，苹果不是一种高营养的水果。100g 苹果中含维生素 C 不足 5mg，有些品种甚至低于 1mg，而成年人一日的维生素 C 供应量应为 100mg。苹果中的钙、铁、锌、铜等矿物质含量均很低，钾的含量在水果中也处于中等偏下水平。所以，靠食用苹果来供应维生素和矿物质是不明智的。

然而，苹果的保健作用受到人们的重视，被称为世界"四大水果"之一。经常食用苹果有帮助消化、预防便秘的作用，其中的有机酸可抑制口腔内细菌的繁殖，预防龋齿。近来的研究还证实，苹果可促进人体产生干扰素类物质，提高免疫力。

3）梨

梨与苹果相似，其营养素含量不突出，但是具有一定保健价值。民间用它作为各种呼吸道疾病的辅助治疗食品，并制成秋梨汁、秋梨膏等保健食品。

4）枣

枣也称为大枣、红枣、中国枣。枣是我国栽培最早的水果，也是我国的传统滋补品。枣中富含维生素 C，在各种栽培的蔬菜和水果中，唯有鲜枣的维生素 C 含量最高，可达每 100g 中 200mg 以上，有的品种可达 500mg 以上，有"维生素 C 之王"之美誉。维生素 C 对于提高体力、增强免疫力、预防癌症发生、预防心血管疾病都具有重要的意义，因而枣是体弱者、慢性疾病者的良好保健食品。

鲜枣中维生素 B_2、尼克酸的含量都比较丰富，干枣更是维生素 B_2 的良好来源，为一般水果所不及。枣中含铁丰富，因维生素 C 含量丰富，枣中的铁吸收率比一般植物性食品高，是极好的补血食品。枣中的钙、镁、锰、锌等多种微量元素含量在水果中也堪称上品。

枣中的黄酮类物质含量极高，还含有药理成分芦丁。芦丁有很好的降血压效果，黄酮可保护血管，故而枣是心血管病人的良好保健食物。

5）草莓

草莓颜色美丽，风味清香，是水果中最为诱人的品种之一。它是维生素 C 和钾、铁、钙、锰等多种矿物质的良好来源。草莓中的铁质吸收率较高，对贫血病人有补血作用。此外，草莓的小种子随着果肉进入人体，是很好的膳食纤维。另外，草莓属于低能量水果，吃 1kg 的草莓，所获能量才相当于 1 个半馒头。草莓中有机酸含量高，有开胃助消化的作用，对肠胃病人也有治疗效果。总的来说，草莓堪称为一种营养素密度很高的水果。

6）山楂

山楂富含有机酸，以浓郁的酸味而著称。山楂是一种营养价值很高的水果，它所含各种矿物质十分丰富，富含钾、钙、镁和铁；也是维生素 C 的良好来源，摄入 200g 山楂，便可基本满足成年人一日的维生素 C 需要。

山楂是现代人膳食中极有益处的保健水果。山楂与大枣一样富含黄酮类物质，对心血管病人维护血管健康有帮助。山楂中所含的槲皮甙等甙类物质又能够扩张血管、增加冠状动脉血流量、促进气管纤毛的运动，有排痰平喘的效果。山楂中的果胶含量很高，加糖后凝冻便是由于果胶的作用。果胶具有一定降血糖作用和预防胆结石形成的功效，并可促进有害物质从人体内排除。因此，山楂是心脏功能障碍、血管性神经官能症、心血管病人和气管疾病患者的良好保健食品。此外，山楂促进食欲、帮助消化的作用久为人知，餐后嚼数枚山楂，对消化不良颇有效果。

由于山楂的酸性很强，对其中的维生素 C 具有保护作用，而有机酸和维生素 C 又可促进植物性食品中铁的吸收。因此，各种山楂加工品如山楂糕、山楂片、果丹皮、山楂果酱、山楂果汁是铁和维生素 C 的良好来源。

7）香蕉

香蕉以富含钾和维生素 B_6 而著称，常用于高血压、冠心病、便秘等症的食疗中，但肾炎患者、腹泻患者不可多食香蕉。

香蕉是水果中含淀粉和能量最高的品种。100g 香蕉肉中含能量 91kcal，相当于同样重量米饭所含能量的 90%。某些地区以香蕉为主食，容易发生蛋白质缺乏问题。如果大量食用香蕉，则应当考虑减少主食的数量。

8）葡萄

葡萄中各种营养成分丰富，如蛋白质、维生素、矿物质及多种糖盒酸。葡萄中含有的葡萄糖、有机酸、维生素等对大脑神经有补益和兴奋作用。葡萄中含有的白藜芦醇可以阻止健康细胞癌变，并能抑制癌细胞的扩散，具有抗癌防癌的作用。

五、食用菌类

（一）营养价值

食用菌是人类食用的大型真菌。中国已知的食用菌有 350 多种，常见的有香菇、草菇、木耳、银耳、猴头、竹荪、松口蘑(松茸)、口蘑、红菇和牛肝菌等。菌类的营养价值十分丰富,含有较多的蛋白质、碳水化合物、维生素等,还有微量元素和矿物质,多吃可增强人体免疫力。

1. 碳水化合物

含有丰富的单糖、双糖和多糖。德国科学家已经发现一些野山菌中含有丰富的葡萄糖、果糖、半乳糖、甘露糖、核糖以及其他的醛糖和酮糖,野生菌中还含有高分子多糖,可以显著提高机体免疫系统的功能。

2. 蛋白质

蛋白质含量大大超过其他普通蔬菜,同时避免了动物性食品的高脂肪、高胆固醇危险。据测定,菌类所含蛋白质占干重的30%~45%,是大白菜、白萝卜、番茄等普通蔬菜的3~6倍。不仅蛋白质总量高,而且组成蛋白质的氨基酸种类也十分齐全,有十七八种,尤其是人类必需的八种氨基酸,几乎都可以找到。丰富的蛋白质可以提供鲜味,这也是野山菌口味鲜美的奥妙所在。

3. 维生素

食用菌的营养价值之所以高,还在于它含有多种维生素,尤其是维生素 B 和维生素 C,维生素 D 含量也较高。

4. 微量元素和矿物质

其中铁、锌、铜、硒、铬含量较多,经常食用既可补充微量元素的不足,又克服了盲目滥用某些微量元素强化食品而引起的微量元素流失。

(二) 常见食用菌

1. 蘑菇

蘑菇是高蛋白、低脂肪、低热量、高纤维素的食品。既适合儿童生长发育期食用,又适合患有高血压、高血脂的中老年人食用。而且它含有一种抑制肿瘤生长的物质,有明显的抗癌作用,对肺癌、皮肤癌患者尤其有益。

2. 香菇

香菇含有丰富的钾、钙等,还含有核糖类物质。可抑制肝脏内胆固醇增加,促进血液循环,有降血压、滋养皮肤等作用。此外,还有良好的抗癌和预防流感的作用。

3. 金针菇

金针菇含有蛋白质、脂肪、粗纤维、多种维生素、胡萝卜素和人体所需的 8 种氨基酸等有益成分,含锌量也较高,有促进儿童智力发育和健脑的作用。由于它能抑制癌细胞的生长,可用于各种早、中期癌症的治疗。

4. 猴头菌

猴头菌含有 17 种氨基酸以及丰富的多糖体和多酞类物质,助消化,对胃癌、食道癌有特殊的疗效。

5. 竹荪

竹荪是减肥的代表性食用菌,对高血压、高血脂病人有好处。

6. 黑木耳

黑木耳营养丰富,被称为"素中之荤、菜中之肉",以质地细嫩、滑脆爽口、味美清新而受世人喜爱,是营养成分丰富的胶质菌类食品。每100g含蛋白质10.62g,含有18种氨基酸,且人体必需的8种氨基酸都含有;同时还含有多种维生素、核酸,其中维生素B的含量是米、面、蔬菜的10倍,比肉类高3~5倍;钙的含量是肉类的30~70倍;磷的含量也比肉类、鸡蛋高,是番茄、马铃薯含量的4~7倍;尤以铁的含量最为丰富,为各种食品含铁之最,比肉类高出100倍。

另外黑木耳还具有较高的药用价值,自古有"益气不饥、润肺补脑、轻身强志、和血养颜"等功效,并能防治痔疮、痢疾、高血压、血管硬化、贫血、冠心病、产后虚弱等病症,它还具有清肺、洗涤胃肠的作用,是矿山、纺织工人良好的保健食品。特别是近年来研究发现,黑木耳多糖对癌细胞具有明显的抑制作用,并有降血脂和增强人体的生理活性的医疗保健功能,因此更受世人的青睐。

六、野菜类

(一)营养价值

山野菜不仅含人体所必需的蛋白质、脂肪、碳水化合物、维生素、矿物质等营养成分,而且植物纤维更为丰富,有的野菜维生素、矿物质含量比栽种的蔬菜高几倍甚至几十倍。而且大多山野菜生长于山林之中,未受到现代工业和农药化肥的污染,尤为珍贵。目前常见的野菜有马齿苋、藜蒿、地米菜、鱼腥草、蕨菜、香荠、枸杞芽、蒲公英和车前草等。日本有报道说,少量吃野菜可以长寿。

野菜富含胡萝卜素、维生素B2、维生素C等,一般都超过通常的蔬菜,其蛋白质的氨基酸组成比较平衡,蛋白质含量稍高于蔬菜。但是,需要注意的是,野菜的食用,一般必须弄清楚是否含称性成分,以及如何烹调。无毒野菜,如刺儿菜、苜蓿、野苋菜、启明菜等,可以直接生食。

野菜不仅能够丰富餐桌,也是防病治病的良药,许多野菜在我国古代医书和食疗集中早有记载。

(二)常见野菜

1. 荠菜

荠菜又名香荠,能清肝明目、中和脾胃、止血降压,主要用于痢疾、肝炎、高血压、妇科疾病、眼病、小儿麻疹等,被称为"天然之珍"。食用烹制方法很多,可拌、可炒、可烩、可做汤,还可做馅包饺子,如荠菜炒鸡片、荠菜烩豆腐、荠菜肉丝汤、荠菜春饼、荠菜馄饨等,都是春日餐桌上不可多得的野蔬佳肴。

2. 蕨菜

蕨菜又名龙头菜,有"山菜之王"的美誉,是一种较名贵的野菜,生长在荒山野岭。它营养成分丰富,是一般栽培蔬菜的几倍,富含蛋白质、脂肪、碳水化合物、钙、磷、铁、胡萝卜素等。食用方法很多,卤、爆、炒、烧、煨、焖等均可。可用多种调料腌制后作为佐餐小菜。还可用开水焯过以去其苦涩味后,加精盐、酱油、香醋、香油、味精等香料拌作凉菜,清淡爽口。蕨菜的功效是清热、利尿、益气、养阴,用于治疗高热神昏、筋骨疼痛、小便不利等。

3. 马齿苋

马齿苋又名马圣菜、酸米菜,分布于我国各省。含维生素 B、胡萝卜素、草酸、粗纤维及钙、碘等。民间常用其做汤、做粥或凉拌。马齿苋对大肠杆菌、痢疾杆菌有抑制作用。马齿苋也能消炎解毒,有预防痢疾的作用,并对胃炎、十二指肠溃疡、口腔溃疡有独特的疗效。

4. 苦菜

苦菜又名苦荬菜。除含蛋白质、脂肪、碳水化合物、钙、磷外,还有维生素及其他营养成分。人们习惯洗净蘸酱生食,也可做汤喝。苦菜具有消炎解毒作用,可以清热、冷血、解毒,治疗痢疾、黄疸、肛瘘、蛇咬伤等。

5. 莼菜

莼菜又名马蹄菜,在我国长江以南的沼泽、池塘均有生长。含有蛋白质、脂肪、糖等成分。莼菜取其嫩茎和嫩叶做汤食用,入口滑爽,色味俱佳。古人所谓"莼鲈风味"中的"莼",系指这个菜。

部分野菜的营养价值如表 3-5 所列。

表 3-5 部分野菜的营养价值(每 100g 食物中含量)

野菜	蛋白质/g	钙/mg	铁/mg	胡萝卜素/mg	核黄素/mg	抗坏血酸/mg
荠菜	5.3	420	6.3	3.20	0.19	55
草头	4.2	168	4.8	3.48	0.22	85
马兰头	5.4	285	9.5	3.15	0.36	36
香椿	5.7	110	3.4	0.93	0.13	56

七、坚果类

坚果是指具有坚硬外壳的一类果实,主要品种有花生、瓜子、核桃、杏仁、松子、榛子、白果、莲子和菱角等。一般硬果都具有比较高的营养价值。

(一)营养价值

坚果类食品营养成分相当丰富,蛋白质含量较高,多数在 15%~30%,接近于豆类而远高于粮食类,对人体有有一定的营养价值;坚果类食品中的脂肪含量也比较高,多数在40%以上,而核桃中的含量高达60%以上,更重要的是其中所含的脂肪绝大部分是属于多不饱和脂肪酸,对高血脂症和冠心病的防治有利。此外坚果类食品中还含有丰富的维生素E、无机盐和微量元素,而维生素E具有抗氧化、抗自由基的作用。

因此,坚果类食品营养成分丰富,热量较高,对高血压、冠心病及高血脂症病人来说是一种健康食品。但也要注意不宜过多食用,实践证明膳食中多不饱和脂肪酸超过总热量的10%时,会产生有害的影响。

(二) 常见坚果

1. 花生

花生是一种重要的经济作物,含有18种氨基酸(包括8种必需氨基酸),脂肪含量约50%,其中不饱和脂肪酸脂肪占80%,无机盐含量丰富,如钙、磷、钾、铜、铁、锌、镁等,B族维生素含量也较多。

2. 杏仁

杏仁有甜杏仁和苦杏仁两种,其营养价值很高。杏仁富含蛋白质、脂肪、多种维生素及矿物元素等,既是高级营养品,又可供药用,其中蛋白质含量为22.5%,且氨基酸比例平衡(包含18种氨基酸);脂肪含量44.8%,含有多量的不饱和脂肪酸;碳水化合物含量23.9%;膳食纤维含量8.0%。还含有较丰富的维生素B_1、B_2、E、胡萝卜素和丰富的矿物质,如钙、磷、镁、钾、铁、锌,尤其硒含量丰富,每100g杏仁中含15.65mg。但是,无论是甜杏仁还是苦杏仁,都含有苦杏仁苷这种可以产生剧毒物质的成分,因此杏仁是不能生吃的,必须经过专门的加工。

杏仁还具有止咳平喘、润肠通便、调节血脂、补脑、益智、降低胆固醇、防癌、抗癌的功效。

3. 核桃

核桃又名胡桃,在国际市场上它与扁桃、腰果、榛子一起,并列为世界四大干果。核桃在国外,人称"大力士食品""营养丰富的坚果""益智果";在国内享有"万岁子""长寿果""养人之宝"的美称。其卓著的健脑效果和丰富的营养价值,已经为越来越多的人所推崇。核桃的营养价值很高,在我国是传统的滋补食品。现代医学研究认为,核桃中的磷脂,对脑神经有良好的保健作用。核桃油含有不饱和脂肪酸,有防治动脉硬化的功效。核桃仁中含有锌、锰、铬等人体不可缺少的微量元素。人体在衰老过程中锌、锰含量日渐降低,铬有促进葡萄糖利用、胆固醇代谢和保护心血管的功能。核桃仁的镇咳平喘作用也十分明显,冬季,对慢性气管炎和哮喘病患者疗效极佳。经常食用核桃,既能健身体,又能抗衰老。有些人往往吃补药,其实每天早晚各吃几枚核桃,实在大有裨益,往往比吃补药还好。

第三节 动物性食品的营养价值

动物性食品包括蓄禽肉、内脏、奶、禽蛋、水产品及这些食品的制成品。

一、畜禽肉的营养价值

畜禽肉类是指猪、牛、羊、鸡、鸭、鹅、鸽、鹌鹑等蓄禽的肌肉、内脏及其制品，其能提供优质蛋白质、脂肪、B族维生素、铁和其他微量元素，营养丰富，消化吸收率高，味道鲜美，具有较高的营养价值。

1. 蛋白质

畜禽肉的蛋白质主要存在于畜禽的肌肉组织和结缔组织中，其含量在10%～20%，如猪肉中含蛋白质10%～17%，牛肉为15%～20%，羊肉为9%～17%。畜禽肉的蛋白质中各种氨基酸种类与人体蛋白质相似，是完全蛋白质，因此，其在人们膳食中的营养价值是很高的。

2. 脂肪

脂肪含量随动物种类、饲料及肉的部位不同而异，平均含量为10%～30%，如猪肉为29.2%，牛肉为10.2%，羊肉为28.2%，鸡肉为2.5%左右，鸭和鹅的含量为10%左右。肉类脂肪中饱和脂肪酸含量较多，主要是各种脂肪酸的甘油三脂，还有少量卵磷脂、胆固醇、游离脂肪酸及色素，缺乏必需脂肪酸。

3. 碳水化合物

肉类中碳水化合物含量很低，一般为0.3%～0.9%，主要以糖原形式储存于肌肉和肝脏中。畜禽屠宰后，在存放过程中由于酶的分解，糖原含量下降，乳酸含量增高，因而畜禽肉的pH值逐渐下降。

4. 无机盐

肉类中的无机盐含量为0.8%～1.2%。其中以磷的含量较多，可达129～170mg/100g。畜禽肉中的铁存在于血红蛋白中，消化吸收率高，但肉中铁的利用率不高，只为11%左右。此外，肉类中还含有钾、钠、铜、锌、镁、锰等无机盐元素。

5. 维生素

肉类中的维生素主要是B族维生素，如硫胺素、核黄素、尼克酸等含量较多。猪肉中不仅富含维生素B_1和维生素B_2，维生素A和维生素D含量也很丰富。

猪肉及内脏主要营养素含量如表3-6所列，鸡、鸭、鹅主要营养素的含量如表3-7所列。

表3-6 猪肉及内脏主要营养素含量(每100g可食部分)

食物名称	蛋白质/g	脂肪/g	钙/g	铁/g	视黄醇当量/μg	维生素B_1/mg	维生素B_2/mg	胆固醇/mg
猪肉(瘦)	20.3	6.2	6	3.0	44	0.54	0.10	79
猪心	16.6	5.3	12	4.3	13	0.19	0.48	151
猪肝	19.3	3.8	6	22.6	4972	0.21	2.08	288
猪肾	15.4	3.2	12	6.1	41	0.31	1.14	354
猪脑	10.8	9.08	30	1.9	—	0.11	0.19	2571

表3-7 鸡、鸭、鹅主要营养素的含量(每100g可食部分)

食物名称	蛋白质/g	脂肪/g	钙/g	铁/g	视黄醇当量/μg	维生素B_1/mg	维生素B_2/mg	胆固醇/mg
鸡	19.3	9.4	9	1.4	48	0.05	0.09	106
鸡肝	16.6	4.8	7	12.0	10410	0.33	1.10	356
鸡胗	19.2	2.8	7	4.4	36	0.04	0.09	174
鸭	15.5	19.7	6	2.2	52	0.08	0.22	94
鸭肝	14.5	7.5	18	23.1	1040	0.26	1.05	341
鸭胗	17.9	1.3	12	4.3	6	0.04	0.15	135
鹅	17.9	19.9	4	3.8	42	0.07	0.23	74
炸鸡(肯德基)	20.3	17.3	10.9	2.2	23	0.03	0.17	198

二、蛋类食品及其制品的营养价值

(一) 营养价值

蛋类是人们普遍食用的食品,营养价值很高,常见的蛋类有鸡蛋、鸭蛋、鹅蛋等,其中以鸡蛋食用最普遍。

1. 蛋白质

蛋类的蛋白质含量为13%~15%,蛋白中蛋白质含量为12.7%,蛋黄中蛋白质含量为15.7%。蛋中的蛋白质多为水溶性蛋白质,容易消化吸收。蛋类的蛋白质可提供极为丰富的必需氨基酸,而且组成比例非常适合人体需要,生物价可达95%以上,是食物中最理想的优质蛋白质。

2. 脂肪

蛋类的脂肪含量为11%~15%,绝大部分在蛋黄内,主要为中性脂肪,分散成细小颗粒,极易吸收。另外脂肪中含有卵磷脂32.8%,胆固醇4.9%。这些营养素对人体的脑及神经组织的发育有重大作用。蛋黄中的卵磷脂在体内被吸收后释放出胆碱,对增强人的记忆能力和思维能力有促进作用,尤其对治疗老年心血管疾病、防止老年人脑部老化、防止老年骨质疏松起到积极作用。蛋黄中胆固醇含量较高,平均每个鸡蛋含胆固醇 200mg。

3. 无机盐

蛋类所含无机盐主要集中于蛋黄内,其中钙、磷和铁含量都很丰富,而且也易吸收。蛋中的铁是婴幼儿营养的良好来源。

4. 维生素

蛋中维生素绝大部分集中在蛋黄内,以维生素 A、维生素 D 和核黄素较多,蛋白中主要是 B 族维生素为多。

蛋各部分的主要营养组成如表 3-8 所列。

表 3-8 蛋各部分的主要营养组成(%)

营养成分	全蛋	蛋清	蛋黄
水分	73.8~75.8	84.4~87.7	44.9~51.5
蛋白质	12.8	8.9~11.6	14.5~15.5
脂肪	11.1	0.1	26.4~33.8
糖	1.3	1.8~3.2	3.4~6.2
矿物质	1.0	0.6	1.1

(二)常见蛋类食品及其制品

蛋类食品是禽类的卵及其加工品,以鸡蛋为代表(还包括鸭蛋、鹅蛋、鹌鹑蛋等),是膳食中蛋白质、维生素 A、维生素 B2 的重要来源。蛋类中脂肪含量为 10% 左右,其中胆固醇含量较高。

蛋类不仅营养全面,而且价格适中,易于烹调,在烹调处理中营养损失很小,堪称价廉物美的营养食品,也可称是极好的天然方便食品,在膳食中意义重大。

1. 鸡蛋

鸡蛋的蛋白质含量在 11%~13%,略低于肉类。鸡蛋的蛋白质是常见食物蛋白质中质量最佳的一种,生物价为 94,其中氨基酸比例合理,符合人体需要,营养学上常被作为评价食物蛋白质营养价值时的参考蛋白质。如果按蛋白质含量计算,鸡蛋在各种优质蛋白质来源中价格最低,而生物利用率最高。由于鸡蛋中富含蛋氨酸,可以与豆类食品起到营养互补作用。

鸡蛋中蛋黄和蛋清分别占鸡蛋可食部分的 1/3 和 2/3,脂肪、维生素和矿物质主要集中在蛋黄中。鸡蛋的脂肪含量在 9%~11%,胆固醇含量较高,但卵磷脂含量十分丰富,与蛋黄中的蛋白质呈乳化态存在,容易消化。目前有实验证明,鸡蛋中富含卵磷脂等乳化物质,它可以防止鸡蛋中的胆固醇升高血胆固醇浓度,因而老年人仍可每日吃一个鸡蛋。

蛋黄中含有较丰富的维生素 A、D、E 和 B 族维生素,其中维生素 B_2 含量较高。蛋黄的黄色主要来源于核黄素和类胡萝卜素。蛋黄中含有多种矿物质,其中钠含量较高。

【小贴士】土鸡蛋比饲料养鸡鸡蛋价格高,营养价值高吗?

土鸡蛋指的是农家散养的土鸡所生的蛋,主要是纯天然的,即在饲养过程中没有使用任何添加剂和药物,食品安全性较高,所以价格比较高。而饲料养鸡鸡蛋指的是养鸡场或养鸡专业户用合成饲料养的鸡下的蛋,在饲养过程中为了规模和整体经济效益就会使用添加剂。这两种鸡蛋哪种营养价值更高,目前还有争议。从科学上对两种鸡蛋的 17 种氨基酸含量进行测定分析,没有明显的差异,但家养鸡从青草、青叶中会获得较多类胡萝卜素和不饱和脂肪酸,因此蛋黄颜色深,并含有较多风味物质。最近有测定数据发现,自由取食鸡所生鸡蛋中的 n－3 不饱和脂肪酸含量明显高于饲料喂养鸡。然而,它们在蛋白质、脂肪等主要营养成分方面没有明显差别,但在口感上面是有区别的。

2. 咸鸭蛋

鸭蛋的营养价值与鸡蛋大致相似。鸭蛋加工成咸鸭蛋后营养素也几乎没有损失,只是水分含量下降,钠含量上升。食盐的腌制使蛋黄中蛋白质发生变性,失去乳化能力,于是蛋黄中的脂肪分离出来,使咸鸭蛋"出油"。咸鸭蛋中含盐量很高,通常达5%以上。盐可以起到保藏作用,抑制微生物的繁殖,但过多食用盐分对身体不利。因此不应经常、大量地食用咸鸭蛋。

3. 松花蛋

松花蛋又称皮蛋,是鸭蛋或鸡蛋经过碱、黄丹粉等腌制而成的风味食品。

松花蛋较鸭蛋含更多矿物质,脂肪和总热量却稍有下降,它能刺激消化器官,增进食欲,促进营养的消化吸收,中和胃酸,清凉,降压,具有润肺、养阴止血、凉肠、止泻、降压之功效。此外,松花蛋还有保护血管的作用,同时还有提高智商,保护大脑的功能。

但是由于碱的作用,蛋白质发生变性、分解,降低了其营养价值。同时,碱对维生素 B_1、B_2 具有一定破坏作用。因此,从营养角度而言,松花蛋不及鲜鸡蛋。添加黄丹粉带来有害重金属铅含量的增加,对人体健康不利,因此松花蛋不应多食。目前市场上出现了多种无铅松花蛋,制作时使用铜盐或锌盐代替铅产生色泽,但其风味、颜色和质地均不及含铅松花蛋。用铜、锌、镁、铁、锰、碘盐混合制松花蛋的新工艺可获得较理想的产品,其营养价值也有提高。

4. 鹌鹑蛋

鹌鹑蛋较鸡蛋营养价值高,且胆固醇含量低于鸡蛋很多,是虚弱病人及老年人的理想滋补食物,可治肾虚腰痛、肺虚久咳、过敏等症。

各种禽蛋中主要营养素含量如表3－9所列。

表3－9 各种禽蛋主要营养素含量(每100g可食部分)

禽蛋	蛋白质/g	脂肪/g	碳水化合物/g	视黄醇当量/μg	硫胺素/mg	核黄素/mg	钙/mg	铁/mg	胆固醇/mg
全鸡蛋	12.8	11.1	1.3	194	0.13	0.32	44	2.3	585
鸡蛋白	11.6	6.1	3.1	—	0.04	0.31	9	1.6	—
鸡蛋黄	15.2	28.2	3.4	438	0.33	0.29	112	6.5	1510
鸭蛋	12.6	13.0	3.1	261	0.17	0.35	62	2.9	565
咸鸭蛋	12.7	12.7	6.3	134	0.16	0.33	118	3.6	647
松花蛋	14.2	10.7	4.5	215	0.06	0.18	63	3.3	608
鹌鹑蛋	12.8	11.1	2.1	337	0.11	0.49	47	3.2	531

三、水产类食品的营养价值

水产品食品主要有鱼类、贝壳类、甲壳类、虾、蟹等,大多数口感细腻、味道鲜美,营养成分较齐全,是营养价值较高的食品,也是人体蛋白质的重要来源。

1. 蛋白质

水产品中的鱼类和虾类蛋白质的含量一般占15%～20%,其氨基酸与肉类相接近,有较多的蛋氨酸、苏氨酸和赖氨酸。从蛋白质的组成成分看,水产食品龟、虾、蟹类含有人体所必需的各种氨基酸,尤其富含亮氨酸和赖氨酸,水产甲壳类还富含胱氨酸、精氨酸,但色氨酸的含量普遍较低。鱼类结缔组织与软骨组织中的含氮物质,主要有胶原蛋白和黏蛋白,加水煮沸后溶出,冷却后即成为凝胶状物质。

2. 脂肪

水产品脂肪含量在1%～10%,一般为1%～3%,不均匀地分布于全身,特别是皮下、脏器周围,肌肉含量很低。鱼脂肪多由不饱和脂肪酸组成,常温下为液态,消化率为95%左右,易为人体吸收,是人体必需脂肪酸的重要来源。海水鱼中不饱和脂肪酸高达70%～80%,海产鱼、贝类中富含二十二碳六烯酸(DHA)和二十碳五烯酸(EPA)等,用鱼的不饱和脂肪酸防治动脉粥样硬化有一定的效果。鱼类胆固醇含量一般为100mg/100g,虾子和蟹黄分别高达896mg/100g及500mg/100g。

3. 无机盐

鱼类中无机盐含量为1%～2%,主要是磷,其含量占总灰分的40%。此外海产品还含有丰富的钙、钾、镁、硒、锌、铜、铁、碘等。例如,海带、紫菜中富含碘,牡蛎中富含铜、锌,钙含量比畜肉要高,为钙的良好来源。

4. 维生素

水产品也是 B 族维生素的良好来源,鱼肉中含有丰富的 B 族维生素和脂溶性维生素。海鱼内脏是维生素 A 和维生素 D 的丰富来源。对虾和河蟹则含有较多的维生素 A,鳝鱼中含有丰富的维生素 B_2 及烟酸。一些生鱼中存在硫胺素酶,能分解维生素 B_1,但加热可破坏此酶,所以鱼死后,应尽快加工烹调,及时破坏硫胺素酶,以防止维生素 B_1 的损失。

四、奶及奶制品的营养价值

奶类营养成分齐全,组成比例合适,容易被人体消化吸收,是一种理想的天然食物。各种动物奶的营养素含量有一定差别。一般的动物生长发育越快,其母乳中蛋白质和无机盐的含量越高。动物奶不但可以满足初生幼仔迅速生长发育所需的营养素,还可供人类食用,作为婴幼儿代乳品及病人和老年人的营养食品。牛乳的营养含量常常由于乳牛的品种、挤奶的时间、饲料的不同而有差别,奶类主要是牛奶,其次是羊奶、马奶。

(一) 奶的营养价值

奶是营养价值很高而又易于消化吸收的食品。其中食用最为普遍的是牛奶,牛奶是老、幼、病、弱者的营养滋补品,更是初生婴儿的食物。

1. 蛋白质

鲜奶中含有3.5%的蛋白质,其中85%为酪蛋白,其次是乳白蛋白和乳球蛋白,还含有少量的脂肪球膜蛋白等,蛋白质消化率高达87%~89%,生物学价值为85,含有人体需要的必需氨基酸,是一种完全蛋白质。

牛奶中酪蛋白含量高于人奶,相反白蛋白含量低于人奶。为了使奶与奶制品的蛋白质组成接近人奶,可以利用乳清蛋白质加以调整,从而生产出母乳化的高质量婴幼儿营养食品。另外奶中的蛋白质含有丰富的赖氨酸,是粮谷类食物蛋白质的天然互补食品。

2. 脂肪

牛奶中的脂肪含量与人乳相似,约占总量的4%,乳脂中含有必需脂肪酸、卵磷脂和脂溶性维生素(以维生素 A 居多),并具有良好的色、香、味,所以牛奶脂肪的营养价值很高。

但奶油中胆固醇含量较高,每100g中含量可达168mg,故动脉硬化患者和血脂过高者不宜食用。

3. 碳水化合物

牛奶中碳水化合物主要是乳糖,含糖量为5%,较人乳(7%左右)少,其甜度仅为蔗糖的1/6,所以以牛乳代替人乳喂养婴儿时应适量加些蔗糖或葡萄糖,以保持应有的甜度和足够的热量。乳糖有调节胃酸、促进胃肠蠕动和消化腺分泌等作用。

乳糖的消化吸收率很高,可达100%。有些成人因缺少乳糖酶,不能分解乳糖,因此喝牛乳后易发生腹泻等症状。

4. 无机盐

牛奶中含无机盐0.7%~0.75%,尤以钙、磷、镁、钾、钠含量丰富。其钙含量很高,约为人乳的3倍,含磷约为人乳的6倍,钙磷比值较合理,利于消化吸收。此外,牛奶中还含有多种微量元素,如铜、锌、锰、碘等。由于牛奶中成碱性元素含量超过成酸性元素,所以牛奶为成碱性食品,有助于调节酸碱平衡。

5. 维生素

牛奶中几乎含有目前已知的所有维生素。但各种维生素的含量容易受乳牛饲养条件、季节和加工方式的影响。如在有青饲料的季节放牧时,牛乳中维生素A、胡萝卜素和维生素C的含量就高,夏季日照多时,维生素D随之增加。牛乳中维生素B_1含量很少,但维生素B_2含量较多。

由于牛奶营养成分全面,不但是婴儿的理想食物,也是老人、孕妇、乳母和病人的良好滋补品。

【知识衔接】喝牛奶应注意什么?

牛奶的营养价值高,现在越来越受到人们的喜爱。但喝牛奶有许多讲究,搭配不当,还可能造成一些危害。所以喝牛奶时特别要注意下面几点:

(1) 不要空腹喝牛奶。空腹饮用牛奶会使肠蠕动增加,牛奶在胃内停留时间缩短,使内部的营养素不能被充分吸收利用。喝牛奶最好与一些淀粉类的食物,如馒头、面包、玉米粥、豆类等同食,有利于消化和吸收。

(2) 牛奶与果汁不能同饮。牛奶中的蛋白质80%为酪蛋白,牛奶的酸碱度在4.6以下时,大量的酪蛋白便会发生凝集、沉淀,难以消化吸收,严重者还可能导致消化不良或腹泻。所以牛奶中不宜添加果汁等酸性饮料。

(3) 注意喝奶时间。据美、英两国医学专家研究发现,牛奶中含有一种叫α-乳白蛋白的"天然舒睡因子",它有调节大脑神经和改善睡眠的作用。因此,专家建议在傍晚或临睡前半小时喝一杯牛奶,有安神作用,可以促进睡眠。可以想象,忙完一天的工作,喝上一杯温热的牛奶,伴随着幽幽的奶香,进入甜蜜的梦乡,这是何等温馨的享受,大家可以一试,"睡前一杯奶,入睡来得快"。

(4) 牛奶刚煮沸时不要加糖。牛奶中含有的赖氨酸在加热条件下能与果糖反应,生成有毒的果糖基赖氨酸。鲜牛奶在煮沸时不要加糖,煮好牛奶稍凉后再加糖不迟。

(5) 牛奶富含钙,不需再加钙。"加钙奶""高钙奶"都没有必要,而且过量的钙还会与牛奶中的酪蛋白结合成凝固物,反而使营养丧失。

(6) 牛奶与巧克力不能同食。牛奶含有丰富的蛋白质和钙,而巧克力含有草酸,两者同食会结合成不溶性草酸钙,极大影响钙的吸收,甚至出现头发干枯、腹泻、生长缓慢等现象。

（7）牛奶不要与药同时吃。因为牛奶会与许多药物发生反应，降低药效，有时还会形成新的有毒物质。

（8）断母乳后，不要断牛奶。婴幼儿正常生长发育，需要营养丰富、容易消化吸收的食物，牛奶或奶粉是最理想的。

（9）避免牛奶和含草酸较多的蔬菜（如菠菜）同时食用，因为这样会形成不溶性的草酸钙，影响钙的吸收。

（10）每天应喝多少合适？2007年《中国居民膳食指南》推荐每天饮用300ml的牛奶，每天300ml的牛奶可以补充300mg的钙，同时一天摄入其他食物就可以满足一天钙质的需要了。

不同奶营养素比较如表3－10所列。

表3－10 不同奶营养素比较（每100g含量）

营养素	人乳	牛乳	羊乳
水分/g	87.6	89.9	88.9
蛋白质/g	1.3	3.0	1.5
脂肪/g	3.4	3.2	3.5
碳水化合物/g	7.4	3.4	5.4
热能/kJ	272	226	247
钙/mg	30	104	82
磷/mg	13	73	98
铁/mg	0.1	0.3	0.5
视黄醇当量/g	11	24	84
硫胺素/mg	0.01	0.03	0.04
核黄素/mg	0.05	0.14	0.12
尼克酸/mg	0.20	0.10	2.10
抗坏血酸/mg	5.0	1.0	—

（二）奶制品的营养价值

奶制品是鲜奶经过消毒后，进一步加工制成的奶类食品，主要包括炼乳、奶粉、调制奶粉、酸奶、奶酪和奶油等。

1. 奶粉

奶粉又分为全脂奶粉、脱脂奶粉、母乳化奶粉、调制奶粉等。

奶粉生产时一般要经过杀菌、浓缩、干燥处理，对热不稳定的营养素有不同程度的损失，蛋白质的消化性略有改善，但生物价值不变。母乳化奶粉是参照人乳组成的模式和特点,通过添加某些营养素或提取牛乳中的某些成分,使其营养价值接近人乳,做为婴儿的母乳代用品。脱脂奶粉由于脱去脂肪,脂溶性维生素也随之消失。

2. 酸奶

酸奶含有丰富的活乳酸杆菌和乳酸,经常饮用能够调节肠道菌群的平衡和机体的物质代谢,帮助消化,促进食欲,具有食疗兼备的功能。

酸奶是以牛奶为原料,经乳酸菌发酵而制成的,它的营养价值比牛奶更高一筹。乳酸菌可增强人体免疫力,促进肝脏的解毒作用,促进胃内容物的排泄,提高钙、磷、铁的利用,减少胃酸分泌。经过乳酸发酵的蛋白质,分解成微细的凝固的奶酪和肽、氨基酸等,提高了蛋白质的消化率。

酸奶还有降低血中胆固醇的作用。由于酸奶中胆碱含量特别高,可以调节体内胆固醇浓度,并能减少胆固醇在血管壁上附着,从而使血中的总胆固醇含量降低。乳酸还能抑制肝脏制造胆固醇,因此患有血管病者常喝酸牛奶大有好处。

酸奶适于有"牛奶不适应症"的人食用。这是由于乳酸菌能将酸奶中的乳糖分解,形成乳酸,对于那些缺乏乳糖酶、喝了鲜牛奶就胀气腹泻的人,可饮用酸奶以代替鲜牛奶。缺乏胃酸的人,可用酸奶以增强食欲和促进消化。

3. 炼乳

炼乳是一种浓缩乳制品,有甜炼乳和淡炼乳之分。

甜炼乳含有大量的蔗糖,即使冲稀到常乳的程度,其蔗糖含量仍过高。因其营养比率不平衡,故不宜长期喂养婴儿。淡炼乳经过均质处理和高温杀菌,维生素B_1、赖氨酸等有损失。但食用后蛋白质凝块松软,更易消化。冲稀时,其营养密度与鲜乳基本相同。

4. 干酪

由于生产干酪时要将乳清排除,这等于将原料乳中的蛋白质和脂肪浓缩了10倍。因此,干酪成了富含无机质(特别是钙、磷)和乳酸的高蛋白、高脂肪食品。干酪中保留了原料乳中大部分维生素,但维生素 D 和维生素 C 消失。成熟干酪中的蛋白质经过发酵,部分分解成脲、胨、肽和氨基酸等,不但增加了鲜味,且更易被消化吸收。干酪中蛋白质的消化率在96%~98%。

5. 冰淇淋

冰淇淋是以乳及乳制品为主料,加入蛋或蛋制品、砂糖、香料、稳定剂等,经混合、杀菌、均质、成熟、凝冻成型、硬化等工序加工制成的产品。因冰淇淋的品种多,原料配比各异,其营养价值有很大差别。一般来说,传统冰淇淋所含营养素比较全,尤以脂肪和碳水化合物突出,发热量是牛乳的3倍左右。冰淇淋具有良好的口感、浓郁的香味,是夏令季节倍受欢迎的冷食之一。

第四节　其他食品的营养价值

一、酒类
（一）酒的分类
酒类也称酒精性饮料,酒的品种繁多,分类的方法也自然很多,常用的分类法有3种:

（1）按制造方法分类可分为酿造酒、蒸馏酒、配制酒三大类。

酿造酒也称发酵酒,即用含糖或淀粉的原料经过糖化、发酵、过滤、杀菌后制得,属低度酒,如黄酒、果酒等。

蒸馏酒是以含糖或淀粉的原料,经糖化、发酵、蒸馏制得,大多为高度酒,如白酒、烧酒等。

配制酒又名再制酒,是用酿造酒或蒸馏酒为酒基,再配加一些药材而制成,如药酒、滋补酒等。

（2）按酒精含量分类,如酒精含量在40%以上为高度酒,酒精含量在20%～40%的为中度酒;酒精含量在20%以下的酒为低度酒。

（3）我国的习惯分类是把酒划分为黄酒、果酒、啤酒、白酒、配制酒及国外蒸馏酒六大类。

（二）常见酒类
1. 黄酒

黄酒是我国最古老的低度酒,与啤酒、葡萄酒并称世界三大古酒,一般酒精含量为14%～20%,具有独特的风味和很高的营养价值。它含有糖类、糊精、有机酸、维生素等营养物质,其氨基酸含量居各种酿造酒之首,富含18种氨基酸,其中包括有未知氨基酸和8种人体必需氨基酸,是啤酒的11倍,葡萄酒的12倍,其中尤其是人体发育不可缺的赖氨酸含量达1.25mg/100g,还有以琥珀酸为主的有机酸近10种,维生素多种。另人体所必需的微量元素也非常丰富,达18种之多,其中钙、镁、钾、铁、锌、铬、锗、铜、磷等含量较丰富,故被誉为"液体蛋糕"。

黄酒中含多酚物质、类黑精、谷胱甘肽等生理活性成分,它们具有清除自由基、防止心血管病、抗癌、抗衰老等多种生理功能。

黄酒在我国传统中医学经常被用做药引,又是丸散膏丹的重要辅助材料,《本草纲目》上说:"诸酒醇不同,唯米酒入药用"。米酒即是黄酒,它具有通曲脉、厚肠胃、润皮肤、养脾气、扶肝、除风下气等治疗作用,具有很好的补益增效作用。

2. 啤酒

啤酒属发酵酒,是世界上饮用最广、消费量最多的酒。它是以大麦芽、啤酒花、水为主要原料,经酵母发酵作用酿制而成的饱含二氧化碳的一种低酒精度酒。

啤酒具有独特的苦味和香味,有健脾开胃等功效,有"液体面包"之美称,营养成分丰富,含有各种人体所需的氨基酸及多量维生素如维生素 B、菸酸、泛酸以及矿物质等。适量饮用啤酒对预防肾脏病、高血压、心脏病有一定的作用。此外,啤酒对失眠、神经紧张也具有一定的调节作用。

3. 葡萄酒

葡萄酒是果酒中最有代表性的一种,是用鲜葡萄或葡萄干经发酵酿成的一种低度酒。中国在汉代以前就已种植葡萄和酿造葡萄酒。埃及在 4000 年前的墓葬中发现一幅有挤压葡萄方法的壁画,说明当时已种植葡萄并挤汁饮用。

1) 葡萄酒的种类

葡萄酒的种类很多,一般从 4 个方面进行分类。

(1) 以酒的颜色分,主要有红、桃红和白葡萄酒 3 种。红葡萄酒是以红葡萄的皮、果肉和果汁混合发酵的,酒色深红或鲜红,口味甘美,香气芬芳。白葡萄酒则用白葡萄或红葡萄的果汁发酵制成,色泽淡黄或金黄,酒液晶亮,口味纯正爽口。桃红葡萄酒用红葡萄酿制而成,色泽桃红、玫瑰红,酒味介于红、白之间,近于白葡萄酒。

(2) 以酿造方法分,有天然葡萄酒、增度葡萄酒和起泡葡萄酒 3 种。天然葡萄酒完全用葡萄汁发酵,不添加酒精或食糖。增度葡萄酒用人工添加白兰地或精制酒精来提高酒的度数,酒精度一般为 16°~24°。起泡葡萄酒含有 CO_2,分天然发酵产生和人工加入的两种。

(3) 以消费方式分,有开胃酒、佐餐酒和待散酒(又称餐后酒)。一般在餐前先饮开胃酒,这种酒是用葡萄酒浸泡各种芳香植物制成的,多具有开胃功能。正餐时则饮佐餐用的干葡萄酒(佐餐酒)。由于干酒酸度高、爽口,所以能解鲜腥油腻,增进食欲。在饮完茶、咖啡或可可后,饮一小杯浓甜葡萄酒或白兰地,即称为待散酒,借此说明宴会将要散席。

(4) 以酒的含糖量分,有干葡萄酒、半干葡萄酒、半甜葡萄酒、甜葡萄酒。干葡萄酒在口中没有甜味,只有酸味和清爽的感觉,在欧洲的消费量最大。半干葡萄酒微有甜感和略感厚实的味道。半甜葡萄酒味道略甜、醇厚、爽顺。甜葡萄酒在口中有明显的甜感。世界葡萄酒品种以法国为最多最有名,德国的莱茵葡萄酒、摩赛葡萄酒等也很著名。

2) 葡萄酒的营养价值

葡萄酒酒精度一般为 12°~16°,色香味俱佳,既能满足人们的感官享受,又具有相当高的营养和保健价值。

(1) 葡萄酒是含酒精饮料中唯一的碱性饮料。医学上证明,要保持人体健康应首先保持人体处于弱碱性状态。这样可以中和现代人每天吃下的大鱼大肉以及米面类的酸性食物,降低血中的不良胆固醇,促进消化。

(2) 葡萄酒中含有的抗氧化成分和丰富的酚类化合物,可防止动脉硬化和血小板凝结,保护并维持心脑血管系统的正常生理机能,起到保护心脏、防止中风的作用。

(3) 红葡萄酒中含有丰富的单宁酸,可预防蛀牙及防止辐射伤害。

(4) 红葡萄酒中含有较多的抗氧化剂,能消除或对抗氧自由基,所以具有抗老防病的作用,经常饮用还可以预防老年痴呆。

(5) 葡萄酒维生素含量很丰富,并含有锰、锌、钼、硒等微量元素。据分析其中含有白藜芦醇,具有降低胆固醇和甘油三酯的作用。每天喝 200ml 以下红葡萄酒能降低血浆黏度使血栓不易形成,预防动脉硬化,减少患骨质疏松等老年病的几率,所以葡萄酒素有老年人"牛奶"之称。

(6) 葡萄酒含有 22~25 种氨基酸,这些氨基酸在葡萄酒中的含量与人体血液中氨基酸的含量极为接近。葡萄酒被称为"天然氨基酸",是联合国卫生食品组织批准的"最健康、最卫生的食品"。

(7) 红葡萄酒功效更佳,含有超强抗氧化剂,可清除身体中产生的自由基,保护细胞和器官免受氧化,对女性有很好的美容养颜的功效,可养气活血,使皮肤富有弹性,令肌肤恢复美白光泽。

(8) 葡萄皮中含有白藜芦醇,其抗癌性能在数百种人类常食的植物中最好。这种成分可以防止正常细胞癌变,并能抑制癌细胞的扩散。红葡萄酒正是由葡萄全果酿制的,故是预防癌症的佳品。

二、饮料

饮料是指以水为基本原料,由不同的配方和制造工艺生产出来,供人们直接饮用的液体食品。饮料除提供水分外,还含有不等量的糖、酸、乳以及各种氨基酸、维生素、无机盐等营养成分,因此有一定的营养。

饮料一般可分为含酒精饮料和无酒精饮料。无酒精饮料又称软饮料。市场上的饮料主要有碳酸饮料、果汁(浆)及果汁饮料、蔬菜汁及蔬菜汁饮料、含乳饮料、植物蛋白饮料、瓶装饮用水、茶饮料、固体饮料、特殊用途饮料、其他饮料。目前,比较受欢迎的有三大类:矿泉水、茶饮料、果汁。

1. 饮用水

(1) 矿泉水:为从地下深处自然涌出的或经人工开采的、未受污染的地下矿水。含有一定量的矿物盐、微量元素或二氧化碳气体;能补充人体所需的微量元素和调节人体的酸碱平衡,对某些疾病具有一定的疗效。如矿泉水中的锂和溴能调节中枢神经系统活动,具有安定情绪和镇静作用。长期饮用矿泉水还能补充膳食中钙、镁、锌、硒、碘等营养素的不足,对于增强机体免疫功能、延缓衰老、预防肿瘤、防治高血压、痛风与风湿性疾病也有着良好作用。此外,绝大多数矿泉水属微碱性,适合于人体内环境的生理特点,有利于维持正常的渗透压和酸碱平衡,促进新陈代谢,加速疲劳恢复。当今世界上流行的是低钠、低矿化的矿泉水。

(2) 纯净水:瓶装饮用纯净水是指以符合生活饮用水水质标准的水为原料,通过电渗析法、离子交换法、反渗透法、蒸馏法及其他适当的加工方法,去除水中的矿物质、有机成分、有害物质及微生物等加工制得的密封在容器中,并且不含任何添加物,可直接饮用的水。矿泉水富含矿物质和微量元素,而纯净水无此营养成分。

(3) 磁化水:经过磁化杯磁化的水。它不仅可以杀死多种细菌和病毒,还能治疗多种疾病,例如对治疗各种结石症(胆结石、膀胱结石、肾结石等)、胃病、高血压、糖尿病及感冒等均有疗效。对于没病的人来说,常饮磁化水还能起到防病健身的作用。

【小贴士】改掉不良饮水习惯

(1) 每日饮水量不足。

(2) 饮料水等同于饮用水。许多人不爱喝水,而喜欢喝带气、带甜味、带酸味的饮料。其实饮料不能代替饮水,饮料不但容易造成厌食与厌水,长期下去会造成营养缺乏症,而饮用过多酸性饮料会使机体血液呈酸性,不利于血液循环,且肌肉内乳酸堆积多,容易产生疲劳感,进而导致机体免疫力下降,并容易患感冒、龋齿、牙周炎等多种疾病。

(3) 生饮自来水。

(4) 经常饮用纯净水。矿泉水和纯净水都是通过天然矿泉水加工、除菌而得到的水,几乎不含有任何杂质。另外,长期饮用不含有任何养分的纯净水,可能会由于各种元素缺乏导致疾病,轻者会吃不香、睡不着、浑身乏力,重者会神经紊乱、骨质疏松、贫血等。

(5) 长期喝千滚水。在炉上沸腾了很长时间的水,还有电热水器中反复煮沸的水就叫千滚水。其水中钙、镁等重金属成分和亚硝酸盐含量很高,长期饮这种水会干扰人的胃肠功能,导致腹泻、腹胀,而有毒的亚硝酸盐还会造成机体缺氧,并引起神经、泌尿和造血系统病变。

2. 碳酸饮料

最主要的作用是清凉解渴,一般没有太多的营养价值。碳酸对人略有刺激,口感好。可口可乐等饮料中,有咖啡因的成分,多饮不利健康。另外,碳酸饮料里有甜味剂、碳酸、香精和色素,长期大量饮用会有副作用。

3. 新鲜果蔬汁

新鲜果蔬汁,是以新鲜水果和蔬菜为原料,经洗净、消毒、切碎和压榨而得的汁液。它含有多种维生素、矿物质和有机酸等,不但能美容护肤、健身减肥,而且还对某些疾病有保健作用,尤其适宜老人及病后康复者。

但果汁饮料常添加食用色素和食用香精等,大量饮用必会影响食欲,导致人体必需的蛋白质、脂肪和微量元素等缺乏;即使是纯正的果汁,也不能代替水果。"果汁尿"病发生率增高,就是因为饮用果汁太多,水果中大量的糖不能为人体所吸收利用,而从肾脏排出,日久天长,会引起肾脏病变。乳酸奶饮料含糖10%～13%,长期饮用,小孩势必因摄入糖分过多、热量过剩而成为小胖墩。还会因糖分摄入过多而使体液变为酸性,导致体内酸碱失衡,降低机体的免疫力,易患感染性疾病。

另外因为果汁不含纤维素和果胶,并无促进消化和润肠通便之作用。同时,果汁如与牛奶、药物同时服用还会对身体有害。所以果汁不能代替水果。

4. 运动饮料

运动饮料是指营养素的组分和含量能适应运动员或参加体育锻炼、体力劳动人群的生理特点、特殊营养需要的软饮料。运动饮料均含有一定量的糖,因为糖是人体最直接的主要能源物质。另外,运动饮料中还含有适量的电解质。运动出汗将导致钾、钠等电解质大量丢失,从而引起身体乏力,甚至抽筋。而运动饮料含有适量的钠、钾,能迅速被人体吸收。当然,有些运动饮料还会增加其他附加成分,比如,B族维生素可促进能量代谢;维生素C能清除自由基,延缓疲劳;牛磺酸和肌醇可以促进蛋白质合成,调节新陈代谢,加速疲劳消除等。

运动饮料能及时补充水分,维持体液正常平衡;迅速补充能量,维持血糖稳定;及时补充无机盐,维持电解质和酸碱平衡,改善人体的代谢和调节能力。

5. 最好的饮料——凉开水

随着人们生活水平的提高,喝饮料越来越多,饮"白开水"却越来越少,这是一种不良的倾向。营养专家认为,经常喝饮料对身体不利,尤其对儿童身体不利,"白开水"才是我们的最佳饮品,我们应该养成喝"白开水"的习惯。

所谓"白开水"就是把水烧开之后,盛放在干净有盖的容器中,冷却到25～30℃,水煮开后可以把水中的细菌杀死,可除去有害于人体健康的有机化合物。沸后自然冷却的凉开水最容易透过细胞膜促进新陈代谢,增加血液中血红蛋白含量,增进机体免疫功能,提高人体抗病能力。习惯喝凉开水的人,体内脱氢酶活性高,肌肉内乳酸堆积少,不容易产生疲劳。白开水被俄罗斯、美国、日本的科学家称为"复活神水"。

饮料不能完全代替水,适量饮用饮料没有什么危害,但如果过量饮用,甚至完全以饮料代替饮水则可能引起一些健康问题。由于饮料中含糖量过高,过量饮用可导致糖摄入较多,能量摄入增加,引起肥胖。

另外,许多饮料会添加不同的香精、色素和防腐剂。常喝碳酸饮料对孩子钙的吸收不利,可乐型饮料中还含有咖啡因,孩子更不宜喝。因此,提倡多饮白开水、少喝饮料,对儿童健康成长有重要作用。

三、茶

茶,原产于中国,距今已有近5000年的历史了。

1. 茶的种类

茶的品种甚多,可分为红茶、绿茶、黄茶、乌龙茶、黑茶及白茶。常用的有红茶、绿茶、乌龙茶和花茶。

(1) 绿茶。绿茶是不经过发酵的茶,即将鲜叶经过摊晾后直接下到一二百度的热锅里炒制,以保持其绿色的特点。名贵品种有龙井、碧螺春、黄山毛峰、庐山云雾等。这是我国产量最多的一类茶叶,其花色品种之多居世界首位。绿茶具有香高、味醇、形美、耐冲泡等特点。

(2) 红茶。红茶与绿茶恰恰相反,是一种全发酵茶(发酵程度大于80%)。红茶主要有小种红茶、工夫红茶和红碎茶三大类。名贵品种有祁红、滇红、英红。

(3) 黑茶。黑茶原来主要销往边区,像云南的普洱茶就是其中一种。普洱茶是在已经制好的绿茶上浇上水,再经过发酵制成的。普洱茶具有降脂、减肥和降血压的功效,在东南亚和日本很普及。不过真要说减肥,效果最显著的还是乌龙茶。

(4) 乌龙茶。乌龙茶也就是青茶,属半发酵茶,即制作时适当发酵,使叶片稍有红变,是介于绿茶与红茶之间的一种茶类。它既有绿茶的鲜浓,又有红茶的甜醇。乌龙茶在六大类茶中工艺最复杂费时,泡法也最讲究,所以喝乌龙茶也被人称为喝工夫茶。名贵品种有武夷岩茶、铁观音、凤凰单丛、台湾乌龙茶。

(5) 黄茶。黄茶属于微发酵茶,制法有点像绿茶,不过中间需要闷黄三天,即在制茶过程中,经过闷堆渥黄,形成黄叶、黄汤,茶汤香气清悦,滋味淳厚。黄茶分黄芽茶、黄小茶、黄大茶三类,著名的君山银针就属于黄茶。

(6) 白茶。白茶是我国的特产,基本上是靠日晒制成的,属于轻微发酵茶。主要产于福建的福鼎、政和、松溪和建阳等县,白茶和黄茶的外形、香气和滋味都是非常好的。名贵品种有白豪银针、白牡丹。

2. 茶的成分与功能

(1) 茶叶中所含的成分很多,将近500种。主要有咖啡碱、茶碱、可可碱、胆碱、黄嘌呤、黄酮类及甙类化合物、茶鞣质、儿茶素、萜烯类、酚类、醇类、醛类、酸类、酯类、芳香油化合物、碳水化合物、多种维生素、蛋白质和氨基酸。氨基酸有半胱氨酸、蛋氨酸、谷氨酸、精氨酸等。茶中还含有钙、磷、铁、氟、碘、锰、钼、锌、硒、铜、锗、镁等多种矿物质。茶叶中的这些成分,对人体是有益的,其中尤以锰能促进鲜茶中维生素C的形成,提高茶叶抗癌效果。它们的共同作用,对人体防病治病有着重要意义,故有"不可一日无茶"之说。

(2) 茶在英国是"健康之液,灵魂之饮",在我国被誉为"国饮"。现代科学大量研究证实,茶叶确实含有与人体健康密切相关的生化成分,茶叶不仅具有提神清心、清热解暑、消食化痰、去腻减肥、清心除烦、解毒醒酒、生津止渴、降火明目、止痢除湿等药理作用,还对现代疾病,如辐射病、心脑血管病、癌症等疾病,有一定的药理功效。可见,茶叶药理功效之多,作用之广,是其他饮料无可替代的。茶叶具有药理作用的主要成分是茶多酚、咖啡碱、脂多糖等。具体作用有:

① 有助于延缓衰老。茶多酚具有很强的抗氧化性和生理活性,是人体自由基的清除剂。茶多酚有阻断脂质过氧化反应、清除活性酶的作用。据实验证实,茶多酚的抗衰老效果要比维生素 E 强 18 倍。

② 有助于抑制心血管疾病。茶多酚对人体脂肪代谢有着重要作用。人体的胆固醇、三酸甘油酯等含量高,血管内壁脂肪沉积,血管平滑肌细胞增生后形成动脉粥样化斑块等心血管疾病。茶多酚,尤其是茶多酚中的儿茶素及其氧化产物等,有助于使这种斑状增生受到抑制,使形成血凝黏度增强的纤维蛋白原降低,凝血变清,从而抑制动脉粥样硬化。

③ 有助于预防和抗癌。茶多酚可以阻断亚硝酸铵等多种致癌物质在体内合成,并具有直接杀伤癌细胞和提高肌体免疫能力的功效。据有关资料显示,茶叶中的茶多酚(主要是儿茶素类化合物),对胃癌、肠癌等多种癌症的预防和辅助治疗,均有裨益。

④ 有助于预防和治疗辐射伤害。茶多酚及其氧化产物具有吸收放射性物质锶 90 和钴 60 毒害的能力。据有关医疗部门临床试验证实,对肿瘤患者在放射治疗过程中引起的轻度放射病,用茶叶提取物进行治疗,有效率可达 90% 以上;对血细胞减少症,茶叶提取物治疗的有效率达 81.7%;对因放射辐射而引起的白血球减少症治疗效果更好。

⑤ 有助于抑制和抵抗病毒菌。茶多酚有较强的收敛作用,对病原菌、病毒有明显的抑制和杀灭作用,对消炎止泻有明显效果。我国有不少医疗单位应用茶叶制剂治疗急性和慢性痢疾、阿米巴痢疾、流感,治愈率达 90% 左右。

⑥ 有助于美容护肤。茶多酚是水溶性物质,用它洗脸能清除面部的油腻,收敛毛孔,具有消毒、灭菌、抗皮肤老化、减少日光中的紫外线辐射对皮肤的损伤等功效。

⑦ 有助于醒脑提神。茶叶中的咖啡碱能促使人体中枢神经兴奋,增强大脑皮层的兴奋过程,起到提神益思、清心的效果。

⑧ 有助于利尿解乏。茶叶中的咖啡碱可刺激肾脏,促使尿液迅速排出体外,提高肾脏的滤出率,减少有害物质在肾脏中滞留时间。咖啡碱还可排除尿液中的过量乳酸,有助于使人体尽快消除疲劳。

⑨ 有助于降脂助消化。唐代《本草拾遗》中对茶的功效有"久食令人瘦"的记载。因为茶叶有助消化和降低脂肪的重要功效,即有助于"减肥"。这是由于茶叶中的咖啡碱能提高胃液的分泌量,可以帮助消化,增强分解脂肪的能力。

⑩ 有助于护齿明目。茶叶中含氟量较高,且茶叶是碱性饮料,可抑制人体钙质的减少,这对预防龋齿、护齿、坚齿,都是有益的。据有关资料显示,在小学生中进行"饮后茶疗漱口"试验,龋齿率可降低80%;在白内障患者中有饮茶习惯的只占28.6%,无饮茶习惯的则占71.4%,这是因为茶叶中的维生素 C 等成分,能降低眼睛晶体混浊度,经常饮茶,对减少眼疾、护眼明目均有积极的作用。

3. 饮茶禁忌

(1) 空腹饮茶。茶能稀释胃液,降低消化功能。空腹状态时吸收率高,致使茶叶中某些不良成分大量吸收入血,可引发头晕、心慌、手脚无力、心神恍惚等症。

(2) 忌饮烫茶。太烫的茶水对人的咽喉、食道和胃刺激较强。如果长期饮用太烫的茶水,可能引起这些器官病变。

(3) 忌饮冷茶。温茶、热茶能使人神清气爽,耳聪目明;冷茶对身体则有滞寒、聚痰的副作用。

(4) 忌浓茶。浓茶含咖啡因,茶碱多,刺激强,易引起头痛、失眠。

(5) 忌冲泡时间太久。茶叶中的茶多酚、类脂、芳香物质等可以自动氧化,失去品尝价值;茶叶中的维生素 C、维生素 P、氨基酸等因氧化而减少,使茶汤营养价值大大降低;茶汤搁置时间太久,受到周围环境污染,导致茶汤中的微生物数量增多。

(6) 忌饭前饮茶。饭前饮茶会冲淡唾液,使饮食无味,而且还会暂时使消化器官吸收蛋白质的功能下降。

(7) 忌饭后马上饮茶。茶叶中含有大量鞣酸,鞣酸可与食物中的铁元素发生反应,生成难以溶解的新物质,使得肠道黏膜难以吸收。

(8) 忌用茶水服药。茶叶中含有大量鞣质,可分解成鞣酸与许多药物结合而产生沉淀,阻碍吸收,影响药效。

(9) 忌饮隔夜茶。因隔夜茶时间过久,维生素已丧失,而且茶里的蛋白质、糖类等会成为细菌、霉菌繁殖的养料。

(10) 忌用"前滚水"泡茶。

【知识衔接】哪些病人不宜饮茶?

(1) 患有便秘的人不宜饮茶。因为茶叶的多酚类物质对肠胃黏膜具有一定的收敛作用,因此便秘患者若饮茶会加重便秘。

(2) 患有神经衰弱或失眠症的人不宜饮茶。由于茶叶中的咖啡因对大脑皮质有着明显的兴奋作用,故这类病人若饮茶会使大脑处于极度兴奋状态而得不到休息。

(3) 患有缺铁性贫血的人不宜饮茶。因为茶叶中的鞣酸会使食物中的铁形成不被人体吸收的沉淀物,加重贫血。

(4) 缺钙或骨折的人不宜饮茶。因为茶叶中的生物碱类物质会抑制十二指肠对钙质的吸收,同时还能导致缺钙和骨质疏松,使骨折难以康复。

(5) 患有溃疡病的人不宜饮茶。因为茶叶中的茶碱会降低磷酸二酯酶的活性,使胃壁细胞分泌大量胃酸。胃酸过多必然会影响到溃疡面的愈合,同时也会抵消某些抗酸药物的疗效。

(6) 患有泌尿系统结石的人不宜饮茶。由于茶叶中含有较多的草酸,饮茶将会加重结石的发展。

(7) 发烧时不宜饮茶。因为茶叶中所含茶碱能增高人体温度,使药物的降温作用大减以至消失。因此,发烧患者不宜饮茶。

四、食用油脂

食用油脂是指在食品加工生产中使用的各种油脂。根据其来源分为动物性油脂(如猪油、牛油、鸡油、鸭油等)和植物性油脂(如豆油、花生油、菜籽油、芝麻油等)。常用的精制食用调和油多数是多种植物性油脂按一定比例组成的混合性油脂。人们通常把常温下呈液体状态的油脂称为油,呈固体状态的油脂称为脂。

(一) 营养价值

食用油脂属于纯热能食物,主要营养成分是脂肪,占总量90%以上,是人体重要的供能物质。食用油脂还提供人体所需的必需脂肪酸(亚油酸)。一般植物油中亚油酸含量高于动物脂肪。此外,某些植物油中含有丰富的维生素E,动物脂肪中含少量的维生素A和D。

(二) 常见食用油

1. 花生油

花生油淡黄透明,色泽清亮,气味芬芳,滋味可口,是一种比较容易消化的食用油。花生油含不饱和脂肪酸80%以上(其中含油酸41.2%,亚油酸37.6%),含有软脂酸、硬脂酸和花生酸等饱和脂肪酸19.9%,脂肪酸构成较好,易于人体消化吸收。

据国外资料介绍,使用花生油,可使人体内胆固醇分解为胆汁酸并排出体外,从而降低血浆中胆固醇的含量。另外,花生油中还含有甾醇、麦胚酚、磷脂、维生素E、胆碱等对人体有益的物质。经常食用花生油,可以防止皮肤皱裂老化,保护血管壁,防止血栓形成,有助于预防动脉硬化和冠心病。花生油中的胆碱,还可改善人脑的记忆力,延缓脑功能衰退。

2. 菜籽油

菜籽油一般呈深黄色或棕色,从营养价值方面看,人体对菜籽油消化吸收率可高达99%,并且有利胆功能,在肝脏处于病理状态下,菜籽油也能被人体正常代谢。不过菜籽油中缺少亚油酸等人体必需脂肪酸,且其中脂肪酸构成不平衡,所以营养价值比一般植物油低。另外,菜籽油中含有大量芥酸和芥子甙等物质,对人体的生长发育不利。但如能在食用时与富含亚油酸的优良食用油配合食用,其营养价值将得到提高。

3. 芝麻油

芝麻油包括普通芝麻油和小磨香油,都是以芝麻油为原料所制取的油品。它们的脂肪酸大体含油酸35.0%~49.4%、亚油酸37.7%~48.4%,花生酸0.4%~1.2%。芝麻油的消化吸收率达98%。芝麻油中不含对人体有害的成分,而含有特别丰富的维生素E和比较丰富的亚油酸。经常食用芝麻油可调节毛细血管的渗透作用,加强人体组织对氧的吸收能力,改善血液循环,促进性腺发育,延缓衰老,保持春青。所以芝麻油是食用品质好、营养价值高的优良食用油。

4. 葵花籽油

精炼后的葵花籽油呈清亮好看的淡黄色或青黄色,其气味芬芳,滋味纯正。葵花籽油的人体消化率为96.5%,含有丰富的亚油酸,有显著降低胆固醇、防止血管硬化和预防冠心病的作用。另外,葵花籽油中生理活性最强的a生育酚的含量比一般植物油高,且亚油酸含量与维生素E含量的比例比较均衡,便于人体吸收利用。所以,葵花籽油是营养价值很高、有益于人体健康的优良食用油。

5. 亚麻籽油

亚麻籽油又称为胡麻油,有特殊气味,食用品质不如花生油、芝麻油及葵花籽油。含饱和脂肪酸9%~11%,油酸13%~29%,亚油酸15%~30%,亚麻油酸44%~61%。因所含a-亚麻酸属于w-3系列脂肪酸,有较强的抗血栓和降血脂作用。但由于含有过高的亚麻油酸,储藏稳定性和热稳定性均较差,其营养价值也比亚油酸、油酸为主的食用油低。

6. 红花籽油

红花籽油含饱和脂肪酸6%,油酸21%,亚油酸73%。由于其主要成分是亚油酸,所以营养价值特别高,并能起到防止人体血清胆固醇在血管壁里沉积、防治动脉粥样硬化及心血管疾病的医疗保健效果。在医药工业上红花籽油可用于制造"益寿宁"等防治心血管疾病及高血压、肝硬化等疾病的药品。此外,红花籽油中还含有大量的维生素E、谷维素、甾醇等药用成分,所以被誉为新兴的"健康油"、"健康营养油"。

7. 大豆油

大豆油的色泽较深,含有较多的亚麻油酸,较易氧化变质并产生"豆臭味"。从食用品质看,大豆油不如芝麻油、葵花籽油、花生油。从营养价值看,大豆油的脂肪酸构成较好,含有丰富的亚油酸,有显著降低血清胆固醇含量、预防心血管疾病的功效。大豆中还含有多量的维生素E、维生素D以及丰富的卵磷脂,对人体健康均非常有益。另外,大豆油的人体消化吸收率高达98%,所以大豆油也是一种营养价值很高的优良食用油。

8. 橄榄油

橄榄油在西方被誉为"液体黄金""植物油皇后""地中海甘露",原因就在于其极佳的天然保健功效、美容功效和理想的烹调用途。其营养成分平衡、理想,不含任何人造化学物质,其脂肪酸成分和多种天然脂溶性维生素对肌肤有十分良好的滋润作用。

橄榄油含有一系列对人体各种功能有益的成分,经常食用,可令人精神饱满,健康长寿,对幼儿与老年人极为适宜。据研究证明,橄榄油有助于预防和减少各种心脑血管疾病和动脉硬化症的发生,可以降低低密度脂蛋白胆固醇的水平并维持或提高高密度脂蛋白胆固醇的水平。橄榄油的基本脂肪酸(亚油酸、亚麻酸)的比例与母乳相似,它所含的大量天然抗氧化剂和对骨骼钙化的积极效果,对于老年人延缓衰老和保持健康都大有益处。橄榄油含有丰富的单不饱和脂肪酸和油酸,并含有大量的维生素 A、D、E、K 和胡萝卜素等脂溶性维生素及抗氧化剂等多种成分,能增进与改善人体的消化系统,具有减少胃酸、阻止发生胃炎、十二指肠溃疡等消化系统疾病的功能。

【小贴士】橄榄油护肤美容的妙用

(1) 养颜:洗完脸后,用橄榄油反复轻轻按摩,再用蒸脸器或毛巾敷面,能除去毛孔内污垢,滋养皮肤,去除细小皱纹。

(2) 防裂止痒:在干燥季节,用橄榄油可防止皮肤皲裂及因皮脂分泌过少引起的瘙痒。

(3) 护发:洗头时,在温水中加入少量橄榄油,或滴几滴到手上直接涂抹于头发,可使头发光泽柔顺。

(4) 孕产妇经常用橄榄油涂抹乳头,有助于乳汁的流出和防止皲裂。

(5) 婴幼儿每天涂上一层橄榄油,可保护皮肤的润泽,并防止宝宝的皮肤被汗或尿淹,使宝宝更易入睡并减少啼哭。

五、调味品

调味品是烹饪过程中主要用于调配食物口味的一类原料,主要有食盐、酱油、食醋、味精等。

1. 食盐

咸味是绝大多数复合味的基础味,有"百味之王"之说。研究表明,钠对调节细胞内和细胞外的渗透压起着重要的作用,钠离子浓度恒定(一般保持在0.9%)是保证细胞内外液浓度恒定的重要因素。由于细胞内液浓度的变化会导致疾病,使得食盐在日常生活中处于不可缺少的地位。每天都必须摄入一定的盐来保持新陈代谢,调整体液和细胞之间的酸碱平衡,促进人体生长发育。另外,含碘的食盐还有益于甲状腺。每日坚持用淡盐水洗眼,对治疗沙眼能收到好的效果。用盐水洗发,可以减少头发脱落。清晨起床后喝一杯盐开水,可治便秘。

但是,过多的食盐会加重肾脏的负担,因此,有肾病的人应少吃盐。同时,过量的食盐还对高血压、冠心病、胃癌等疾病的产生有不利影响。成人每天摄取 5～10g 的食盐就足够了,最好不超过 6g。

2. 酱油

酱油是以大豆、小麦或麸皮为原料,经微生物天然发酵,并添加一些调味剂制作而成的;它以咸为主,兼具鲜香,使菜肴增味、生鲜、添香、润色,并能补充养分。酱油中含有 17 种氨基酸,维生素 B 的含量也很丰富,还有一定量的钙、磷、铁等。

尽管酱油的营养价值很高,但它的含盐量也较高,平时最好不要多吃。患有高血压、肾病、妊娠水肿、肝硬化腹水、心功能衰竭等疾病的人,平时更应该小心食用。

3. 食醋

食醋主要起增加酸味、香味、鲜味及和味解腻、去腥除异味的作用。按工艺流程可分为酿造醋和人工合成醋。酿造醋又可分为米醋、糖醋;人工合成醋又可分为色醋和白醋。

食醋能促进新陈代谢,是有效防止动脉硬化、高血压的方法之一;还能增进食欲,并促进消化液的分泌,同时具有很强的杀菌力,它能在 30min 内杀死沙门氏菌、大肠菌等多种病菌。多吃醋还能维持肠道酸性,达到去除有害病菌的效果。在室内熬醋熏蒸,对感冒有一定的预防作用;烫伤时,用醋淋洗,能止痛消肿,防止起泡,伤好无斑痕。

但醋也不宜大量饮用,尤其是胃溃疡患者,更要避免喝醋,以免对身体造成伤害。吃羊肉时也不宜食醋,否则会消弱两者的食疗效果,并可产生对人体有害的物质。

4. 食糖

糖具有使菜肴甜美、提高营养、使成品表面光滑、加热后呈金黄或棕黄色等作用,主要有白砂糖、绵白糖、冰糖、红糖等几种。

运动中需要适量地补充补充糖,可以通过提高血糖水平,增加供给能量,节约肌糖原的损耗,减少蛋白质和脂肪酸供能比例,延缓疲劳发生。砂糖水还可以刺激肠胃,帮助消化。

但过量摄入糖会导致龋齿,并引发肥胖、糖尿病动脉硬化症、心肌梗塞,甚至对乳腺癌等癌症也有促进作用。糖尿病人、肝炎病人要尽量少摄取。

5. 辣椒

辣椒中的辣味成分辣椒素营养丰富,可增强食欲,被广泛应用在烹调中。辣椒含有多种生物碱,能刺激口腔黏膜,促进唾液分泌及胃蠕动,有利于食物消化;辣椒中含有较多抗氧化物质,可预防癌症及其他慢性疾病,同时有利于使呼吸道畅通,治疗感冒。长期摄取辣椒,能强化个人对抗老化的能力。但也不可大量摄取,否则会引起神经系统损伤、消化道溃疡,甚至会引起细胞生化反应混乱而演变成肿瘤。同时,患有食道炎、咽喉炎、牙痛、痔疮、肺结核、高血压者以少吃为好。

6. 味精

味精的化学名字叫谷氨酸钠,它是以粮食为原料,经过发酵后提纯的结晶产品,因其有特别的鲜味而成为许多家庭以及几乎所有餐馆不可缺少的菜肴鲜味剂。

味精作用:①增加鲜味,提高食欲;②在胃酸的作用下会分解为谷氨酸,而谷氨酸是人体的营养物质,是人体合成蛋白质的原料之一,它参与脑组织蛋白质的新陈代谢,可被脑组织氧化利用,对于改善脑疲劳及神经衰弱有一定的功用。

【小贴士】使用味精应注意事项

(1) 味精经不起高温处理,当烹调温度超过130℃时,谷氨酸钠会转变成焦谷氨酸钠,它的毒性很大。所以使用味精应待菜肴烹饪完成后,把火关掉,在起锅前再加入为好,切勿在烧煮、焖炒等高温时放入。

(2) 不应过量食用味精。汤、菜里放得过多,会产生似咸非咸、似涩非涩的怪味。另据实验,过量食用味精,会导致血糖升高,并可引起头、胸、肩、背的疼痛。同时味精和食盐一样含钠,太多会导致高血压等疾病,因此从预防心血管疾病出发,味精也不宜多吃。成人每天味精用量不应超过6g。世界卫生组织规定1岁以下的儿童禁用味精,我国则规定12岁以下的儿童食品不得加味精。所以应让孩子多吃天然的鲜味食品。

六、罐头食品

目前市场上的罐头类食品,在营养和卫生方面都存在一定的缺陷,不能代替新鲜的蔬菜和水果,儿童不适合大量吃罐头食品。

(1) 含有防腐剂。为延长保存期,罐头食品在制作过程中要加入防腐剂(常用的如苯甲酸)。一般而言,罐头食品所加防腐剂经过检验对人体无毒害作用,少量短期食用是相对安全的,但是,经常食用对肝、肾均有损害。

(2) 含有添加剂。罐头中加入添加剂是为了使食品的味美,在加工过程中,罐头中加入的添加剂包括香料、色素、人工调味剂等,对小儿有害。

(3) 损失维生素。罐头加工后损失维生素 C 10%~60%,维生素 B_1 损失 20%~80%,维生素 B_2 与维生素 PP 损失不到10%,泛酸损失 20%~30%,维生素 A 损失 15%~20%。可以说各类维生素几乎被破坏殆尽。

另外,罐头制品中的蛋白质常常因各种情况出现变性,使其消化吸收率大为降低,营养价值大幅度"缩水"。出于保质和口感的需要,很多水果类罐头含有较高的糖分,并以液体为载体被人体摄入,使糖分的吸收率成倍地增高,进食后短时间内导致血糖大幅攀升,胰腺负荷大为加重,加之能量较高,有导致肥胖之嫌。上述问题均可最终危害心血管健康。

七、速冻食品

速冻食品,就是在强冷(-30~35℃)的环境下,15min 左右完成冻结过程,使被冻的食品达到-18℃,这样的食品就叫速冻食品。

速冻食品因温度控制在-18℃,使各种细菌处于完全的抑制状态,细菌当中的各种酶也是处于全部抑制状态,所以酶的活动不能进行。一旦在-18℃以上时,酶的活动会继续,这样,脂肪、蛋白质都要受到不同程度的分解,就不能保持食品的原汁原味了。

对于今天的人们来说,吃饭不仅仅是填饱肚皮,更多的是讲究营养的均衡。速冻食品除了保持传统小吃的风味外,在保持营养方面,目前来讲也是最好的,与其他储藏食品的方式比较,它的蛋白质、脂肪不会有变化,包括微量元素、常量元素、维生素都会保留。相比其他方式,速冻食品这种方式是最好的,能保持原有的营养。

八、方便食品与快餐食品

方便食品是指由工业化大规模加工而成的,可直接食用或稍事烹调即可食用的食品。

(1) 即食食品,如各种糕点、面包、馒头、油饼、麻花、汤圆、饺子、馄饨等,这类食品通常买来后就可食用,而且各具特色,具有较好的营养价值和风味。

(2) 干的或粉状方便食品,这些食品像方便面、方便米粉、方便米饭、方便饮料或调料等通过加水泡或开水冲调可立即食用。

方便食品不能当正餐:人体需要多种营养素,而方便食品所含营养满足不了人体需要,如需长期食用,就应配以鸡蛋、牛肉、瓜果和蔬菜。

九、强化食品

1. 强化食品的概念

在食品中补充某些或特殊需要的营养素,称为食品的强化,添加的营养物称为强化剂,制成的食品为强化食品。

2. 强化食品的分类

(1) 弥补某些食品中天然营养成分的缺陷,例如向粮食制品中强化必需氨基酸。

(2) 补充食品储存、加工、运输过程中损失的营养素,如向精白米面中添加 B 族维生素。

(3) 使某种食品达到特定的营养需要,例如用牛奶为婴儿调制奶粉。

(4) 满足不同人群的特殊需要,如给极地探险和寒地定居者的食品中强化维生素 C 等。例如强化维生素 A、D 牛奶,强化维生素 B、C 的面包、饮料,强化铁、钙的饼干,还有一些含乳饮料中强化了维生素 D 和钙质。

3. 盲目食用强化食品的害处

盲目加赖氨酸:服用纯氨基酸,容易造成使用过量,不但身体不能利用,白白浪费,如果是积聚在脑组织内,会有碍智力的发育,因此盲目加赖氨酸是有害的。

补铁过量:目前,国内强化铁的食品有补铁糖果、糕点、饼干等多种产品。但由于糖果、糕点、饼干不是主食,多吃有碍食欲。另外,补铁过多,也有害处,首先是胃滞,继而腹泻呕吐。一般来说,只要儿童不偏食,安排好平衡膳食,就不需要服用强化铁的食品。

强化维生素 D 过量:人乳和牛奶所含的维生素 D 的量是不足的,因此,食用维生素 D 强化乳类是符合营养原则的,但是过多服用浓缩鱼肝油,或奶中维生素 D 加入量过多,都可以发生维生素 D 中毒。

十、绿色食品

绿色食品是遵循可持续发展原则,按照特定生产方式生产,经专门机构认定,许可使用绿色食品标志商标的无污染的安全、优质、营养类食品。

绿色食品分级:分为 A 级绿色食品和 AA 级绿色食品

(1) A 级绿色食品,指在生态环境质量符合规定标准的产地,生产过程中允许限量使用限定的化学合成物质,按特定的生产操作规程生产、加工,产品质量及包装经检测、检查符合特定标准,并经专门机构认定,许可使用 A 级绿色食品标志的产品。

(2) AA 级绿色食品(等同有机食品),指在生态环境质量符合规定标准的产地,生产过程中不使用任何有害化学合成物质,按特定的生产操作规程生产、加工,产品质量及包装经检测、检查符合特定标准,并经专门机构认定,许可使用 AA 级绿色食品标志的产品。

其标志如图 3-1 所示。

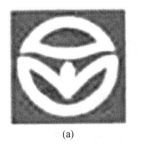 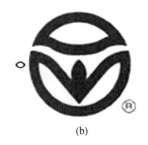

(a) (b)

图 3-1 绿色食品标志

(a) A 级绿色食品标志;(b) AA 级绿色食品标志。

绿色食品标准包括产地环境质量标准、生产技术标准、产品标准、包装标准以及相关的其他标准,构成一个"从土地到餐桌"的全程质量监控标准体系。

【小贴士】绿色食品必须具备的条件是什么?

(1) 产品或产品原料产地必须符合绿色食品生态环境质量标准。

(2) 农作物种植、畜禽饲养、水产养殖及食品加工必须符合绿色食品生产操作规程程。

(3) 产品必须符合绿色食品产品标准。

(4) 产品的包装、储运必须符合绿色食品包装储运标准。

十一、保健食品

保健食品系指表明具有特定保健功能的食品,即适宜于特定人群食用,具有调节机体功能,不以治疗为目的的食品。

保健食品有以下特点:

(1) 保健食品是食品,所以必须无毒无害,食用安全,无需权衡利益与危险,有别于药品。

(2) 保健食品必须具有功能性,这是它与一般食品不同之处。它至少应具有调节人体机能作用的某一功能,如"调节血糖""调节血脂"等。功能不明确、不稳定者不能作为保健食品。

(3) 保健食品适合特定人群食用,如适合高血脂人群。

(4) 保健食品是以调节机体功能,而不是以治疗为主要目的的。虽能满足一部分特殊人群的特殊需要,但它的作用是缓慢的,当病人处于病态时,不能取代药物对病人的治疗作用。所以保健食品不应也不能作为药品,它不能以治疗疾病为目的,只能以通过一定的途径调节机体的生理机能来满足人体的要求。

(5) 有卫生部审查合格后才发给的保健食品批准证书及批号(卫食健字××第××号),及保健食品标志。

十二、转基因食品

自20世纪90年代开始,转基因食品进入人类的食物链后,至今全球已有2亿多人食用过数千种转基因食品。美国是最早的转基因作物生产国,故该国公民也是最早食用个大、多汁转基因西红柿和转基因大豆、转基因牛肉的公民。据统计,美国55%的大豆是转基因产品,40%～50%的玉米是经过基因工程改造过的。

中国转基因食品的大规模生产还很少,中国的转基因食品基本上是进口的,排在前三位的进口转基因作物是大豆、玉米、油菜。

1. 概念

转基因食品(GMO Food)是指利用生物技术,将某些生物的基因转移到其他物种中去,改造生物的遗传物性,使其在性状、营养品质等方面向人类所需的目标转变。这种以转基因生物为直接食品或为原料加工生产的食品就是转基因食品。如人们可以将羊的某种基因转移到鲤鱼基因中,使转基因鲤鱼的肉蛋白含量明显提高,生长速度加快;将抗除草剂基因转移到大豆等农作物基因中,可以更有效地使用除草剂治田间杂草,保护农作物免受药害,从而增产增收。

2. 安全性问题

人们目前对转基因食品的担忧基本上可归为以下3类:①转基因食品里加入的新基因在无意中对消费者造成健康威胁;②转基因作物中的新基因给食物链其他环节造成无意的不良后果;③人为强化转基因作物的生存竞争性,对自然界生物多样性的影响。其中人们最关心的是对健康是否安全?这样就需对其主要营养成分、微量营养成分、抗营养因子的变化、有无毒性物质、有无过敏性蛋白及转入基因的稳定性和插入突变等进行检测,重点是检测其特定差异。

十三、垃圾食品与健康食品

1. 垃圾食品

所谓的"垃圾食品"指的是仅仅提供一些热量,别无其他营养成分的食物;或是提供超过人体需求,变成多余成分的食品,比如咸菜中的盐分常常会超过人体需求而造成水钠潴留,成为体内多余的垃圾。

世界卫生组织公布的十大"垃圾食品"包括油炸类食品、腌制类食品、加工类肉食品(肉干、肉松、香肠、火腿等)、饼干类食品(不包括低温烘烤和全麦饼干)、汽水可乐类饮料、方便类食品(主要指方便面和膨化食品)、罐头类食品(包括鱼肉类和水果类)、话梅蜜饯果脯类食品、冷冻甜品类食品(冰淇淋、冰棒、雪糕等)、烧烤类食品。

"垃圾食品"的危害性如下：

（1）油炸食品。此类食品热量高，含有较高的油脂和氧化物质，经常进食易导致肥胖，是导致高脂血症和冠心病的最危险食品。在油炸过程中，往往产生大量的致癌物质。已经有研究表明，常吃油炸食物的人，其部分癌症的发病率远远高于不吃或极少进食油炸食物的人群。如油炸薯条、洋芋片、各式的饼干等休闲食品，就是一堆面粉加油制成，除提供了淀粉和油的热量之外，没有太多营养成分在其中。至于一般人常视为垃圾食物的汉堡、炸鸡、比萨、热狗这些食物虽然也很有较高的热量，但充其量只能当作是高热量食物。就拿汉堡为例，因为汉堡里面还加了其他食品，如乳酪中还含有较高的蛋白质与钙质，肉也提供蛋白质与维生素 B_1、B_2，还有莴苣也含有丰富的水溶性的维生素 C 与 B 群，只是比起它所提供的热量来说营养成分稍嫌不足罢了。

（2）罐头类食品。不论是水果类罐头还是肉类罐头，其中的营养素都遭到大量的破坏，特别是各类维生素几乎被破坏殆尽。另外，罐头制品中的蛋白质常常出现变性，使其消化吸收率大为降低，营养价值大幅度"缩水"。还有，很多水果类罐头含有较高的糖分，并以液体为载体被摄入人体，使糖分的吸收率因之大为增高，从而会使我们在进食后短时间内导致血糖大幅攀升，胰腺负荷加重。同时，由于能量较高，有导致肥胖之嫌。

（3）腌制食品。这类食物在腌制过程中，需要大量放盐，这会导致其钠盐含量超标，造成常常进食腌制食品者肾脏的负担加重，发生高血压的风险增高。另外，食品在腌制过程中可产生大量的致癌物质亚硝胺，导致鼻咽癌等恶性肿瘤的发病风险增高。此外，由于高浓度的盐分可严重损害胃肠道黏膜，故常进食腌制食品者，胃肠炎症和溃疡的发病率较高。

（4）加工的肉类食品（如火腿肠等）。这类食物含有一定量的亚硝酸盐，故可能有导致癌症的潜在风险。此外，由于添加防腐剂、增色剂和保色剂等，造成人体肝脏负担加重。还有，火腿等制品大多为高钠食品，大量进食可导致盐分摄入过高，造成血压波动及肾功能损害。

（5）汽水可乐类食品。这类食物含有一定量的磷酸、碳酸，会带走体内大量的钙，影响骨骼生长，不利儿童生长发育，同时也会导致骨骼软化症；另外它含糖量过高，喝后有饱胀感，影响正餐。

（6）饼干类食品（不含低温烘烤和全麦饼干）。这类食物含有过多食用香精和色素，对肝脏功能造成负担；同时它严重破坏了维生素，提供热量过多，所剩营养成分无几。

（7）方便面。方便面属于高盐、高脂、低维生素、低矿物质的一类食物。一方面，因盐分含量高增加了肾负荷，会升高血压；另一方面，含有一定的人造脂肪（反式脂肪酸），对心血管有相当大的负面影响。加之含有防腐剂和香精，可能对肝脏等有潜在的不利影响。

(8) 烧烤类食品。这类食物含有强致癌物质3,4-苯并芘(三大致癌物质之首),1只烤鸡腿相当于60支烟的毒性;另外还会导致蛋白质炭化变性(加重肾脏、肝脏负担)。例如在烤制羊肉串等肉类的过程中,除木炭燃烧产生的3,4-苯并芘会直接污染食品外,由于肉类直接在高温下进行烧烤,被分解的脂肪滴在炭火上,其蒸气与受热的肉类的蛋白质结合而产生3,4-苯并芘,并附着在肉的表面。所以,如果常吃或多吃烧烤的食品,致癌物质会在体内蓄积,有诱发胃癌、肠癌的危险。

(9) 冷冻甜品类食品(冰淇淋、冰棒、雪糕等)。这类食品有三大问题:①因含有较高的奶油,易导致肥胖;②因高糖,可降低食欲,影响正餐;③还可能因为温度低而刺激胃肠道。

(10) 果脯、话梅和蜜饯类食物。这类食品含有亚硝酸盐,在人体内可结合胺形成潜在的致癌物质亚硝酸胺;含有香精等添加剂,可能损害肝脏等脏器;含有较高盐分,可能导致血压升高和肾脏负担加重。

2. 六大健康食品

可以替代垃圾食品的食物很多,目前,世界卫生组织(WHO)在3年的时间里,对人们日常饮食中涉及的各种食品都进行了分析和研究,评选出了最佳蔬菜、最佳水果、最佳肉食、最佳食油、最佳汤食、最佳护脑食品等6种最健康食品。

(1) 最佳水果。有木瓜、草莓、橘子、柑子、猕猴桃、芒果、杏、柿子和西瓜等。

(2) 最佳蔬菜。红薯既含丰富的维生素,又是抗癌能手,为所有蔬菜之首;其次是芦笋、卷心菜、花椰菜、芹菜、茄子、甜菜、胡萝卜、荠菜、苤蓝、金针菇、大白菜。

(3) 最佳肉食。进榜的最佳肉食当数鹅肉、鸭肉和鸡肉,鹅肉和鸭肉的化学结构很接近橄榄油,对心脏有好处,尤其是老人不妨适当多吃点。鸡肉是公认的"蛋白质的最佳来源",老人、孩子更要及时补充。

(4) 最佳汤类。鸡汤最优,特别是母鸡汤还有防治感冒、支气管炎的作用,尤其适于冬春季饮用。

(5) 最佳食用油。玉米油、米糠油、芝麻油、橄榄油、花生油等尤佳,植物油与动物油比例1∶0.5为宜。

(6) 最佳护脑食物。菠菜、韭菜、南瓜、葱、椰菜、柿子椒、豌豆、番茄、胡萝卜、小青菜、蒜苗、芹菜等蔬菜,核桃、花生、开心果、腰果、松子、杏仁、大豆等壳类食物以及糙米饭、猪肝等。

简言之,只要是新鲜的,经过健康方式加工的蔬菜、水果、肉类、主食等,都是健康食品。

本章小结

食品营养价值是指食物中各种营养素的含量及其被人体消化、吸收利用程度高低的相对指标。食品营养价值的高低,取决于食品中营养素的种类是否齐全、数量的多少、相互比例是否适宜以及是否易被消化和吸收。食品营养价值的评价包括营养素的种类及含量、营养素质量(营养质量指数)。人类的食品主要包括动物性食品、植物性食品以及其他食品。动物性食品主要是指畜禽肉、内脏、奶、禽蛋、水产品及这些食品的制成品,其营养价值特点为蛋白质含量高,接近人体需要水平,有较多的脂类、脂溶性维生素、无机盐等人体所需的营养素,食用价值较高,是人体优质蛋白质、脂肪、脂溶性维生素、无机盐的主要来源。但动物性食品不含膳食纤维、植物化学物这些对健康有意义的物质。植物性食品主要指大豆类、谷物类、薯类、蔬菜类、水果类食品,除了大豆和某些干果含有较为丰富的蛋白质和植物性脂肪外,植物性食品一般含蛋白质和脂肪较低,但却含有丰富的膳食纤维、维生素,尤其是水溶性维生素、无机盐、碳水化合物、植物化学等,植物性食品对于人体的健康尤其是对预防和治疗发达社会人群中的现代营养性疾病具有十分重要的意义。

基本知识训练

1. 下列食物中,含锌量最高的是(　　)。
   A. 胡萝卜、西红柿　　　　　　B. 畜禽肉类
   C. 牡蛎　　　　　　　　　　　D. 肝蛋类
2. 含有优质蛋白,其氨基酸组成最接近人体需要的是(　　)。
   A. 大豆　　　B. 红豆　　　C. 绿豆　　　D. 豌豆
3. 肉类脂肪中不饱和脂肪酸含量较高的是(　　)。
   A. 鸡肉　　　B. 猪肉　　　C. 牛肉　　　D. 鱼肉
4. 不合理的食品强化方式是(　　)。
   A. 食盐中加碘　　　　　　　　B. 饮料中添加赖氨酸
   C. 牛奶中添加维生素 D　　　　D. 奶粉中添加铁
   E. 果汁饮料中添加维生素 C
5. 下列哪种食物中富含最理想的天然优质蛋白质?(　　)
   A. 牛奶　　　B. 猪肉　　　C. 鱼肉　　　D. 鸡蛋
6. 膳食中优质蛋白质的主要来源是(　　)。

    A. 蔬菜、谷物、肉类　　　　　　B. 肉类、水果、豆类
    C. 肉类、豆类、蛋类　　　　　　D. 肉类、谷物、豆类
7. 下列食物中蛋白含量最高的是(　　)。
    A. 椰汁　　　　B. 鸡蛋　　　　C. 豆浆　　　　D. 牛奶
8. 植物油中亚油酸含量最低的是(　　)。
    A. 菜籽油　　　B. 玉米油　　　C. 椰子油　　　D. 橄榄油
9. 酿造酒也称发酵酒,即用含糖或淀粉的原料经过糖化、发酵、过滤、杀菌后制得的酒精饮料,以下不是酿造酒的是(　　)。
    A. 啤酒　　　　B. 中国白酒　　C. 黄酒　　　　D. 葡萄酒
10. 以下(　　)不是垃圾食品。
    A. 方便面　　　B. 罐头食品　　C. 蛋糕　　　　D. 冰淇淋

复习思考题

1. 粮谷类食品的主要营养价值是什么？为何目前提倡多吃杂粮食品？
2. 豆类食品的营养特点是什么？为什么说豆腐是最价廉物美的蛋白质？
3. 为什么要多吃水果蔬菜？
4. 牛奶的营养特点是什么？为什么每天要喝一杯奶？
5. 青少年为什么最好不要饮酒？
6. 什么是绿色食品？它的营养价值如何？
7. 简述强化食品、方便食品的利与弊。
8. 什么是保健食品？什么是转基因食品？简述它们的特点。
9. 什么是垃圾食品？目前有哪十大垃圾食品？

第四章 平衡膳食与合理营养

【知识教学目标】

通过本章的学习,要求学生掌握合理营养、中国居民膳食指南、膳食宝塔的概念和观念;了解和掌握营养平衡与健康的关系、不同国家膳食结构特点;掌握餐饮食品烹调加工与营养的关系以及营养素的保护措施。

【能力培养目标】

通过本章的学习,要求学生具有运用合理营养与膳食平衡、中国居民膳食指南、膳食宝塔的观念和原则来编制合理营养的简单膳食食谱,具备初步的的具体分析现实生活中的营养问题的能力。

第一节 合 理 营 养

人体必需的营养素是由食物供给的,其在人体内发挥着各自特殊的生理功能。任何一种营养素都是不能相互替代的,都是不可缺少的,各种营养素之间应有适当的比例关系。任何一种单一食物都不可能满足人体对各类营养素的全部需要。

人体每天对各种营养素的需求有一个最低要求,如果长期偏食、挑食,就会造成生长发育障碍,使得身体瘦弱、矮小或畸形,虚弱无力,精神不振,易于疲劳,对外界适应能力差,抵抗力下降,甚至过早衰老,减短寿命。反之,如果长期营养过剩,会导致身体过于肥胖。这样不仅会增加心、肺负担,降低工作效率,甚至可能诱发高血压、冠心病、糖尿病等。因此,大力普及营养科学知识,加强合理膳食指导,提倡合理、科学的营养膳食是至关重要的。

合理营养就是合理地掌握膳食中各种食物的数量、质量和搭配比例以及卫生质量要求,并通过烹调加工来改进膳食,使之适应人体的消化功能和感官需要,从而使人体的营养生理需求与人体通过膳食摄入的各种营养物质之间建立起平衡关系。

合理营养是健康的物质基础,而平衡膳食是合理营养的唯一途径。大学生虽属成人,实际上青年人的肝、脑、脾等脏器到 20 岁才达到其最大重量,心、肺等各器官的功能才逐渐成熟和健全。大学生正处于青春年盛、向成年过渡的时期,不仅身体发育需要有足够的营养,而且繁重的脑力劳动和较大量的体育锻炼也需消耗大量的能源物质。因此,合理的饮食和营养对于提高大学生的身体素质和学习效率是非常重要的。

一、营养平衡与健康

【引例】 美国著名科学家波林从遗传来看他不会在长寿者之列。他的父亲34岁就故去了,母亲也才活了45岁。早在1940年,他就被诊断患了一种严重的肾病。这在当时就等于是死刑判决书,波林无论如何也无法接受。此后的12年里,他严格注意饮食,最后终于战胜了病魔。他实际上等于同死神周旋了半个多世纪,于1994年在加利福尼亚自己的农场去世,享年93岁。就是这样的一段史料,使我们看到日常饮食、营养平衡的重要性。

"一个人健康的必要条件是其所需分子以所需数量在所需时间存在于身体所需的部位。"莱纳斯·波林的这句话成了新科学的箴言。

要健康体魄,首先,必须在人体的生理需要和膳食营养供给之间建立平衡的关系,也就是营养平衡。

营养平衡是指人体从食物中摄取的营养素种类齐全、数量充足、比例适当、不会出现总能量或者某些营养素过多或不足,从而达到维持人体的热量平衡、总氮平衡、酸碱平衡、电解质平衡以及各种营养素摄入量之间平衡,促进健康的目的。

平衡膳食需要同时在几个方面建立起膳食营养供给与机体生理需要之间的平衡:热量平衡,氨基酸平衡,各种营养素摄入量之间平衡及酸碱平衡,动物性食物和植物性食物平衡(荤素平衡)。否则,就会影响身体健康,甚至导致某些疾病发生。

1. 热量平衡

当热量营养素(碳水化合物、脂肪、蛋白质)提供的总热量与机体消耗的能量平衡时,且当三种热量营养素的摄入量的比例为6.5∶1∶0.7,分别给机体提供的热量为:碳水化合物占60%~70%、脂肪占20%~25%、蛋白质占10%~15%时,各自的特殊作用发挥并互相起到促进和保护作用,这种总热量平衡,热量比例(或热量营养素摄入量的比例)也平衡的情况称为热量营养素构成平衡。热量营养素供给过多,将引起肥胖、高血脂和心脏病;过少,会造成营养不良,同时可诱发多种疾病,如贫血、结核、癌症等。

三种热量营养素是相互影响的,总热量平衡时,比例不平衡,也会影响健康。碳水化合物摄入量过多时,增加消化系统和肾脏负担,减少了摄入其他营养素的机会。蛋白质热量提供过多时,则影响蛋白质正常功能发挥,造成蛋白质消耗,影响体内氮平衡。当碳水化合物和脂肪热量供给不足时,就会削弱对蛋白质的保护作用。

要时时达到生活工作的热量需求,通常,一日三餐热量分配应为:早餐占30%,午餐占40%,晚餐占30%,以保证一天的热平衡。

2. 氨基酸平衡(总氮平衡)

食物中蛋白质的营养价值,基本上取决于食物中所含有的 8 种必需氨基酸的数量和比例。只有食物中所提供的 8 种氨基酸的比例与人体所需要的比例接近时,才能有效地合成人体的组织蛋白。比例越接近,生理价值越高,生理价值接近 100 时,即 100% 被吸收,称为氨基酸平衡食品。除人奶和鸡蛋之外,多数食品都是氨基酸不平衡食品。所以,要提倡食物的合理搭配,纠正氨基酸构成比例的不平衡,提高蛋白质的利用率和营养价值。氮平衡随饮食中蛋白质的多少,可出现正氮平衡、负氮平衡、总氮平衡三种情况。

3. 各种营养素摄入量间的平衡

不同的生理需要、不同的活动,营养素的需要量不同,加之各种营养素之间存在着错综复杂的关系,造成各种营养素摄入量间的平衡难于把握。中国营养学会制定了各种营养素的每日供给量。只要各种营养素在一定的范围内,保持在标准供给量误差不超过 10%,营养素摄入量间的平衡就算达到了。

4. 酸碱平衡

正常情况下人血液偏碱性,pH 值保持在 7.3 ~ 7.4。人们日常的食物可分为酸性食物和碱性食物两大类,我们应当食用适量的酸性食物和碱性食物,以维持体液的酸碱平衡,当食品搭配不当时,会引起生理上的酸碱失调。

酸性食物指食物中含氯、硫、磷等酸性元素的总量较高或含有不能完全氧化的有机酸,使体内氧化后的产物呈酸性。酸性食品有蛋黄、大米、鸡肉、鳗鱼、面粉、鲤鱼、猪肉、牛肉、干鱿鱼、啤酒、花生等。

碱性食物是指食物中含有钙、钠、钾、镁等碱性元素的总量较高,使体内氧化后的产物呈碱性。这类食物包括水果、蔬菜、牛奶、豆类、海藻类等。

当食品搭配不当,酸性食品摄入过多,会导致血液偏酸性、血液颜色加深、黏度增加,严重时会引起酸中毒,同时会增加体内钙、镁、钾等离子的消耗,从而引起缺钙。这种酸性体质,将影响身体健康。

5. 动物性食物和植物性食物平衡(荤素平衡)

荤素食物,前者含有后者较少甚至缺乏的营养成分,如维生素 B_{12} 等,常吃素者易患贫血、结核病。素食含纤维素多,抑制锌、铁、铜等重要微量元素的吸收,含脂肪过少。常吃素危害儿童发育(特别是脑发育),导致少女月经初潮延迟或闭经。也可祸及老人,引起胆固醇水平过低而遭受感染与癌症的侵袭。荤食也不可过量,高脂肪与心脏病、乳腺癌、中风等的因果关系早有定论。

二、合理营养与平衡膳食

合理营养就是合理地掌握膳食中各种食物的数量、质量和搭配比例以及卫生质量要求,并通过烹调加工来改进膳食,使之适应人体的消化功能和感官需要,从而使人体的营养生理需求与人体通过膳食摄入的各种营养物质之间建立起平衡关系。

合理营养是一个综合性概念,它既要求通过膳食调配提供满足人体生理需要的能量和各种营养素,保持各种营养素之间的适当比例,避免某些营养素摄入过多或过少;又要考虑合理的膳食制度和烹调方法,以利于各种营养物质的消化、吸收与利用,减少烹调过程中营养素的损失或有害物质的形成。只有用合理营养的知识指导日常饮食,才能使摄入的食物发挥最大的营养效能。

现代观念认为,健康不仅仅是指身体不生病,而是生命的高质量,是生理、心理与社会、自然环境的动态平衡。

所谓平衡膳食,即指膳食中的营养素种类齐全,数量适当,营养素之间的比例适宜,做到"全面、适度、均衡"。

膳食营养价值的高低,不仅取决于食物中营养素的含量多少,还取决于它们的组成与存在状态,各种食物会互相影响,互相干扰。所以要想从膳食中获取合理营养,就不但要科学地安排和搭配各种类型的食物,而且要有科学的进食方式,以使各种食物能取长补短,彼此制约,保持平衡。

合理营养与平衡膳食需通过的环节如下。

1. 合理的膳食结构

合理的膳食结构和均衡的营养,是维持体内代谢平衡、生理功能正常、促进生长发育、增强免疫功能、保证身体健康的物质基础。合理的膳食结构应该主副食品多样化,人体需要多种营养成分,没有一种天然食品能满足人体所需的全部营养,因此食物的结构应丰富,种类应多样。

合理的膳食结构就是要在符合人体需要、保证健康的前提下,依据食物的营养特点对各类食物进行合理搭配,使营养素数量充足、种类全面、比例恰当,满足人的需要。

合理的膳食结构应满足以下需求:

(1)供给人体所需的各种营养素。

(2)各种营养素之间的比例要均衡。

(3)食物应多样化。

2. 合理的膳食制度

膳食制度是指把全天的食物定时、定质、定量地分配给食用者的一种制度。在人的一天生活中,工作、学习、劳动和休息的安排是不一致的,而不同的时间人体所需的热能和各种营养素也不完全相同。所以针对食用者的生活、工作情况,规定适合食用者生理需要的膳食制度是非常重要的。确定膳食制度时应注意以下几个方面:

(1)每日餐次。一般一日三餐,孕妇、小孩及特殊病人可适当加餐。

（2）用餐时间。每日用餐时间应与每日作息时间相适应,做到三餐定时。三餐间隔以4~5h为宜。间隔时间过长会引起明显的饥饿感,血糖也会降低,工作能力下降;间隔时间太短则无良好的食欲,进食后影响食物的消化与吸收。

（3）食物分配。通常早餐应占全天总热量的25%~30%,午餐占40%,晚餐占30%~35%,孕妇也可将1日总热量的20%~30%用于加餐,加餐可以安排牛奶、点心等食品。

3. 合理制定食谱

食谱的基本内容包含依据营养学原理合理确定和搭配每天主副食品的种类与数量,选择原料和加工烹调的方法,确定菜肴的名称。

4. 合理选料与切配

合理的选料与切配除了对菜肴的质与量、感官性状、食品成本等有重要影响外,还与菜肴的营养卫生有着更加密切的关系。所以选料与切配时要注意原料的卫生要求与新鲜度,注意减少营养素的损失,重视合理配菜,使菜肴的营养成分更趋合理。

5. 合理的烹调制作

即运用科学的烹调方法,对食物进行加工,除使制成的产品具有色、香、味、形、质外,还具有良好的营养与卫生要求。

第二节 膳食指南与膳食宝塔

合理营养是使人体的营养生理需要与人体通过膳食摄入的各种营养物质之间建立起平衡关系,这种平衡关系是通过平衡膳食的各个具体措施来实现的。营养学上主张的合理膳食(或平衡膳食或健康膳食)都是指全面达到营养供给量的膳食。这种膳食意味着既保证摄食者热能和各种营养素达到营养生理需要量,又在各种营养素之间建立起一种生理上的平衡。

一、平衡膳食

所谓平衡膳食,即指膳食中的营养素种类齐全,数量适当,营养素之间的比例适宜,做到"全面、适度、均衡"。对于少年儿童而言,还应满足成长发育的需要。

1999年5月,营养学家李瑞芬教授撰文将平衡膳食理论归纳为10条内容,简述如下:

（1）主食与副食的平衡。主食与副食二者缺一不可。

（2）酸性食物与碱性食物的平衡。凡食物中硫、磷、氯等成酸性元素含量较高,在体内经过代谢后,最终产生的物质呈酸性,这类食物在生理上就称为成酸性食物。常见的成酸性食物包括肉类、禽蛋类、虾类、米、面及其制品。凡食物中钙、钾、钠、镁等成碱性元素含量较高,在人体内最终产生的物质呈碱性,这类食物称为成碱性食物,包括蔬菜、水果、豆类及其制品,牛奶、硬果中的杏仁、栗子、椰子等也属于成碱性食物。成酸性食物和成碱性食物两者不可偏颇,必须平衡,方可益补得当。

(3)荤与素的平衡。荤是指动物性食物,素是指各种蔬菜瓜果和豆制品,两者科学搭配,既可让人享受口福,又不会因吃肉食过多而增加血液和心脏负担。

(4)饥与饱的平衡。饥不可大饥,饱不可大饱,过饥则伤肠,过饱则伤胃。

(5)杂与精的平衡。杂指各种豆类、小米、玉米、高粱米等,精指精米、精面。现在人们越吃越精,要提倡多吃五谷杂粮,每天最好吃上25~30种食物。

(6)寒与热的平衡。食物有寒、热、温、凉四性之分。中医所谓"热者寒之,寒者热之",就是把寒性食物和热性食物搭配得当,维持平衡。

(7)干与稀的平衡。每餐应该有干食有稀食。

(8)摄入与排出的平衡。摄入与排出平衡是指吃进去的食物提供的热量要与活动消耗的热量大体相等,以保证体内各器官有条不紊地工作,发挥最佳的功能。

(9)动与静的平衡。是指食前忌动、食后忌静,不要吃饱就睡。

(10)情绪与食欲的平衡。情绪决定食欲,要学会调节控制食欲,保持良好的饮食习惯,促进身心健康。

平衡膳食是人类理想的膳食,最能满足人类生理的需要,一旦人们认识到膳食构成与健康的关系,就能一步一步地走进现代营养科学的殿堂。

二、中国居民膳食指南

近年来我国城乡居民的膳食状况明显改善,儿童青少年平均身高增加,营养不良患病率下降。但在贫困农村,仍存在着营养不足的问题。同时,我国居民膳食结构及生活方式也发生了重要变化,与之相关的慢性非传染性疾病,如肥胖、高血压、糖尿病、血脂异常等患病率增加,已成为威胁国民健康的突出问题。

为给居民提供最根本、准确的健康膳食信息,指导居民合理营养、保持健康,中国营养学会受卫生部委托于2006年成立了《中国居民膳食指南》修订专家委员会,对中国营养学会1997年发布的《中国居民膳食指南》进行修订。经过多次论证、修改,并广泛征求相关领域专家、机构和企业的意见,最终形成了《中国居民膳食指南(2007)》(以下简称《膳食指南》),于2007年9月由中国营养学会理事会扩大会议通过。

《膳食指南》以先进的科学证据为基础,密切联系我国居民膳食营养的实际,对各年龄段的居民摄取合理营养,避免由不合理的膳食带来疾病具有普遍的指导意义。今后10~20年,是中国改善国民营养健康的关键战略时期。全社会要广泛参与,大力推广和运用《中国居民膳食指南》,科学改善国民营养健康素质,为全面建设小康社会奠定坚实的人口素质基础。

（一）《膳食指南》主要内容

其主要内容包括以下10条：

1. 食物多样，谷类为主，粗细搭配

人类的食物是多种多样的。各种食物所含的营养成分不完全相同，每种食物都至少可提供一种营养物质。平衡膳食必须由多种食物组成，才能满足人体各种营养需求，达到合理营养、促进健康的目的。

食物可分为五大类：

第一类为谷类及薯类，谷类包括米、面、杂粮，薯类包括马铃薯、甘薯、木薯等，主要提供碳水化合物、蛋白质、膳食纤维及B族维生素。

第二类为动物性食物，包括肉、禽、鱼、奶、蛋等，主要提供蛋白质、脂肪、矿物质、维生素A、B族维生素和维生素D。

第三类为豆类和坚果，包括大豆、其他干豆类及花生、核桃、杏仁等坚果类，主要提供蛋白质、脂肪、膳食纤维、矿物质、B族维生素和维生素E。

第四类为蔬菜、水果和菌藻类，主要提供膳食纤维、矿物质、维生素C、胡萝卜素、维生素K及有益健康的植物化学物质。

第五类为纯能量食物，包括动植物油、淀粉、食用糖和酒类，主要提供能量。动植物油还可提供维生素E和必需脂肪酸。

谷类食物是中国传统膳食的主体，是人体能量的主要来源。谷类包括米、面、杂粮，主要提供碳水化合物、蛋白质、膳食纤维及B族维生素。坚持谷类为主是为了保持我国膳食的良好传统，避免高能量、高脂肪和低碳水化合物膳食的弊端。人们应保持每天适量的谷类食物摄入，一般成年人每天摄入250~400g为宜。另外要注意粗细搭配，经常吃一些粗粮、杂粮和全谷类食物。稻米、小麦不要研磨得太精，以免所含维生素、矿物质和膳食纤维流失。

2. 多吃蔬菜水果和薯类

新鲜蔬菜水果是人类平衡膳食的重要组成部分，也是我国传统膳食重要特点之一。蔬菜水果是维生素、矿物质、膳食纤维和植物化学物质的重要来源，水分多、能量低。薯类含有丰富的淀粉、膳食纤维以及多种维生素和矿物质。富含蔬菜、水果和薯类的膳食对保持身体健康，保持肠道正常功能，提高免疫力，降低患肥胖、糖尿病、高血压等慢性疾病风险具有重要作用，所以近年来各国膳食指南都强调增加蔬菜和水果的摄入种类和数量。推荐我国成年人每天吃蔬菜300~500g，最好深色蔬菜约占一半，水果200~400g，并注意增加薯类的摄入。

【知识衔接】 蔬菜颜色与营养

（1）绿色蔬菜。绿色蔬菜主要有芹菜、油菜、菠菜、韭菜、绿辣椒、空心菜、雪里蕻等。它含有丰富的维生素C、维生素B_1、维生素B_2、β-胡萝卜素和纤维素及多种微量元素和堪称"第八营养要素"的黄酮素，其中镁和叶酸有特殊的营养功用。叶酸已被证实有预防胎儿神经系统畸形的作用，叶酸还是心脏的保护神。各种绿叶菜以色深为佳。绿色蔬菜给人的感觉是明媚、鲜嫩、味美。这些蔬菜对高血压及失眠者有一定的镇静作用，并有益肝脏。其中蛋白质含量比一般瓜果蔬菜高一倍，钙和铁含量高，具有降低血液中黏稠度、降低血压、保护血管以及增强免疫的功能。

（2）黄色蔬菜。黄色蔬菜主要有黄柿子椒、南瓜、胡萝卜、金丝瓜、飞碟瓜等，含有丰富的β-胡萝卜素，富含番茄红素、维生素E，能减少皮肤色斑，延缓衰老，对脾、胰等脏器有益，并能调节胃肠消化功能。还可调节上皮细胞生长和分化，在防癌与抗癌方面独树一帜，遏制肿瘤生长。

（3）红色蔬菜。红色蔬菜主要有西红柿、红辣椒、红胡萝卜、红萝卜、红尖椒、红灯笼椒等，都含有大量的β-胡萝卜素、番茄红素。而β-胡萝卜素、番茄红素和红色蔬菜中的其他处于痕迹量的营养素一起，能增加人体抵抗组织中细胞的活力。因此，多吃红色蔬菜能提高人体预防和抵抗感冒的能力。

（4）黑色蔬菜。黑色蔬菜主要有黑茄子、海带、黑香菇、黑木耳等。黑色食物通常含铁量高，并能刺激人的内分泌和造血系统，促进唾液的分泌，有益肠胃，帮助消化。

（5）紫色蔬菜。紫色蔬菜主要有紫茄子、扁豆、甘蓝菜、紫菜、洋葱、紫色的菊苣等，维生素P含量较高，蛋白质和钙的含量高，茄子的蛋白质和钙的含量分别比蕃茄要高3.8倍和2.75倍。紫色蔬菜所不同的是它在天然食物中含维生素P较高。维生素P是人体必不可少的14种维生素之一，它能增强身体细胞之间的粘附力，提高微血管的强力，防止血管脆裂出血，保持血管的正常形态，因而有保护血管防止出血的作用，从而降低脑血管栓塞的几率，对高血压、咯血、皮肤紫斑患者有裨益。

（6）白色蔬菜。白色蔬菜主要有茭白、莲藕、竹笋、白萝卜等，给人以质洁、鲜嫩的感觉。食之对调节视觉和安定情绪有一定的作用，对高血压和心肌病患者有益处。

3. 每天吃奶类、大豆或其制品

奶类营养成分齐全，组成比例适宜，容易消化吸收。奶类除含丰富的优质蛋白质和维生素外，含钙量较高，且利用率也很高，是膳食钙质的极好来源。大量的研究表明，儿童青少年饮奶有利于其生长发育，增加骨密度，从而推迟其成年后发生骨质疏松的年龄；中老年人饮奶可以减少其骨质丢失，有利于骨健康。2002年中国居民营养与健康状况调查结果显示，我国城乡居民钙摄入量仅为389mg/标准人日，不足推荐摄入量的一半；奶类制品摄入量为27g/标准人日，仅为发达国家的5%左右。因此，应大大提高奶类的摄入量。建议每人每天饮奶300g或相当量的奶制品，对于饮奶量更多或有高血脂和超重肥胖倾向者应选择减脂、低脂、脱脂奶及其制品。

大豆含丰富的优质蛋白质、必需脂肪酸、B族维生素、维生素E和膳食纤维等营养素,且含有磷脂、低聚糖,以及异黄酮、植物固醇等多种植物化学物质。大豆是重要的优质蛋白质来源。为提高农村居民的蛋白质摄入量及防止城市居民过多消费肉类带来的不利影响,应适当多吃大豆及其制品,建议每人每天摄入30g～50g大豆或相当量的豆制品。

4. 常吃适量的鱼、禽、蛋和瘦肉

鱼、禽、蛋和瘦肉均属于动物性食物,是人类优质蛋白、脂类、脂溶性维生素、B族维生素和矿物质的良好来源,是平衡膳食的重要组成部分。动物性食物中蛋白质不仅含量高,而且氨基酸组成更适合人体需要,尤其富含赖氨酸和蛋氨酸,如与谷类或豆类食物搭配食用,可明显发挥蛋白质互补作用。但动物性食物一般都含有一定量的饱和脂肪和胆固醇,摄入过多可能增加患心血管病的危险性。

鱼类脂肪含量一般较低,且含有较多的多不饱和脂肪酸,有些海产鱼类富含二十碳五烯酸(EPA)和二十二碳六烯酸(DHA),对预防血脂异常和心脑血管病等有一定作用。禽类脂肪含量也较低,且不饱和脂肪酸含量较高,其脂肪酸组成也优于畜类脂肪。蛋类富含优质蛋白质,各种营养成分比较齐全,是很经济的优质蛋白质来源。畜肉类一般含脂肪较多,能量高,但瘦肉脂肪含量较低,铁含量高且利用率好。肥肉和荤油为高能量和高脂肪食物,摄入过多往往会引起肥胖,并且是某些慢性病的危险因素,应当少吃。

目前我国部分城市居民食用动物性食物较多,尤其是食入的猪肉过多,应调整肉食结构,适当多吃鱼、禽肉,减少猪肉摄入。相当一部分城市和多数农村居民平均吃动物性食物的量还不够,应适当增加。推荐成人每日摄入量:鱼虾类50～100g,畜禽肉类50～75g,蛋类25～50g。

5. 减少烹调油用量,吃清淡少盐膳食

脂肪是人体能量的重要来源之一,并可提供必需脂肪酸,有利于脂溶性维生素的消化吸收,但是脂肪摄入过多是引起肥胖、高血脂、动脉粥样硬化等多种慢性疾病的危险因素之一。膳食盐的摄入量过高与高血压的患病率密切相关。2002年中国居民营养与健康状况调查结果显示,我国城乡居民平均每天摄入烹调油42g,已远高于1997年《中国居民膳食指南》的推荐量25g。每天食盐平均摄入量为12g,是世界卫生组织建议值的2.4倍。同时相关慢性疾病患病率迅速增加。与1992年相比,成年人超重上升了39%,肥胖上升了97%,高血压患病率增加了31%,食用油和食盐摄入过多是我国城乡居民共同存在的营养问题。

为此,建议我国居民应养成吃清淡少盐膳食的习惯,即膳食不要太油腻,不要太咸,不要摄食过多的动物性食物和油炸、烟熏、腌制食物。建议每人每天烹调油用量不超过 25g 或 30g;食盐摄入量不超过 6g,包括酱油、酱菜、酱中的食盐量。

6. 食不过量,天天运动,保持健康体重

(1) 进食量和运动是保持健康体重的两个主要因素。食物提供人体能量,运动消耗能量。如果进食量过大而运动量不足,多余的能量就会在体内以脂肪的形式积存下来,增加体重,造成超重或肥胖;相反若食量不足,可由于能量不足引起体重过低或消瘦。体重过高和过低都是不健康的表现,易患多种疾病,缩短寿命。所以,应保持进食量和运动量的平衡,使摄入的各种食物所提供的能量能满足机体需要,而又不造成体内能量过剩,使体重维持在适宜范围。

(2) 体重超重还是消瘦的标准如下:

① 对于每个成年人来说,标准体重(kg) = 实际身高(cm) - 105。

个人的实际体重如超过标准体重的 10%,即为超重,若超过 20% 而又无其他原因可寻时,即可视为肥胖。

② 体质指数法(BMI):体质指数(BMI) = 体重(kg)/身高$(m)^2$。

BMI 在 18.5~23.9 时正常, >25.0 时为超重, <18.5 时为体重不足。

(3) 正常生理状态下,食欲可以有效控制进食量,不过饱就可保持健康体重。一些人食欲调节不敏感,满足食欲的进食量常常超过实际需要,过多的能量摄入导致体重增加,食不过量对他们意味着少吃几口,不要每顿饭都吃到十成饱。由于生活方式的改变,身体活动减少、进食量相对增加,我国超重和肥胖的发生率正在逐年增加,这是心血管疾病、糖尿病和某些肿瘤发病率增加的主要原因之一。运动不仅有助于保持健康体重,还能够降低患高血压、中风、冠心病、2 型糖尿病、结肠癌、乳腺癌和骨质疏松等慢性疾病的风险;同时还有助于调节心理平衡,有效消除压力,缓解抑郁和焦虑症状,改善睡眠。目前我国大多数成年人体力活动不足或缺乏体育锻炼,应改变久坐少动的不良生活方式,养成天天运动的习惯,坚持每天多做一些消耗能量的活动。建议成年人每天进行累计相当于步行 6000 步以上的身体活动,如果身体条件允许,最好进行 30min 中等强度的运动。

7. 三餐分配要合理,零食要适当

合理安排一日三餐的时间及食量,进餐定时定量。早餐提供的能量应占全天总能量的 25%~30%,午餐应占 30%~40%,晚餐应占 30%~40%,可根据职业、劳动强度和生活习惯进行适当调整。一般情况下,早餐安排在 6:30 - 8:30,午餐在 11:30 - 13:30,晚餐在 18:00 - 20:00 进行为宜。要天天吃早餐并保证其营养充足,午餐要吃好,晚餐要适量。不暴饮暴食,不经常在外就餐,尽可能与家人共同进餐,并营造轻松愉快的就餐氛围。零食作为一日三餐之外的营养补充,可以合理选用,但来自零食的能量应计入全天能量摄入之中。

8. 每天足量饮水,合理选择饮料

水是膳食的重要组成部分,是一切生命必需的物质,在生命活动中发挥着重要功能。体内水的来源有饮水、食物中含的水和体内代谢产生的水。水的排出主要通过肾脏,以尿液的形式排出;其次是经肺呼出、经皮肤和随粪便排出。进入体内的水和排出来的水基本相等,处于动态平衡。水的需要量主要受年龄、环境温度、身体活动等因素的影响。一般来说,健康成人每天需要水 2500ml 左右。在温和气候条件下生活的轻体力活动的成年人每日最少饮水 1200ml(约 6 杯)。在高温或强体力劳动的条件下,应适当增加。饮水不足或过多都会对人体健康带来危害。饮水应少量多次,要主动,不要感到口渴时再喝水。饮水最好选择白开水。

饮料多种多样,需要合理选择,如乳饮料和纯果汁饮料含有一定量的营养素和有益膳食成分,适量饮用可以作为膳食的补充。有些饮料添加了一定量的矿物质和维生素,适合热天户外活动和运动后饮用。有些饮料只含糖和香精香料,营养价值不高。多数饮料都含有一定的糖,大量饮用含糖量高的饮料,会在不经意间摄入过多能量,造成体内能量过剩。另外,饮后如不及时漱口刷牙,残留在口腔内的糖会在细菌作用下产生酸性物质,损害牙齿健康。有些人尤其是儿童青少年,每天喝大量含糖的饮料代替喝水,是一种不健康的习惯,应当改正。

9. 饮酒应限量

在节假日、喜庆和交际的场合,饮酒是一种习俗。高度酒含能量高,白酒基本上是纯能量食物,不含其他营养素。无节制的饮酒,会使食欲下降,食物摄入量减少,以致发生多种营养素缺乏、急慢性酒精中毒、酒精性脂肪肝,严重时还会造成酒精性肝硬化。过量饮酒还会增加患高血压、中风等疾病的危险,并可导致事故及暴力的增加,对个人健康和社会安定都是有害的,应该严禁酗酒。另外饮酒还会增加患某些癌症的危险。若饮酒应尽可能饮用低度酒,并控制在适当的限量以下,建议成年男性一天饮用酒的酒精量不超过 25g,成年女性一天饮用酒的酒精量不超过 15g。孕妇和儿童青少年应忌酒。

10. 吃新鲜卫生的食物

一个健康人一生需要从自然界摄取大约 60t 食物、水和饮料。人体一方面从这些饮食中吸收利用本身必需的各种营养素,以满足生长发育和生理功能的需要;另一方面又必须防止其中的有害因素诱发食源性疾病。食物放置时间过长就会引起变质,可能产生对人体有毒有害的物质。另外,食物中还可能混入各种有害因素,如致病微生物、寄生虫和有毒化学物等。吃新鲜卫生的食物是防止食源性疾病、实现食品安全的根本措施。

正确采购食物是保证食物新鲜卫生的第一关。一般来说,正规的商场和超市、有名的食品企业比较注重产品的质量,也更多地接受政府和消费者的监督,在食品

卫生方面具有较大的安全性。购买预包装食品还应当留心查看包装标识,特别应关注生产日期、保质期和生产单位;也要注意食品颜色是否正常,有无酸臭异味,形态是否异常,以便判断食物是否发生了腐败变质。烟熏食品及有些加色食品,可能含有苯并芘或亚硝酸盐等有害成分,不宜多吃。

食物合理储藏可以保持新鲜,避免污染。高温加热能杀灭食物中大部分微生物,延长保存时间;冷藏品温度常为4~8℃,一般不能杀灭微生物,只适于短期储藏;而冻藏温度低达-12~-23℃,可抑止微生物生长,保持食物新鲜,适于长期储藏。烹调加工过程是保证食物卫生安全的一个重要环节。需要注意保持良好的个人卫生以及食物加工环境和用具的洁净,避免食物烹调时的交叉污染,对动物性食物应当注意加热熟透,煎、炸、烧烤等烹调方式如使用不当容易产生有害物质,应尽量少用;食物腌制要注意加足食盐,避免高温环境。

有一些动物或植物性食物含有天然毒素,例如河豚鱼、毒蕈、含氰苷类的苦味果仁和木薯、未成熟或发芽的马铃薯、鲜黄花菜和四季豆等。为了避免误食中毒,一方面需要学会鉴别这些食物,另一方面应了解对不同食物进行浸泡、清洗、加热等去除毒素的具体方法。

(二) 2007版《膳食指南》的特色

《膳食指南》是根据营养学原理,紧密结合我国居民膳食消费和营养状况的实际情况,特别是最近的全国居民营养与健康调查的数据及资料而制定的,是指导广大居民实践平衡膳食、获得合理营养的科学文件。其目的是帮助我国居民合理选择食物,并进行适量的身体活动,以改善人们的营养和健康状况,减少或预防慢性疾病的发生,提高国民的健康素质。

《中国居民膳食指南(2007)》继承和发展了《中国居民膳食指南(1997)》的主要内容,并进一步完善和发展了一般人群膳食指南和特定人群膳食指南的内容,理顺了条目顺序,在坚持以科学为依据的基础上,突出了针对性和实用性;内容更加丰富通俗,表现形式不拘一格,科学诠释当前居民在合理膳食上的误区和难题,主要特色有以下6点:

(1) 新增加了"三餐分配要合理,零食要适当"和"每天足量饮水,合理选择饮料"两个条目,将饮水、零食及饮料这些与健康密切相关的膳食内容引入到中国居民膳食指南中,使内涵更加丰富全面。

(2) 在"食不过量,天天运动,保持健康体重"条目下和膳食宝塔中明确提出"建议成年人每天进行累计相当于步行6000步以上的身体活动",为指导居民天天运动提供了参照标准。

(3) 提出更具体的量化指标。如在"粗细搭配"的内容中"建议每天最好能吃50g以上的粗粮";在"如饮酒应限量"的内容中明确"建议成年男性一天饮用酒的酒精量不超过25g,成年女性一天饮用酒的酒精量不超过15g"。

(4) 在坚持"合理营养,平衡膳食"的理念下,注重慢性病的预防。在一般人群膳食指南中有2条是针对慢性病的预防的,即"减少烹调油用量,吃清淡少盐膳食"和"食不过量,天天运动,保持健康体重"。其他8条的内容中也都有相关慢性病预防的内容。

(5) 表现形式不拘一格,科学诠释居民对膳食认识的误区和难题。《膳食指南》在形式上增加了说明和参考资料,对条目涉及的有关名词、概念以及常见问题进行科学的解释,有助于对条目的深入理解和实践;采用问答形式,解答膳食中常见问题和居民对营养认识的误区;有更多提供丰富科学信息的图表;对专业术语予以通俗解释,对于营养学界前沿新观念和新发现,给出了参考资料作为佐证,既满足了专业人士对指南的理解,又能满足广大居民在生活中实践《膳食指南》。

(6) 各特定人群膳食指南内容更加丰富和具体。在1997年的膳食指南中,针对婴儿的条目只有"鼓励母乳喂养"和"母乳喂养4个月后逐步添加辅助食品"及不足900字的描述。在新《膳食指南》中,婴儿又细分为0~6月龄婴儿和6~12月龄婴儿。0~6月龄婴儿膳食指南条目增加到6条,有近7000字的描述,并提供了身长和体重增长参考曲线。

合理营养是健康的物质基础,而平衡膳食又是合理营养的根本途径。根据《膳食指南》的条目并参照膳食宝塔的内容来安排日常饮食和身体活动是通往健康的光明之路。

随着我国社会经济的快速发展,城市化速度将逐步加快,与膳食营养相关的慢性疾病对我国居民健康的威胁将更加突出。在改善我国居民营养健康的关键时期,适时干预会起到事半功倍的效果。

三、中国居民平衡膳食宝塔

(一) 中国居民平衡膳食宝塔说明

中国居民平衡膳食宝塔(以下简称膳食宝塔)(图4-1)是根据《中国居民膳食指南》的核心内容,结合中国居民膳食的实际状况,把平衡膳食的原则转化成各类食物的重量,便于人们在日常生活中实行。

膳食宝塔结构——食宝塔共分五层,包含我们每天应吃的主要食物种类。膳食宝塔各层位置和面积不同,这在一定程度上反映出各类食物在膳食中的地位和应占的比重。新的膳食宝塔图增加了水和身体活动的形象,强调足量饮水和增加身体活动的重要性。

膳食宝塔建议的食物量——膳食宝塔建议的各类食物摄入量都是指食物可食部分的生重。各类食物的重量不是指某一种具体食物的重量,而是一类食物的总量,因此在选择具体食物时,实际重量可以在互换表中查询。

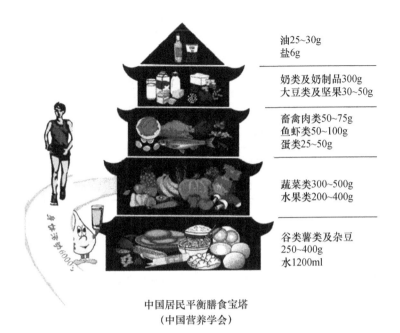

中国居民平衡膳食宝塔
(中国营养学会)

图4-1 中国居民平衡膳食宝塔

(二)中国居民平衡膳食宝塔的应用

1. 确定适合自己的能量水平

膳食宝塔中建议的每人每日各类食物适宜摄入量范围适用于一般健康成人,在实际应用时要根据个人年龄、性别、身高、体重、劳动强度、季节等情况适当调整。

2. 根据自己的能量水平确定食物需要

膳食宝塔建议的每人每日各类食物适宜摄入量范围适用于一般健康成年人,按照7个能量水平分别建议了10类食物的摄入量,应用时要根据自身的能量需要进行选择。

3. 食物同类互换,调配丰富多彩的膳食

应用膳食宝塔可把营养与美味结合起来,按照同类互换、多种多样的原则调配一日三餐。

同类互换就是以粮换粮、以豆换豆、以肉换肉。例如大米可与面粉或杂粮互换,馒头可以和相应的面条、烙饼、面包等互换;大豆可与相当量的豆制品或杂豆类互换;瘦猪肉可与等量的鸡、鸭、牛、羊、兔肉互换;鱼可与虾、蟹等水产品互换;牛奶可与羊奶、酸奶、奶粉和奶酪等互换。谷类食物、豆类食物、乳类食物、肉类食物互换表分别如表4-1~表4-4所列。

121

表4-1 谷类食物互换表(相当于100g米、面的谷类食物)

食物名称	重量/g	食物名称	重量/g
大米、糯米、小米	100	烧饼	140
富强粉、标准粉	100	烙饼	150
玉米面、玉米糁	100	馒头、花卷	160
挂面	100	窝头	140
面条(切面)	120	鲜玉米	750~800
面包	120~140	饼干	100

表4-2 豆类食物互换表(相当于40g大豆的豆类食物)

食物名称	重量/g	食物名称	重量/g
大豆(黄豆)	40	豆腐干、薰干、豆腐泡	80
腐竹	35	素肝尖、素鸡、素火腿	80
豆粉	40	素什锦	100
青豆、黑豆	40	北豆腐	120~160
膨化豆粕(大豆蛋白)	40	南豆腐	200~240
蚕豆(炸、烤)	50	内酯豆腐(盒装)	280
五香豆豉、千张、豆腐丝(油)	60	豆奶、酸豆奶	600~640
豌豆、绿豆、芸豆	65	豆浆	640~680
红小豆	70		

表4-3 乳类食物互换表(相当于100g鲜牛奶的乳类食物)

食物名称	重量/g	食物名称	重量/g
鲜牛奶	100	酸奶	100
速溶全脂奶粉	13~15	奶酪	12
速溶脱脂奶粉	13~15	奶片	25
蒸发淡奶	50	乳饮料	300
炼乳(罐头、甜)	40		

表4-4 肉类食物互换表(相当于100g生肉的肉类食物)

食物名称	重量/g	食物名称	重量/g
瘦猪肉	100	瘦牛肉	100
猪肉松	50	酱牛肉	65
叉烧肉	80	牛肉干	45
香肠	85	瘦羊肉	100
大腊肠	160	酱羊肉	80
蛋清肠	160	鸡肉	100
大肉肠	170	鸡翅	160
小红肠	170	白条鸡	150
小泥肠	180	鸭肉	100
猪排骨	160~170	酱鸭	100
兔肉	100	盐水鸭	110

多种多样就是选用品种、形态、颜色、口感多样的食物,变换烹调方法。例如每日吃50g豆类及豆制品,掌握了同类互换多种多样的原则就可以变换出数十种吃法。可以全量互换,全换成相当量的豆浆或薰干,今天喝豆浆,明天吃薰干;也可以分量互换如1/3换豆浆、1/3换腐竹、1/3换豆腐,早餐喝豆浆、中餐吃凉拌腐竹、晚餐再喝碗豆腐汤。

4. 要因地制宜充分利用当地资源

我国幅员辽阔,各地的饮食习惯及物产不尽相同,只有因地制宜充分利用当地资源才能有效地应用膳食宝塔。例如牧区奶类资源丰富,可适当提高奶类摄取量;渔区可适当提高鱼及其他水产品摄取量;农村山区则可利用山羊奶以及花生、瓜子、核桃、榛子等资源。在某些情况下,由于地域、经济或物产所限无法采用同类互换时,也可以暂用豆类替代乳类、肉类;或用蛋类替代鱼、肉;不得已时也可用花生、瓜子、榛子、核桃等干坚果替代肉、鱼、奶等动物性食物。

5. 要养成习惯,长期坚持

膳食对健康的影响是长期的结果。应用于平衡膳食膳食宝塔需要自幼养成习惯,并坚持不懈,才能充分体现其对健康的重大促进作用。

四、平衡膳食指标

(1) 膳食摄入量充足、品种多样。人每天吃的食物品种越多越杂,从中获得的营养素种类就越充分。如搭配合理,多种食物在一餐中进食,食物在体内还能发挥互补作用,提高食物的营养效价。

(2) 热量食物来源构成合理。膳食中的热量主要来自四类食物,其组成结构应是:粮谷类食物供热量60%~70%;薯类食物供热量5%~10%;豆类食物供热量5%~10%;动物性食物供热量20%~25%;其中豆类及动物性食物所提供的热量要保证在30%左右。

(3) 热量营养素摄入量比值合理。糖类、蛋白质、脂肪是提供热量的营养素,这三种营养素在膳食中摄入量要保持合理的比值,才能组成合理的热量分配。它们的摄入量的比值建议为6.5:1:0.7。

(4) 热量结构合理。三大营养素提供的热量比例为:糖类供热量60%~70%;脂肪供热量20%~30%;蛋白质供热量10%~15%。

(5) 蛋白质食物来源组成合理。植物性蛋白质约占70%;动物性蛋白质约占25%;豆类蛋白质约占5%。其中动物性蛋白质及豆类蛋白质之和应在30%以上。

(6) 脂肪食物来源组成合理。植物性脂肪约占60%;动物性脂肪约占40%;其中饱和脂肪酸(存在于动物性脂肪中)所产的热量,应占总热量的10%以下。

(7) 各种营养素的摄入量达到供给量的标准。不同人群的各种营养素供给量标准不同,每日各种营养素的摄入量,在一个周期内(如5~7天)能平均达到标准上下误差不超过10%即可。

营养学家有句名言:没有不好的食物,只有不好的膳食。好的膳食就是平衡膳食。因此说,设计平衡膳食食谱,看起来只是一个食物搭配问题,但却大有学问,做好很难。所以,在国外,担当营养师的必须是专门的业务人员,很受社会尊崇,其社会地位比临床医师还高。

五、饮食保健"三、五、七"

最近,日本营养专家提出人们的饮食保健应遵循"三高、五低、七分饱"的原则。

(1) 三高:高新鲜度、高纤维、高蛋白。

高新鲜度是指所食用的食物最好是新鲜的。

高纤维是指每日摄入的纤维类食物不低于16g,可以帮助消化系统尽快排出代谢产物和食物残渣,减少有毒物质对人体的影响。

高蛋白是指每日每人蛋白质摄入量大于每千克体重0.8g,这些蛋白质可以来源于谷类、豆制品、鱼类和其他食物。

(2) 五低:低糖、低盐、低胆固醇、低脂肪、低刺激性食物。

低糖是指少吃或不吃纯糖。因为它不是机体所必需的。

低盐是指每天食盐摄入量不能超过6g。

低脂肪是指每天摄入的脂肪总量不能超过膳食总量的15%~30%。

低胆固醇是指胆固醇的含量不超过300mg,因为胆固醇也是人体内的必需物质,并且人体内能自行合成,所以应少吃动物的脑及内脏。

低刺激性食物是指带有辛辣的食物,食用量因生活习惯而异,个体差异很大,中老年最好少吃或不吃。

(3) 七分饱:每餐都不要吃得太饱。每天都要按时就餐,细嚼慢咽,使就餐真正体现出休闲和享受的特点,切莫狼吞虎咽。

六、营养食谱的计算

1. 确定用餐对象每日能量供给量

用膳者一日三餐的能量供给量可参照膳食营养素参考摄入量(DRI)中能量的推荐摄入量(RNI),根据用餐对象的劳动强度、年龄、性别等确定。例如办公室男性职员按轻体力劳动计,其能量供给量为10.03MJ(2400kcal)。集体就餐对象的能量供给量标准可以就餐人群的基本情况或平均数值为依据,包括人员的平均年龄、平均体重,以及80%以上就餐人员的活动强度。如就餐人员的80%以上为中等体力活动的男性,则每日所需能量供给量标准为11.29MJ(2700kcal)。

能量供给量标准只是提供了一个参考的目标,实际应用中还需参照用餐人员的具体情况加以调整,如根据用餐对象的胖瘦情况制定不同的能量供给量。因此,在编制食谱前应对用餐对象的基本情况有一个全面的了解,应当清楚就餐者的人数、性别、年龄、机体条件、劳动强度、工作性质以及饮食习惯等。

2. 计算三大营养素每日应提供的能量

能量的主要来源为蛋白质、脂肪和碳水化合物,为了维持人体健康,这三种能量营养素占总能量比例应当适宜,一般蛋白质占10%~15%,脂肪占20%~30%,碳水化合物占55%~65%,具体可根据本地生活水平,调整上述三类能量营养素占总能量的比例,由此可求得三种能量营养素的一日能量供给量。

如已知某人每日能量需要量为11.29MJ(2700kcal),若三种产能营养素占总能量的比例取中等值分别为蛋白质占15%、脂肪占25%、碳水化合物占60%,则三种能量营养素各应提供的能量如下:

蛋白质 11.29MJ(2700kcal)×15% = 1.6935MJ(405kcal)

脂肪 11.29MJ(2700kcal)×25% = 2.8225MJ(675kcal)

碳水化合物 11.29MJ(2700kcal)×60% = 6.774MJ(1620kcal)

3. 计算三种能量营养素每日需要数量

知道了三种产能营养素的能量供给量,再根据三大产能营养素的能量供给量及其能量折算系数,即1g碳水化合物产生能量为4.0kcal,1g脂肪产生能量为9.0kcal,1g蛋白质产生能量为4.0kcal,求出每日蛋白质、脂肪、碳水化合物的需要量。

如根据上一步的计算结果,可算出三种能量营养素需要量如下:

蛋白质 405kcal÷4kcal/g = 101g

脂肪 675kcal ÷ 9kcal/g = 75g

碳水化合物 1620kcal ÷ 4kcal/g = 405g

食物提供的脂肪量即为每日植物油供应量。

4. 计算三种能量营养素每餐需要量

知道了三种能量营养素全日需要量后，就可以根据三餐的能量分配比例计算出三大能量营养素的每餐需要量。一般三餐能量的适宜分配比例为：早餐占30%，午餐占40%，晚餐占30%。

如根据上一步的计算结果，按照30%、40%、30%的三餐供能比例，其早、中、晚三餐各需要摄入的三种能量营养素数量如下：

早餐：蛋白质 101g × 30% = 30g

脂肪 75g × 30% = 23g

碳水化合物 406g × 30% = 122g

中餐：蛋白质 101g × 40% = 40g

脂肪 75g × 40% = 30g

碳水化合物 406g × 40% = 162g

晚餐：蛋白质 101g × 30% = 30g

脂肪 75g × 30% = 23g

碳水化合物 406g × 30% = 122g

5. 主副食品种和数量的确定

已知三种能量营养素的需要量，根据食物成分表，就可以确定主食和副食的品种和数量了。

1）主食品种、数量的确定

由于粮谷类是碳水化合物的主要来源，因此主食的品种、数量主要根据各类主食原料中碳水化合物的含量确定。主食的品种主要根据用餐者的饮食习惯来确定，北方习惯以面食为主，南方则以大米居多。根据上一步的计算，早餐中应含有碳水化合物122g，若以小米粥和馒头为主食，并分别提供20%和80%的碳水化合物，查食物成分表得知，每100g小米粥含碳水化合物8.4g，每100g馒头含碳水化合物44.2g，则所需小米粥重量 = 122g × 20% ÷（8.4/100）= 290g，所需馒头重量 = 122g × 80% ÷（44.2/100）= 220g。

2）副食品种、数量的确定

根据三种产能营养素的需要量，首先确定了主食的品种和数量，接下来就需要考虑蛋白质的食物来源了。蛋白质广泛存在于动植物性食物中，除了谷类食物能提供的蛋白质，各类动物性食物和豆制品是优质蛋白质的主要来源。因此副食品种和数量的确定应在已确定主食用量的基础上，依据副食应提供的蛋白质质量确定。

计算步骤如下：

（1）计算主食中含有的蛋白质重量。

（2）用应摄入的蛋白质重量减去主食中蛋白质重量，即为副食应提供的蛋白质重量。

（3）设定副食中蛋白质的2/3由动物性食物供给，1/3由豆制品供给，据此可求出各自的蛋白质供给量。

（4）查表并计算各类动物性食物及豆制品的供给量。

（5）设计蔬菜的品种和数量，一般以100g蔬菜中含蛋白质2g计。

仍以上一步的计算结果为例，已知该用餐者午餐应含蛋白质40g、碳水化合物162g。假设以馒头（富强粉）、米饭（大米）为主食，并分别提供50%的碳水化合物，由食物成分表得知，每100g馒头和米饭含碳水化合物分别为44.2g和25.9g，按上一步的方法，可算得馒头和米饭所需重量分别为184g和313g。

由食物成分表得知，100g馒头（富强粉）含蛋白质6.2g，100g米饭含蛋白质2.6g，则：主食中蛋白质含量=184g×（6.2/100）+313g×（2.6/100）=20g；副食中蛋白质含量=40g−20g=20g。

设定副食中蛋白质的2/3应由动物性食物供给，1/3应由豆制品供给，因此，动物性食物应含蛋白质重量=20g×66.7%=13g；豆制品应含蛋白质重量=20g×33.3%=7g。

若选择的动物性食物和豆制品分别为猪肉（脊背）和豆腐干（熏），由食物成分表可知，每100g猪肉（脊背）中蛋白质含量为20.2g，每100g豆腐干（熏）的蛋白质含量为15.8g，则：猪肉（脊背）重量=13g÷（20.2/100）=64g，豆腐干（熏）重量=7g÷（15.8/100）=44g。

确定了动物性食物和豆制品的重量，就可以保证蛋白质的摄入。最后是选择蔬菜的品种和数量。蔬菜的品种和数量可根据不同季节市场的蔬菜供应情况，以及考虑与动物性食物和豆制品配菜的需要来确定。

（6）确定纯能量食物的量。油脂的摄入应以植物油为主，有一定量动物脂肪摄入。因此以植物油作为纯能量食物的来源。由食物成分表可知每日摄入各类食物提供的脂肪含量，将需要的脂肪总含量减去？

6. 食谱的评价与调整

根据以上步骤设计出营养食谱后，还应该对食谱进行评价，确定编制的食谱是否科学合理。应参照食物成分表初步核算该食谱提供的能量和各种营养素的含量，与DRI进行比较，相差在±10%，可认为合乎要求，否则要增减或更换食品的种类或数量。值得注意的是，制定食谱时，不必严格要求每份营养餐食谱的能量和各类营养素均与DRI保持一致。一般情况下，每天的能量、蛋白质、脂肪和碳水化合物的量出入不应该很大，其他营养素以一周为单位进行计算、评价即可。

根据食谱的制定原则，食谱的评价应该包括以下几个方面：

（1）食谱中所含五大类食物是否齐全，是否做到了食物种类多样化？
（2）各类食物的量是否充足？
（3）全天能量和营养素摄入是否适宜？
（4）三餐能量摄入分配是否合理，早餐是否保证了能量和蛋白质的供应？
（5）优质蛋白质占总蛋白质的比例是否恰当？
（6）三种产能营养素（蛋白质、脂肪、碳水化合物）的供能比例是否适宜？

以下是评价食谱是否科学、合理的过程：

（1）首先按类别将食物归类排序，并列出每种食物的数量。

（2）从食物成分表中查出每100g食物所含营养素的量，算出每种食物所含营养素的量，计算公式为：

食物中某营养素含量 = 食物量(g) × 可食部分比例 × 100g食物中营养素含量/100

（3）将所用食物中的各种营养素分别累计相加，计算出一日食谱中三种能量营养素及其他营养素的量。

（4）将计算结果与中国营养学会制定的"中国居民膳食中营养素参考摄入量"中同年龄同性别人群的水平比较，进行评价。

（5）根据蛋白质、脂肪、碳水化合物的能量折算系数，分别计算出蛋白质、脂肪、碳水化合物三种营养素提供的能量及占总能量的比例。

（6）计算出动物性及豆类蛋白质占总蛋白质的比例。

（7）计算三餐提供能量的比例。

7. 营养餐的制作

有了营养食谱还必须根据食谱原料，运用合理的烹饪方法进行营养餐的制作。在烹饪过程中，食物中的蛋白质、脂肪、碳水化合物、维生素、矿物质、水等营养素发生着多种变化，了解这些变化，对于合理选用科学的烹调方法、严格监控烹饪过程中食物的质量、提高营养素在食物中的保存率和在人体中的利用率都有着重要作用。此外，营养餐的制作还应保证食物的色、香、味俱全，这样才能保证食物的正常摄入，达到营养配餐预期的营养素摄入量。

8. 食谱的总结、归档管理等

编制好食谱后，应该将食谱进行归档保存，并及时收集用餐者及厨师的反馈意见，总结食谱编制的经验，以便以后不断改进。

第三节　合理的烹调方法

任何食物经过储存、清洗、加工、烹调，所含的营养素都要受到一定的破坏或丢失，为尽可能减少营养素的损失，家庭与饮食制作部门就要掌握科学的烹调与加工方法。

维生素C是最娇嫩的一种营养素,有人测定,新鲜白菜旺火急炒,维生素C损失6.2%;文火慢炒,损失31%;炒后再煮,损失67%;长期存放,损失率可达84%。洗米次数多,可流失大米中50%的维生素B_1和25%的维生素B_2。面条与米饭做熟后用水过,即过水面和捞饭,会流失5%以上的蛋白质。油炸面食(比如油条),几乎能将面粉中全部的维生素破坏掉。青菜切后用水浸泡,会浸洗掉其中大部分的水溶性维生素,切后放置的时间久,维生素会被空气氧化掉很大一部分。烧菜时不加锅盖,维生素B_2会损失60%,加盖只会损失15%。

合理的烹调方法如下。

(1)洗。淘米时不要用力搓,也不要用流水冲洗和热水淘洗。洗米次数不宜超过3次。

(2)切。蔬菜要先洗后切,切后尽快下锅,出锅后尽快食用。菠菜、油菜等如能整根吃,最好整根下锅,不用切。

(3)焯。做大锅菜时,常要用水漂焯,焯菜时要用旺火沸水,菜量大时,分批下水,尽量减少入水时间,时间宜短不宜长,而且,加入菜后,水温不宜低于85℃。如此,才能最大限度地保留菜中固有的胡萝卜素与维生素C。烹调蔬菜时,先用水焯,能去除菜中的草酸,有利于钙的保存与吸收。

(4)炒。旺火热油,急翻快炒。蔬菜与肉类同做一菜,应采用"双炒法",即分别炒好后,再同炒片刻,迅速出锅。炒菜时的烹调用油,不要烧到冒烟,热到五六成熟时,原料即可下锅。

【小贴士】为什么炒牛肉不能用烈油?

因为牛肉含水量虽多,但是纤维粗糙而紧密,所以成熟后的牛肉变得老韧。如果用烈油炒牛肉,肉表面骤然受到高温,其中的蛋白质迅速变性,使肉质变硬。在炒牛肉的时候,一般温度在80℃,不需太长的时间即可熟,切不可用烈油炒制,更不能长时间加热,以防止牛肉中的蛋白质因高温变性凝固变老难以咀嚼。

(5)勾芡与挂糊。蔬菜的汁液含有大量的水溶性维生素,故不应挤汁去水。烹饪菜肴,一部分营养素要溶在汤汁中,应将汤汁一起食用。烹调时勾芡与挂糊的方法,有助于保存汤汁,值得提倡。

(6)煮。做汤菜时,要待水沸后再将蔬菜下锅,烧的时间不应过长。煮鱼炖肉,如为吃肉,宜水沸后下锅,因为肉遇热水,表面的蛋白质凝固,能减少肉块里呈鲜成分渗出;如为喝肉汤或鱼汤、骨头汤,则宜用冷水,文火慢熬,会使肉内更多的芳香氨基酸、磷脂变成细小颗粒渗在汤中,喝后容易被吸收消化。用水煮面条,应尽量吃汤,勿弃水,混汤面条的营养强于过水面条。

(7)加醋。维生素C与B族维生素在酸性介质中比较稳定,不易破坏。无机盐钙、镁在酸件条件下,易被分解,钙遇醋生成醋酸钙,有利于吸收。所以,烹调某些菜肴时,可适量放些醋,不但可以调味,还有助于保存营养素,如炒土豆丝、炒绿豆芽、糖醋白菜、糖醋鱼等。煮骨头汤、带骨鸡汤、鱼汤时,加少许醋,有助于钙从骨和鱼刺中释出到汤中。

(8) 加碱。在玉米里加碱有利于吸收利用尼克酸(烟酸)。人缺乏尼克酸,可引起癞皮病,所以,煮玉米粥和蒸窝头时,宜放适量的碱或小苏打。煮大米粥和小米粥,则不应放碱,因为碱会破坏其中的维生素 B_1 与维生素 B_2。

(9) 煎、炸。烹调食品(包括肉类、鱼类和面食),尽量不用炸、烤、熏、煎的方式。蒸与煮是营养学家提倡的食品加工方法。蒸鱼、蒸肉、蒸蟹应沸水上笼、旺火速蒸,鱼、蟹一般仅需 6~10min。煮鱼、煮肉也应沸水下锅,旺火速煮。如此,肉类表层的蛋白质骤然受到高温,会迅速凝固,能减少内部可溶成分溶出,不仅使肉质鲜嫩,还能保存更多的营养素。如若一定制作油炸食品(这在现实中恐是不能避免的),则建议油的温度不要超过 200℃(即油发烟时),因为食用油温度超过 200~240℃,油本身会发生氧化变质,被炸食物(鱼、肉、丸子、面点等)的营养价值不但明显降低,还会产生有害人体健康的物质。炸鱼炸肉时,如果在表面挂糊,避免鱼和肉与油直接接触,能减少一些营养素的损失。

在家庭中,为最大限度地利用维生素 C,能生吃的菜尽量生吃,比如黄瓜、洋葱、萝卜、圆白菜。加醋、蒜汁、姜汁和少许盐、糖的凉拌菜和小菜,营养素保存良好。但应现做现吃,时间长了,营养素会发生变化,也易出现卫生问题。南瓜、茄子、萝卜、西红柿的表皮和皮下集中有较多的营养素,只要表面无污染,用清水洗净,就可以带皮食用或烹调。如果削皮,营养成分便一同丢弃了。胡萝卜中的胡萝卜素是脂溶性的,胡萝卜不应生吃,其合适的加工方法是用油炒,或者与肉同炖,与肉食同食。西红柿生吃、熟吃皆可。花生仁宜煮,不宜炸。

中国某些传统的食品加工方法尽管很有风味,但从营养学角度看,很成问题。比如,东北的酸菜(渍大白菜)、咸鱼、南方的泡菜、西南的腌肉,不仅营养素损失大,而且易产生毒性物质。少年儿童应尽量避免吃这类食品。

第四节　不同国家的膳食结构

膳食结构又称为食物结构,它是指居民每日膳食中所消费的食物种类及其数量的相对构成。由于各国经济发展水平、自然环境条件和社会文化背景及民族的饮食习惯方面的种种差异,世界上不同国家、民族和地区的人们,其膳食结构也各有不同。当今世界大致有 4 种典型的膳食结构模式。

一、当今世界的 4 种膳食结构模式

1. 动植物食物平衡的膳食结构模式

该模式以日本型膳食结构模式为代表,又称平衡型膳食结构模式。膳食中动

物性食物与植物性食物比例比较适当。其膳食特点是：谷类的消费量为年人均约94kg；动物性食物消费量为年人均约63kg，其中海产品所占比例达到50%，动物蛋白占总蛋白的42.8%；能量和脂肪的摄入量低于以动物性食物为主的欧美发达国家，每天能量摄入保持在2000kcal左右，三大营养素供能比例为：碳水化合物57.7%，脂肪26.3%，蛋白质16.0%。

该模式的膳食能量能够满足人体需要，又不至于过剩。蛋白质、脂肪、碳水化合物的供能比例合理。来自于植物性食物的膳食纤维和来自于动物性食物的营养素如铁、钙等均比较充足，同时动物脂肪又不高，有利于避免营养缺乏病和营养过剩性疾病，促进健康。此类膳食结构已经成为世界各国调整膳食结构的参考。

2. 以植物性食物为主的膳食结构模式

该模式以大多数发展中国家如印度、巴基斯坦、孟加拉国和非洲一些国家等为代表，又称东方型素食结构模式。膳食构成以植物性食物为主，动物性食物为辅。其膳食特点是：谷物消费量大，年人均约200kg；动物性食物消费量小，年人均仅10~20kg，动物性蛋白质一般占蛋白质总量的10%~20%，低者不足10%；植物性食物提供的能量占总能量近90%。

该模式的膳食能量基本能够满足人体需要，但蛋白质、脂肪摄入量均低，来自于动物性食物的营养素如铁、钙、维生素A摄入不足。营养缺乏病是这些国家人群的主要营养问题，人的体质较弱、健康状况不良、劳动生产率较低。但从另一方面看，以植物性食物为主的膳食结构，膳食纤维充足，动物性脂肪较低，有利于冠心病和高脂血症的预防。

3. 以动物性食物为主的膳食结构模式

该模式以多数欧美发达国家如美国、西欧、北欧诸国为代表，又称西方"三高型"膳食结构模式或欧美模式。其膳食构成以动物性食物为主，属于营养过剩型的膳食。以提供高能量、高脂肪、高蛋白质、低纤维为主要特点，人均日摄入蛋白质100g以上，脂肪130~150g，能量高达3300~3500kcal，三大营养素供能比例约为：碳水化合物42%，脂肪40%，蛋白质18%。食物摄入特点是：粮谷类食物消费量小，年人均60~75kg；食物纤维不足，人均每天仅4~6g；而动物性食物及食糖的消费量大，人均每年消费肉类100g左右，乳和乳制品100~150kg，蛋类15kg，食糖40~60kg。

与植物性食物为主的膳食结构相比，营养过剩是此类膳食结构国家人群所面临的主要健康问题。冠心病、脑血管病和恶性肿瘤已成为西方人的三大死亡原因，尤其是冠心病死亡率明显高于发展中国家。

4. 地中海膳食结构模式

该模式是以意大利、希腊、法国、西班牙、葡萄牙等地中海沿岸国家为代表的膳食结构模式，为居住在地中海地区的居民所特有，突出特点是饱和脂肪摄入量低，不饱和脂肪摄入量高。膳食中含大量的碳水化合物,蔬菜水果摄入量较高。据调查,该地区居民的心脑血管疾病、癌症发生率很低,平均寿命比西方高17%。目前已引起了西方国家的注意,并纷纷参照这种膳食模式改进自己国家的膳食结构。

其膳食结构具有以下特点:

(1) 地中海模式以使用橄榄油为主,这种脂肪有降低人体低密度脂蛋白、升高高密度脂蛋白的功能,同时还具有增强心血管功能及抗氧化、抗组织衰老的作用。

(2) 动物蛋白以鱼类最多,鱼类蛋白质目前认为是蛋白质中的高级蛋白,其次为牛肉、鸡等。而植物蛋白中的豆类也对人体有多种益处,地中海模式豆类摄入高于东方膳食结构近2倍。

(3) 在碳水化合物中,虽然东方人的蔬菜摄取量较多,但地中海模式中水果、薯类加蔬菜总量远高于东方膳食模式。

(4) 地中海模式中饮酒量高于东、西方,但以红葡萄酒为主。葡萄酒在酿制中将皮、籽一起酿造,现已证明常饮葡萄酒有降脂、降血糖、强心、抗衰老等多种功效。

二、中国的膳食结构模式

中国是拥有13亿多人口的发展中国家,膳食结构长期以植物性食物为主,营养质量不高。经过多年的建设和发展,人民的生活水平有了很大的提高,膳食结构已大大地得到改善。据1982年全国性营养调查,膳食结构已基本能够满足人体对热能、蛋白质的数量要求,但动物性食物所占的比重低,其供给量仅占蛋白质总摄入量的11.4%,膳食脂肪摄入也不足,某些维生素如维生素A、维生素B_2等和无机盐如铁、钙、锌等也有轻度缺乏,因此膳食结构属于半温饱状态。根据1992年全国范围内的第三次营养普查,把我国不同收入的居民家庭其食物消费情况与1982年进行比较,粮谷类食物下降了4.5%,薯类食物下降了3.1%,而动物性食物、纯热能食物及其他食物比例有明显上升。

大量研究表明,高热能、高脂肪、低纤维的膳食是导致心脑血管疾病、糖尿病和某些癌症的危险因子。因此在发展我国膳食结构时,应坚持以素食为主、荤素搭配原则,调整我国居民的肉食结构,发展饲料转化率高的家禽水产品等动物性食物。其次大力开发和利用大豆蛋白质资源,以弥补优质蛋白质供应不足的状况。此外,还要积极开展营养科学知识的普及工作,倡导合理膳食和健康的生活方式。

我国传统膳食结构的利弊:我国传统的膳食结构是以粮食为主,蔬菜类丰富,肉类较少,食品多不做精细加工,糖的使用量较少,茶为大众的饮料,烹调油中荤油占有一定比例。

1. 传统膳食结构的特点

(1) 以谷类为主的膳食结构,正是目前西方一直推崇的膳食结构。由于谷类食品中碳水化合物含量高,故碳水化合物产生的热能占总热能的60%以上,是热能最经济、最主要的热能来源。

(2) 由于蔬菜丰富、食品不做精细加工、粗粮的摄入等,使我们摄入了大量的膳食纤维,因此,消化系统疾病及肠痈的发病率极低。

(3) 豆腐、豆制品、腐乳、豆浆、豆汁的摄入,补充了一部分的优质蛋白质和钙。

(4) 饮茶、吃水果、甜食少,减少了糖的过多摄入。

(5) 丰富的调料,如葱、姜、蒜、辣椒、醋等,起到了杀菌、降脂、增加食欲、助消化等诸多功能。

2. 传统的膳食结构的不足

(1) 牛奶及奶制品摄入不足。膳食调查表明,全国范围内钙的摄入量只达到每日推荐量的一半略多。牛奶的营养价值很高,又是钙的最好来源,提倡多喝牛奶,每日不少于250ml。

(2) 缺乏瘦牛肉、瘦羊肉、鱼等动物性食品,导致优质蛋白质摄入不足。

(3) 食盐摄入过高。我国居民每人每天食盐食入量平均13.5g,这与世界卫生组织在关于防治高血压、冠心病的建议中提出的每人每天食盐食入量在6g以下的标准相差太远。

(4) 白酒的消耗量过多。

【知识衔接】

《黄帝内经·素问》中有关平衡膳食的叙述:

五谷宜为养,失豆则不良。
五畜适为益,过则害非浅。
五菜常为充,新鲜绿黄红。
五果当为助,力求少而数。

有关平衡膳食的谚语:

食物多样,各类恰当。
多吃蔬菜,蛋白适量。
清淡少油,炖煮为佳。
总量控制,结构调好。
平衡膳食,合理营养。
生活美好,健康防老。

本 章 小 结

本章介绍了营养平衡、合理营养与平衡膳食的概念及内容,蔬菜颜色与营养;中国居民膳食指南与膳食宝塔的内容、应用,如食物同类互换、营养食谱的编制;合理营养与食品烹调及在烹调中各种营养素的变化等以及不同国家膳食结构及其特点。

基本知识训练

1. 我国居民平衡膳食宝塔第三层是（　　）。
   A. 谷类食物　　　　　　　　　B. 蔬菜和水果
   C. 鱼、禽、肉、蛋等动物性食物　D. 奶类和豆类食物
2. 中国居民膳食中膳食纤维的重要来源是（　　）。
   A. 肉类　　　B. 水果蔬菜　　C. 奶制品　　　D. 精制米面
3. 中国营养学会建议的平衡膳食宝塔提出了（　　）。
   A. 食物分类的概念　　　　　　B. 较理想的膳食模式
   C. 具体的食谱　　　　　　　　D. 可以食用的食物种类
4. 不属于典型世界膳食结构模式的是（　　）。
   A. 中国模式　　　　　　　　　B. 日本模式
   C. 发展中国家模式，以印度为代表　D. 欧美西方经济发达国家模式
5. 不属于我国食物结构特点的是（　　）。
   A. 富含膳食纤维　　　　　　　B. 优质蛋白质较少
   C. 以植物性食物为主　　　　　D. 摄入饱和脂肪酸较多
   E. 维生素 A、维生素 B_2 和钙的摄入均较少
6. 体质指数是（　　）。
   A. 体重（千克）/身高（米）　　　B. 体重（千克）/身高（米）^{2}
   C. 体重（千克）/身高（米）^{3}　　D. 身高（米）/体重（千克）^{2}
7. 下列哪项是《中国居民膳食指南》的主要内容？（　　）。
   A. 食物多样，谷类为主　　　　B. 如饮酒要限量
   C. 油脂要适量　　　　　　　　D. 吃清洁卫生、不变质食物
   E. 三餐要合理
8. 下列不属于《中国居民膳食指南》内容的是（　　）。
   A. 多吃蔬菜、水果和薯类　　　B. 吃清淡少盐的膳食
   C. 如饮酒应限量　　　　　　　D. 经常服用钙剂，防止骨质疏松
   E. 吃清洁卫生、不变质的食物
9. 下列食品何种是碱性食品？（　　）
   A. 大米　　　B. 蔬菜和水果　　C. 猪肉、牛肉　　D. 蛋黄
10. 世界卫生组织建议每人每日食盐用量不超过（　　）为宜。
    A. 4g　　　B. 6g　　　C. 8g　　　D. 10g
11. 【技能训练题】以下以 10 岁男生一日食谱为例，请您对这食谱进行评价。

餐次	食物名称	用量
早餐	面包、火腿、牛奶、苹果	面粉150g、火腿25g、牛奶250g、苹果100g
午餐	椒肉片、熏干芹菜、馒头	青椒肉片（青椒100g、瘦猪肉45g、植物油6g）、熏干芹菜（熏干30g、芹菜100g、植物油5g）、面粉150g
晚餐	西红柿炒鸡蛋、韭菜豆腐汤、米饭	西红柿炒鸡蛋（西红柿125g、鸡蛋60g、植物油5g）、韭菜豆腐汤（韭菜25g、南豆腐30g、植物油3g）、大米125g

复习思考题

1. 中国居民膳食指南的具体内容包括哪些？
2. 中国居民的平衡膳食宝塔共分几层？具体内容是什么？
3. 膳食指南在具体应用中应注意什么？
4. 阐述不同国家的膳食结构。你觉得我国在今后的膳食调整中应注意什么？

第五章　不同人群的营养和膳食

【知识教学目标】

通过本章的学习,使学生了解处于特殊生理阶段、特殊生活环境、特殊人群的生理特点,掌握不同年龄阶段人群不同的营养与膳食要求,了解其膳食安排、饮食禁忌及常见的饮食营养误区,了解并熟悉某些慢性病患者的营养与膳食特点。

【能力培养目标】

通过本章的学习,要求学生能结合不同人群的生理特点和某些慢性疾病的病理特点,了解合理膳食搭配的原则与方法。

第一节　孕妇和乳母的营养和膳食

从妊娠开始至分娩,以及整个哺乳期,母体要经历一系列的生理、生化改变。在此期间,母体不仅要供给自身生理变化的营养要求,还要供给胎儿生长发育所需要的营养。因此,孕产妇的营养不仅关系到自身的健康,同样要影响到胎儿,乃至婴儿的健康发育和成长。

一、妊娠期的生理变化

1. 代谢的升高

包括合成代谢增强、基础代谢率升高。因为怀孕后有两方面的合成代谢,一方面是身体合成一个完整的重量为 3.2kg 的胎儿,另一方面是母体代谢上的适应以及生殖系统的进一步发育。这两种的合成都需要一定物质来支持。在妊娠后半期,每天约增加 627kJ 能量用于基础代谢的增高。

2. 消化系统的状况和功能改变

怀孕期由于激素与代谢的改变,往往出现恶心、食欲减退、异食消化不良等现象。后又因子宫增大而影响肠的活动,往往引起便秘,同时机体却又需要吸收更多的营养素。

3. 血液容积及血液成分的变化

血容量和红细胞增加,红细胞的增加幅度低于血容量,母亲血液中绝大部分营养素可主动转运至胎儿,造成孕妇生理性贫血(早期 110g/l,中期 105g/l)、血浆蛋白浓度下降以及各种营养素水平(如葡萄糖、氨基酸、矿物质和水溶性维生素等)降低。

4. 内分泌系统的变化

妊娠期垂体前叶增大,分泌的生乳素增加,为非孕期的10倍~20倍,其作用是使已受雌激素作用的乳腺进一步发育完善,为产后分泌乳汁做准备。甲状腺功能旺盛,有些孕妇会出现轻度甲状腺肿大,碘的需要量增加。妊娠期血钙水平往往降低,刺激甲状旁腺的分泌增多,以调节血钙使其维持正常水平。

5. 肾脏和泌尿系统

由于孕妇及胎儿代谢产物增多,肾血流量增加,肾脏负担增加。早期由于子宫扩大挤压膀胱,尿频显著;孕后期,随胎头下降入盆也会挤压膀胱,造成同样结果。由于肾血流量及肾滤过率增多,葡萄糖滤过增多,当肾小管对葡萄糖的再吸收不能相应增加时,即可出现糖尿,约15%孕妇有糖尿。氨基酸滤过增加,但无蛋白尿,由于以上排出物增加,为细菌生长提供了物质条件,故孕妇易发生尿路感染。

6. 呼吸系统

由于子宫逐渐增大,隔肌上升,上升幅度约4cm。肺被挤压上去,所以孕妇容易感到喘不过气,也会感到晕眩。这是妊娠期常见现象,也是正常的。

7. 体重的变化

估计母体在怀孕的40周内,体重增加12~15kg,其中一半的重量为生殖系统与胎儿的重量,另一半左右则为母体其他方面重量的增加。妊娠前3个月体重增长较慢,在此期间子宫及乳房增大,血容量增加;孕中期体重增长迅速,母体开始储存脂肪及部分蛋白质;孕晚期主要是盆腔及下肢间质液增多。妊娠各期孕妇体重的增加如表5-1所列。

表5-1 妊娠各期孕妇体重的增加

组别		不同孕期增重/g			
		10周	20周	30周	40周
胎儿	胎儿	5	300	1500	3300
	胎盘	20	170	430	650
	羊水	30	250	600	800
母体	子宫	135	585	819	900
	乳房	34	180	360	405
	血容量	100	600	1300	1250
	脂肪、间质液	330	1900	3500	5200
合计		654	3985	8509	12505

二、妊娠各期的营养需要

在怀孕的 40 周内,有人从营养与生理等方面大体分三期,即孕早期、孕中期和孕后期;也有分为前半和后半两期,其目的是一致的。

1. 热量

前 3 个月,热量的增加并不明显,第 4 个月后,各种营养素和热能的需要增加,我国建议孕妇每日应增加热能 0.84MJ(200kcal)为宜。

2. 蛋白质

为了满足母体、胎盘和胎儿生长的需要,孕期对蛋白质需要增加,约增加 1kg。孕期蛋白质的存储量随孕周的增长而增加,我国建议第一孕期为 5g/d,第二孕期为 15g/d,第三孕期为 25g/d。另孕妇从尿中排出的氨基酸比孕前高,在 8 种必需氨基酸中,蛋氨酸、色氨酸及赖氨酸的排出都增加,血浆氨基酸的水平则比孕前稍低。因此,孕妇应有足够的优质蛋白质(1/3 以上)补充。

3. 脂类

脂肪对胎儿发育及脂溶性维生素的吸收有帮助,如缺少一定量的必需脂肪酸,可推迟胎儿脑细胞的分裂增殖,脂肪还对促进乳汁分泌有利。妊娠全过程孕妇需增加脂肪 2~4kg,故孕妇每天应补充适量的脂肪,每天 60~70g,其中必需脂肪酸 3~6g,植物油中必需脂肪酸占 40%,每天摄入 7.5~15g 植物油即可满足所需的必需脂肪酸。胆固醇的摄入量应少于 300mg/d。

4. 碳水化合物

葡萄糖是胎儿唯一的能量来源,因此消耗葡萄糖较多,若摄入不足,就需动员体内脂肪分解,发生酮症酸中毒,影响胎儿智力发育。碳水化合物的摄入以摄入淀粉类多糖为宜,不必直接摄入葡萄糖或过多蔗糖,以免血糖波动。另外孕妇易患便秘,故应摄入适量的膳食纤维。

5. 无机盐

(1) 钙。我国建议妊娠早期钙的适宜摄入量为每日 800mg,中期为每日 1000mg,晚期为每日 1200mg。同时注意供给充足的维生素 D。牛奶是食物补钙的最佳选择,虾皮、鱼松、骨头汤、蛋类、豆类、海带等含钙也较多。

(2) 铁。缺铁性贫血是孕期普遍存在的营养问题,我国高达 30% 以上。妊娠期需铁 1200mg,其中 300mg 用以满足胎儿需要,570mg 供给母亲红细胞利用,其余准备补偿分娩时的损失。我国建议妊娠妇女每天补充铁 30mg。

(3) 锌。除儿童外孕妇是易缺锌的人群。锌对早期胎儿器官的形成十分重要,充足的锌可预防胎儿先天性畸形的发生。孕妇味觉异常和食欲减退,可能也与缺锌有关。我国建议孕妇每日锌推荐摄入量为早期 11.5mg,中期和晚期为 16.5mg。锌最好来自动物肉类,牡蛎含量最高。

（4）碘。妊娠期碘的需要量增加，容易发生甲状腺肿，严重缺碘可致胎儿大脑与身体发育迟滞，形成克汀病，故应注意碘的供应。但也不宜大剂量服用碘化钾。我国建议孕妇碘的推荐摄入量为每日 200μg，最好由蔬菜和海产品供给。

6．脂溶性维生素

（1）维生素 A。孕期需要足够的维生素 A 以适应胎儿发育，其供给标准为早期 800μg 视黄醇当量，中期、晚期 900μg 视黄醇当量。孕期需要有充足的维生素 A 供给，但过多是无益的，还可能产生致畸作用，影响胎儿的正常发育。

（2）维生素 D。维生素 D 对调节母体和胎儿的钙、磷代谢有重要作用，妊娠期对维生素 D 的需要增加，除多晒阳光外，还应补充富含维生素 D 的食物。缺乏维生素 D 可致婴儿佝偻病和孕妇骨质软化症。推荐摄入量早期为 5μg，中、晚期为 10μg。

（3）维生素 E。孕妇在缺乏维生素 E 时，可发生流产和死胎。孕妇适宜摄入量与成人一样，均为每日 14μg。

（4）维生素 K。维生素 K 是合成血液凝固所必需的凝血酶原，对防止母亲凝血障碍和新生儿期出血具有重要作用，妊娠最后数周给孕妇服用维生素 K 可作为预防凝血机能障碍的常规治疗。

7．水溶性维生素

妊娠中机体代谢活跃，B 族维生素及维生素 C 均需要满足母体与胎儿的需要，其需要量一般比孕前为高。

（1）维生素 B_1 和 B_2。由于维生素 B_1 和 B_2 主要与能量代谢有关，孕妇热能的需要量增加，则维生素 B_1 和 B_2 的需要量也增加。维生素 B_1 还与食欲、肠蠕动和乳汁分泌有关，故应供给足够量的维生素 B_1 和 B_2。维生素 B_1 缺乏时，孕妇易发生便秘、呕吐、肌肉无力、分娩困难。我国建议孕妇每日维生素 B_1 推荐摄入量为 1.5mg，维生素 B_2 为 1.7mg。

（2）维生素 B_6。由于蛋白质摄入量的增加，孕妇维生素 B_6 的适宜摄入量为 1.9mg，比成年女性多 0.7mg。

（3）叶酸和维生素 B_{12}。由于孕妇体内合成代谢的增加，对叶酸和维生素 B_{12} 的需要量增加，二者缺乏易发生贫血。我国叶酸推荐摄入量较平时增加 200μg，即孕妇供给量为 600μg，而维生素 B_{12} 增加 1.2μg，即 2.6μg。

（4）尼克酸。孕期尼克酸仅轻度增加，每日多供给 2mg，为 15mg。

（5）维生素 C。胎儿生长需要大量的维生素 C，维生素 C 对母体和胎儿都十分重要。我国建议孕期的维生素 C，早期 100mg，中、晚期的摄入量 130mg，较平时增加 30mg。孕妇应保证蔬菜和水果的供应。

三、孕妇的膳食

孕期的膳食应多样化,清淡而不吃刺激性食物。整个孕期都需要有平衡的膳食,并根据体重的实际情况合理安排。

(1) 注意供给动物性食物。

(2) 注意供给新鲜水果和蔬菜。

(3) 注意供给海产品。海产品含丰富的碘、钙、锌等无机盐,可满足孕妇对这些无机盐的需要。

(4) 注意孕妇的口味特点。

(5) 克服偏食习惯。由于孕妇对食物挑剔,易偏食,应予克服。

(6) 有条件时,适当供给坚果类食物,如核桃、花生、芝麻等。

(7) 尽量减少和避免食用含有食品添加剂的食物,如含糖精、人工合成色素、香料的食物,这些食品添加剂对胎儿可能有不良影响。

四、乳母的营养需要

母乳的合成需要能量,在母乳中分泌出的营养素要在母体中汲取,故乳母的营养不仅需要适应母体本身的需要,同时也要适应母乳泌出的需要。和妊娠期一样,乳母需要完全而平衡的膳食,尤其附有家务劳动和参与社会工作时,应更加需要满足母子的需要。

1. 能量

除乳母本身的热量消耗外,还有乳汁的能量消耗。乳母能量需要较大,我国营养学会建议的标准为在乳母本身热量供给之外,为泌乳每日额外增加 1260kJ,FAO/WHO 建议则为额外增 2310kJ。

2. 蛋白质

人乳含蛋白质为 1.1% ~ 1.2%,如每日平均分泌 820g 的母乳(转化率为 70%),则消耗蛋白质 12.6g。我国营养学会建议每日为乳母供给额外的蛋白质是 25g,即一位轻体力劳动的乳母应有 70 + 25 = 95g 蛋白质,其中优质蛋白质最好占 1/3 ~ 1/2。

3. 脂肪

脂肪是乳儿能量的重要来源,乳儿中枢神经系统的发育及脂溶性维生素的吸收也需要脂肪,故乳母膳食中应有适量的脂肪。乳母应多吃些鱼类,尤其是深海鱼类,可以增加 DHA,有利于婴儿脑神经和视力的发育。乳母脂肪的摄入量以占总能量的 25% 为宜。

4. 钙

乳母需要充足的钙质为其本身及乳汁钙含量的需要。乳汁中钙的含量一般是稳定的,初乳含钙量为0.48g/l,过渡期0.46g/l,成熟乳为0.34g/l。FAO/WHO建议乳母的钙供应量为1200mg/d。

5. 铁

动物性食物在膳食中含量比例的大小,影响铁的吸收与利用;增加乳母的铁摄入量可使乳母血清铁水平升高,但对乳汁含铁量影响不明显。哺乳期6个月内,平均每日由乳汁排出的铁量很小,约为0.25mg,但母亲分娩时随失血损失较多的铁,约为250mg,为防止乳母贫血,我国的推荐供给量为25mg/d。

6. 碘

母乳中含碘量为4~9μg/100ml,乳母需要碘的量为每日200μg,比一般人高50μg。

7. 脂溶性维生素

脂溶性维生素不易通过乳腺,故乳汁中脂溶性维生素受膳食中脂溶性维生素的影响较小。维生素A除母体的需要外,乳汁中的维生素A含量约为61μg/100ml。我国建议标准为在供给母体1000μg视黄醇当量的基础上,再增加200μg,即1200μg;维生素D几乎完全不通过乳腺,婴儿必须多晒太阳或补充鱼肝油等以满足需要,但乳母本身亦需要维生素D促进钙的吸收,我国建议乳母每日维生素D的摄入量为10μg(相当400单位);维生素E有促进乳汁的作用,乳母每日的适宜摄入量为14mg。

8. 水溶性维生素

水溶性维生素易通过乳腺,乳汁中维生素B_1、维生素B_2、维生素C和尼克酸都与膳食中这些维生素密切相关。乳母的硫胺素摄入量充足时,有助于乳汁的分泌。其膳食推荐摄入量硫胺素和核黄素为1.8mg和1.7mg,尼克酸为18mg,维生素C为130mg。

9. 水分

在乳母膳食和饮食中,需增加必要的水分,因为在乳汁中排出的水分为750ml以上,所以乳母每天应多喝水和多吃些汤类食物,尤其应尽可能食用鲜汤、肉汁和各种乳母喜爱的汤,包括鱼汤、骨头汤或以蔬菜、水果混合煮的肉汤以及豆汤(甜味的),或用豆、花生、肉类做成的粥。

五、乳母期的膳食

乳母对营养素的需要量增加,为从食物获得足够的营养素,达到合理膳食的要求,应注意以下几点:

(1)保证蛋白质和钙的供应。选用动物性食物和大豆制品作为蛋白质来源,有利泌乳,适当选用骨粉或奶类食物供给足够的钙。

(2) 注意供给新鲜水果和蔬菜,并且要有足够的数量,保证维生素、无机盐及部分水分供应。

(3) 注意供给肉、骨头汤、鸡鸭汤、鲫鱼汤。这些汤滋味鲜美,可供给足够的水分;炖汤时,可在汤中加两滴醋,有利于钙的溶出。

(4) 我国传统医学和民间有一些行之有效的方法可增进泌乳,值得重视。如产后吃鸡蛋、红糖和鸡鸭汤等都是经济实惠的方法,又如花生炖猪蹄汤可催乳。还有很多的偏方,如通草2g与猪蹄炖汤;又如王不留行6g与猪蹄炖汤食用。

总之,孕妇和乳母营养对下一代的生长发育极为重要,应用科学的方法来指导配膳。

第二节 婴幼儿的营养与膳食

一般1岁以内称婴儿,1月以内称为新生儿,1~4岁称为幼儿。婴幼儿时期良好的营养,是其一生体格和智力发育的基础,也是预防成年慢性疾病的保证。

一、婴儿的营养与膳食

(一) 婴儿生长发育的特点

婴儿期是指从出生到1周岁前。婴儿期是人类生命从母体内生活到母体外生活的过渡期,亦是从完全依赖母乳的营养到依赖母乳外食物营养的过渡时期。婴儿期也是人生身体发育的最快时期,即第一个生长高峰期,婴儿在这个期间生长发育极其迅速,从出生开始到1周岁时,婴儿的体重将增加3倍,身高增加1.5倍。婴儿期的前6个月,脑细胞数目持续增加,至6月龄时脑重增加2倍(600~700g),后6个月脑部的发育以细胞体积增大以及树突增多和延长为主,神经髓鞘形成进一步发育,脑重达900~1000g,接近成人脑重的2/3。所以此时婴儿期需要有足够的营养予以支持,此时的营养摄取比任何一个年龄阶段都重要。如果在这个阶段儿童的营养长期供给不足,人的生长发育就会受到阻碍,甚至会停止发育。这样不仅要影响婴儿期的健康状况,还会因此失去发育的最佳时期从而影响终生的健康,此时儿童的身高、体重、智力等方面的发展都会明显低于营养好的儿童。可见婴儿期的营养对人一生的体质和健康都是非常重要的。

(二) 婴幼儿的营养需要

1. 热能

热能是维持生命的重要生物能,婴儿期生命的新陈代谢最旺盛,人体为了适应高代谢,就必须摄入大量热能,才能维持身体的生长发育。婴儿期前6个月每天需要500kJ/kg热能,后6个月每天需要420kJ/kg热能。而婴儿期的热能补充主要依靠母乳,母乳是婴儿最佳的热能源,其他任何代乳品都无法替代母乳。膳食热能供给不足,其他营养素就不能在体内被很好地利用,影响生长发育;热能供给过多又会引起肥胖症。

我国建议1岁以内的婴儿每日热能适宜摄入量为0.4MJ/kg。

2. 蛋白质

蛋白质是人体最重要的物质和营养成分,对婴儿来说它不仅要随时补充日常的代谢损失,还要供应不断增加新组织的生长需要。婴儿对蛋白质的需要量比成人要多,婴儿期蛋白质的摄取主要靠母乳的供养。如果婴儿期蛋白质供养不足,不仅会影响身体的生长和发育,导致婴儿的体重和身高增长缓慢,肌肉发育松弛,严重时还会出现贫血症状和免疫力低下,甚至会影响大脑的发育而导致智力低下。为了保证婴儿期的营养充足,在婴儿4个月以后除喂养母乳和牛奶以外,还应该添加一些营养丰富的食品,如鸡肉、鱼肉、鸡肝等,这些食物含有丰富的蛋白质。因为婴儿期消化能力较差,在添加乳品以外的营养性食物时,要注意将这些食物粉碎成糊状喂养较好,如果与米粉一起做粥来喂养婴儿则效果也较好。

【小贴士】安徽阜阳"大头娃娃"事件

2003年开始,安徽阜阳100多名婴儿陆续患上一种怪病,脸大如盘,四肢短小,当地人称为"大头娃娃",原因是这些婴儿食用劣质奶粉导致了营养不良综合征。据阜阳地区各医院核查,2003年5月以后住院儿童171名,其中因并发症死亡的儿童13名。其主要原因就是不法厂家在生产时故意在产品中掺入了大量不含任何牛奶成分的廉价原料,导致蛋白质含量远远不达标,最少的含量仅为0.37%,钙、磷、锌、铁等含量也普遍不合格,基本上没有营养可言,比米汤还要差。食用蛋白质含量严重不足的空壳奶粉会造成婴儿长期营养不良,导致造血功能障碍、内脏功能衰竭、免疫力低下,致使婴儿头大身子小,身体虚,反应迟,皮肤溃烂,内脏肿大,甚至死亡。

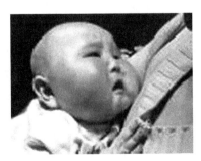

3. 脂肪

脂肪是人体生长发育的重要物质和营养,脂肪所含的不饱和脂肪酸是婴儿身体发育和形成神经组织所必需的物质,人如果摄取的脂肪量不足,就会严重影响健康。婴儿期因新陈代谢较快,所以对脂肪的需求也高于成人。新生儿期每日大约需要脂肪7g/kg,2~3个月的婴儿每日约需脂肪6g/kg,6个月以后的婴儿每日约需脂肪4g/kg。根据这个规律,在婴儿4个月龄以后应该添加一些富含脂肪的食物来补充其营养摄取。蛋黄、藕粉、鸡蛋、黄油、芝麻、白薯、猪肉等食物中富含脂肪,将这些食物做成粥或糊状,喂养婴儿可以达到补充脂肪的目的。

4. 碳水化合物

碳水化合物是人体主要的热能营养素,碳水化合物能够帮助完成脂肪氧化,节约蛋白质消耗,同时它还是脑细胞代谢的基本物质,如碳水化合物长期供养不足,可以导致营养不良。但碳水化合物的摄取量也必须合理,如果碳水化合物进食过多,蛋白质摄取不足,婴儿的体重就会增加过快,体形发胖,而肌肉发育松弛,同时身体的抵抗能力变差,容易生病。碳水化合物的来源主要依靠主食的摄取,如米、面等富含淀粉等食物。婴儿最初3个月对淀粉不容易吸收,所以米、面等淀粉食物应在3~4月龄后开始添加;4月龄以后的婴儿可以添加面米粥类、面汤、馄饨、饺子、薯泥等食物,接近周岁时可以让孩子吃一些馒头、米饭、面包之类的食物,这些食物中含有丰富的碳水化合物,能够满足身体发育的需要。

5. 无机盐

(1)钙和磷。婴幼儿骨骼生长和牙齿钙化都需要大量的钙和磷,只有摄取足够的钙、磷,才能保证促进骨骼、牙齿的生长和坚硬。除乳汁可提供钙、磷以外,还可以补充一定的钙剂。6月龄后的婴儿在添加辅助食物时,还应多选用大豆制品、牛乳粉、蛋类、虾皮、绿叶菜等富含钙和磷的食物。

我国每日膳食适宜摄入量为6个月400mg,1~3岁为600mg,并注意维生素D的营养状况,可耐受最高摄入量为每日2000mg。

(2)铁。乳中铁质量分数较低,胎儿在肝脏内储留了大量的铁,可供出生后6个月使用,在4个月后就应该添加含铁的食物,否则可能出现缺铁性贫血。给婴儿每日喂一点蛋黄、猪肝、猪肉、牛肉和豆类等,可以将这些食物加工成糊状或粥状喂养婴儿,效果较好。

我国每日膳食中半岁以上婴儿铁的推荐摄入量为10mg。

(3)锌。锌是人体发育所必需的微量元素,婴儿如果缺锌,会出现食欲减退、停止生长等症状。婴儿期每日需锌3~5mg,人乳的含锌量高于牛乳及其他乳品,人初乳的含锌量最高,所以让孩子吃上初乳是格外重要的。鱼、肉、虾等动物性食物的含锌量也很高,在婴儿4个月龄以后,应该适当添加西红柿、鱼、虾、肉泥等富含锌的食物。

6. 维生素

(1)维生素A和D。维生素D可调节钙磷代谢,缺乏时可发生佝偻病。维生素A和D摄入过多可引起中毒,我国建议维生素A婴幼儿适量摄入量为400μg,维生素 D 则为 10μg。

（2）B 族维生素。硫胺素、核黄素和尼克酸都随能量需要量而变化,可从乳中获得;硫胺素和核黄素 1 岁以上为 0.6mg,尼克酸则为硫胺素的 10 倍。

（3）抗坏血酸。乳中抗坏血酸受母乳的影响,人工喂养则需要补充,婴儿出生后两周便可开始补充。可采用菜汤、橘子水、番茄汁和其他水果、蔬菜等。我国建议每日膳食推荐摄入量 1 岁以下婴儿 50mg,1 岁以上为 60mg。

7. 水

婴幼儿发育尚未成熟,调节功能和代偿功能差,易出现脱水等水代谢障碍,应注意婴幼儿水的补充。

（三）婴儿的喂养方法

婴儿时期喂养非常重要,通常婴儿喂养分母乳喂养、混合喂养和人工喂养。

1. 母乳喂养

1）母乳的特点

（1）母乳含优质蛋白质。母乳蛋白中必需氨基酸构成与婴儿体内必需氨基酸构成极为一致,能被婴儿最大程度利用。此外还含有较多的牛磺酸,能满足婴儿脑组织发育的需要。

（2）母乳的脂肪球小,易消化吸收,不饱和脂肪酸的质量分数也高。

（3）母乳内乳糖的质量分数高,对婴儿脑的发育有利,能使进肠道乳酸杆菌的生成,抑制大肠杆菌的繁殖,减少腹泻的发生。

（4）母乳中无机盐的质量分数较牛乳少,新生儿肾功能不健全,人乳喂养婴儿不致肾负荷过度。

（5）母乳内有双叉乳杆菌,可抑制肠道致病细菌的生长。

（6）母乳中含有免疫球蛋白和非特异性免疫物质(吞噬细胞、乳铁蛋白、溶菌酶、乳过氧化氢酶、补体因子 C3),可抑制病毒,杀灭细菌,对婴儿有保护作用。

（7）母乳喂养有利于建立母子感情。

（8）母乳喂养易出现维生素 K 的缺乏而出现凝血改变。同时,母乳维生素 D 较少,可能发生佝偻病,应注意补充这 2 种维生素。

2）方法和时间

产后 12h 开始哺乳,12h 前可喂少量 5% 葡萄糖。最初 3 天内喂奶时间要短,第 1 天每次喂 2min 即可;第 2 天 4min;第 4 天以后 1 次可喂 15~20min,每隔 3~4h 哺喂 1 次。哺乳要定时和有规律,如 3h 哺喂 1 次,可以如下安排:6 时、9 时、12 时、15 时、18 时、21 时、0 时,然后再到早晨 6 时哺乳,新生儿夜间 3 时要增哺 1 次。婴儿稍大后可以 4h 喂 1 次,5 个月以内的婴儿可以每隔 4h 喂 1 次。

哺乳时,母亲将婴儿斜抱起,让他躺在怀里吃奶。哺乳后将婴儿直立抱起,让头靠在母亲肩上,用手轻轻地拍其背部,使咽到胃里的空气溢出,以免吐奶。白天在两次喂奶中间可以喂少量的菜汤、温开水、番茄汁、橘子汁等。

3）断奶时间

随着婴儿年龄的增长,母乳已不能满足婴儿对营养素的需要,同时,婴儿消化机能增强和牙齿的长出,对食物有了新的要求。这时应添加辅助食物,补充婴儿的营养需要,为断奶做准备。一般从7、8个月到1岁左右逐渐完成。

2. 混合喂养及人工喂养

混合喂养是指母乳不足时添加其他代乳品喂养婴儿的方法,如果全部用代乳晶喂养则称人工喂养。

1）常用代乳品

（1）鲜牛奶。与人奶比较,牛奶有以下缺点:①牛奶的酪蛋白质量分数高,遇胃酸形成的凝块较大,不易消化;②牛奶的脂肪球较大,也难消化;③牛奶低级脂肪酸较多,对肠道有刺激作用;④牛奶中乳糖少,要另外加糖或淀粉以补充热量。

（2）鲜羊奶。羊奶与牛奶比较有以下特点:①羊奶中乳白蛋白的质量分数较牛奶高,其蛋白质疑块比牛奶细和软,易于消化;②羊奶脂肪球的大小接近人乳,也易于消化;③羊奶中叶酸的质量分数不足,长期服用要补充叶酸。其他与牛奶类似,服用也应煮沸以杀菌和有利于消化。

（3）奶制品。

① 奶粉（牛奶或羊奶）。奶粉便于保存和携带,同时其酪蛋白颗粒变细,较鲜奶易于消化。加适宜的水分可配成原奶,市场上有专门的婴儿配方奶粉。

② 蒸发奶。有淡奶和炼乳两种,前者加水稀释便成为原奶,后者含糖量较高,蛋白质和脂肪的质量分数相对较低,维生素B及C大多损失,不宜单独作为婴儿代乳品使用。

（4）其他代乳品。我国目前还有豆制代乳粉、鸡蛋米粉、米面糊等。在农村和边远山区使用较多。

人奶、牛奶、羊奶成分及热量比较如表5－2所列。

表5－2　人奶、牛奶、羊奶成分及热量比较（100ml）

成分	水/ml	蛋白质/g	乳糖/g	脂肪/g	钙/mg	磷/mg	铁/mg	维生素D/IU	细菌	能量/cal
人奶	87.5	1.2	7.5	3.5	34.0	15.0	0.1	较多	几乎无菌	68.0
牛奶	87.5	3.5	4.8	3.5	120.0	90.0	0.1	较少	易沾染细菌	66.0
羊奶	86.9	3.8	5.0	4.1	140.0	106.0	0.1	较少	易沾染细菌	71.0

2）断奶食品和辅助食品

添加辅助食物应从一种到多种,由少到多,先液体后固体。

（1）1～3个月:主要添加含维生素C、D的食物,可用菜汤（绿色蔬菜切细或制成泥状后煮汤)、番茄汁、鲜橘子汁、橙汁等供给维生素 C;补充鱼肝油以供给维生素 A、D,一般出生后 2 周便可添加鱼肝油。

(2) 4~6 个月:婴儿体内铁的储备已快耗尽,添加含铁的食物,可添加蛋黄;此时,婴儿开始长牙,可给婴儿添加菜泥、水果泥等。

(3) 7~8 个月:可以喂饼干、馒头,锻炼婴儿咀嚼,帮助牙齿的生长。

(4) 9~10 个月:可逐渐喂肉末、肝泥和鱼肉等,还可喂 1~2 次稠粥或较好的断奶食品,为断奶做准备。

(5) 11~12 个月:每日可吃 2~3 次断奶食品,如吃馒头、饼干和肉末、碎菜等,食物应尽量多样化。

断奶食品要适宜,不宜过硬,而应注意营养质量。断奶食品应经济实惠,营养丰富。

二、幼儿的营养与膳食

(一) 幼儿的生长发育特点

幼儿期是从 1 岁至 3 岁。这段时期内,幼儿生长发育速度虽较婴儿期减慢,但仍比年长儿和成人快。此期幼儿能独立行走,活动范围增大,运动量增加,另外幼儿期小儿一般已断乳,辅食逐渐代替母乳转为主食,因此要保证多种营养素及热量的合理供给。

(二) 幼儿的营养需要

1. 热能

正常幼儿每日总热量的需求为 420kJ/kg,而且各种供能营养之间应保持平衡,蛋白质、脂肪、碳水化合物的合理比值十分重要,其中蛋白质供给的热量应占总热量的 12%~15%,脂肪占 25%~35%,碳水化合物占 50%~60%。

2. 蛋白质

幼儿需要的蛋白质相对较成人多,而且要求有较多的优质蛋白质,因为幼儿不但需要用蛋白质进行正常代谢,而且还需要用它来构成新的组织,所以蛋白质是幼儿生长发育的重要营养素。幼儿每日需要供给蛋白质 3~3.5g/kg。

3. 脂肪

脂肪是体内重要的供能物质,有利于脂溶性维生素的吸收。幼儿脂肪代谢不稳定,储存的脂肪易于消耗,若长期供给不足,则易发生营养不良、生长迟缓和各种脂溶性维生素缺乏症。

4. 碳水化合物

碳水化合物是热量供应的主要来源,其供热量约占总热量的 50%,能节省蛋白质的消耗量和协助脂肪氧化。婴幼儿约需 12g/(kg·d),2 岁以上需 8~12g。婴幼儿饮食内过多供给糖类,最初其体重可迅速增长,日久则肌肉松软、面色苍白呈虚胖样,实为不健康的表现。故蛋白质、脂肪和碳水化合物三者的供给,需有适当的比例才能发挥各自的良好作用。

5. 维生素

维生素是维持正常生长及调节生理机能所必需的物质,并与酶有密切关系。与小儿营养关系密切的有维生素 A、D、B_1、B_2、B_6、B_{12}、C、E、K 及叶酸、烟酸等。维生素对婴幼儿营养尤其重要,若缺乏会影响发育,还会出现某种维生素缺乏症。

6. 矿物质

矿物质有重要的调节生理作用,幼儿最容易缺乏的矿物质是钙和铁。钙在人体矿物质中占最大分量,99%的钙存于骨骼中,也是牙齿的主要成分,仅 1%存在于血浆中,其中一半与蛋白质结合,另一半游离在体液中。小儿在生长发育期需钙量较成人多,每日需 1g 左右。铁的主要功能是制造血红蛋白及肌蛋白,还是细胞色素和其他酶系统的主要成分。乳类内仅含微量铁,故自生后 3～4 个月起应添加含铁的食物如蛋黄、肝、菜末等,长期缺铁可发生贫血。

7. 水

水是人体最重要的物质,营养的运输、代谢的进行均需要水分。小儿的新陈代谢旺盛,需水量相对多些,加上小儿活动量大,体表面积相对较大,水分蒸发多,所以需要增加水的供给量。乳幼儿需 100～150ml/(kg·d),随着年龄增长,水需要量相对减少。若摄水量少于 60ml/(kg·d),可能发生脱水症状;若摄水量超过正常需要量,多余的水能从尿中排泄,如心、肾、内分泌功能不全时,则会发生水中毒。

(三) 幼儿的膳食

1. 幼儿饮食的特点

(1) 幼儿膳食营养素应齐全,各种营养素易于消化吸收。

(2) 照顾幼儿的口味特点。

(3) 注意食物的卫生。

2. 培养幼儿良好的膳食习惯

培养孩子良好的膳食习惯应注意以下几方面。

(1) 儿童的饮食习惯要从小培养。

(2) 饮食要定时定量,不要暴饮暴食。食物在胃内停留时间为 4～5h,所以每餐的间隙以 4h 为宜。1～2 岁的幼儿,每日可进餐 5 次(三餐两点)。2～3 岁的幼儿,每日可进餐 4 次(三餐一点)。不要额外加餐或给点心,不要随意给吃糖果和零食。

(3) 培养孩子吃多样化食物的习惯,不养成偏食习惯。

(4) 教孩子正确使用餐具并养成良好的卫生习惯,注意餐具、餐桌卫生和保持餐桌整洁,饭前、饭后、便后都要洗手。

(5) 孩子吃饭时,要集中精力,不要边吃边玩;孩子吃不完食物,也不要勉强。

(6) 不要在吃饭前或吃饭时责备孩子。

(7) 家里在配膳时,应尽量考虑孩子,但是,除孩子生病或其他特殊情况外,不要给孩子开小灶。

第三节 儿童的营养与膳食

儿童包括学龄前儿童和学龄儿童,一般4~6岁为学龄前儿童,7~11岁为学龄儿童。这个时期是他们体格和智力发育的关键时期,体格发育加速,内脏功能及大脑的机能、心理发育日益成熟,是人一生中最有活力的时期。

一、儿童的生长发育特点

其生长发育特点主要表现为以下几个方面:

1. 大脑处于迅速发育阶段

儿童期的体格发育虽然较慢,但此时机体各组织的机能、特别是大脑发育非常迅速,6岁儿童大脑皮层的发育基本完成,脑重约1000g,是出生时的3倍,相当于成人的2/3,7岁时儿童的脑重约1280g,与成人基本相当。脑重量的增加,是脑细胞体积增大、神经纤维加多加长和髓鞘化的结果。大脑的发育使神经细胞传导更加迅速和精确,使幼儿形成了更复杂的神经联系。这是对儿童进行早期教育的物质基础。

2. 新陈代谢速度较快

新陈代谢是人体生命发展的重要过程,而学龄期儿童的新陈代谢是较快的时期。新陈代谢包括同化作用和异化作用两个方面。学龄儿童正处在身体发育成长过程中,其新陈代谢中的同化作用大于异化作用,所以要保证儿童在这个阶段摄取更多的营养物质,才能保证正常生长的需要。

3. 体格发育快速增长

儿童期体格发育基本平稳,身高平均每年增长4~5cm,体重平均年增长2~3.5kg。但10岁以后,体格发育快速增长,男孩身高每年可增长7~12cm,女孩一般5~10cm(因人而异),而这个阶段的体重每年可增长4~5kg。女孩身高生长突增开始在10岁左右,此时女孩身高开始赶上并超过男孩。男孩身高生长突增约从12岁开始,到13~14岁男孩身高生长水平又赶上并超过女孩。儿童这个阶段的身体发育带来的另一个变化是青春期将要开始发展,第二性特征将开始出现。

4. 骨骼逐渐骨化,肌肉力量较弱

儿童骨骼的化学成分与成人不同,含有机物较多,无机物较少,成年人骨中有机物和无机物含量的比例为3∶7,儿童为1∶1。因此骨的弹性大而硬度小,不易骨折而易发生畸形。故不正确的坐、立、行走姿势可引起脊柱侧弯、后凸等变形情况,所以此阶段必须注意学会训练正确的坐、立、行姿势。

儿童期的肌肉主要是纵向生长,肌肉纤维比较细,肌肉的力量和耐力都比成人差,容易出现疲劳。所以在劳动或锻炼时,要避免儿童超负荷劳动,以防肌肉或骨骼损伤。给学生布置写字、画画作业的时间也不宜过长,以防损伤儿童的骨骼和肌肉。

5. 乳牙脱落,恒牙萌出。

人的一生要长两次牙齿,即乳牙与恒牙。恒牙共32颗,上下颌各16颗。恒牙萌出时乳牙相继脱落。儿童一般在6岁左右开始有恒牙萌出,最先萌出的恒牙是第一恒磨牙,俗称六龄齿,它生长在全部乳牙之后。接着乳牙按一定的顺序脱落,逐一由恒牙继替。替牙期是龋齿病的高发期,尤其是乳磨牙和六龄齿很容易患龋齿,应该注意口腔卫生。

6. 心率减慢,呼吸力量增强。

学龄儿童的心率为80~85次/min,明显低于新生儿时的约140次/min和学龄前儿童时的约90次/min。这时儿童的肺活量也明显增加,对各种呼吸道传染病的抵抗力逐渐增强。

二、儿童的营养与膳食

1. 儿童的营养需要

(1)热能。儿童对热能的需要相对较成人高,因为儿童的基础代谢率高,要维持生长与发育;另外,儿童还好动。如果热能供给不足,其他营养素也不能有效地发挥作用。

(2)蛋白质。儿童生长发育,对蛋白质的需要较多,每天约2.5g/kg。蛋白质的推荐摄入量与蛋白质的质量有关,质量高,则推荐摄入量较少;质量差,则推荐摄入量较多。蛋白质的需要量与热能摄入量有关,我国儿童蛋白质所供热量占总热能的13%~15%较为合适。

(3)无机盐。儿童骨骼的生长发育需大量的钙、磷。我国4岁以上儿童每日钙的膳食适宜摄入量为800mg,并应注意维生素D的营养状况。儿童生长发育,对碘和铁的需要增加,我国建议铁的推荐摄入量为4岁以上儿童12mg。另外,锌和铜对儿童生长发育十分重要,应注意这些微量元素的供给。

(4)维生素。硫胺素、核黄素和尼克酸的需要量与能量有关,儿童对热能的需要较多,故对这三种维生素的需要也增加。维生素D对儿童骨骼和牙齿的正常生长影响较大,我国建议儿童每日膳食维生素D的推荐摄入量为10mg。维生素A可以促进儿童生长,其膳食推荐摄入量为:4岁以上儿童500μg。我国膳食中,这两种维生素的质量分数偏低,必要时可适当补给鱼肝油。维生素C对儿童生长发育十分重要,并且维生素C易在烹调加工过程中损失。我国建议4岁以上儿童维生素

C 每日膳食推荐摄入量为 70mg,7 岁以上为 80mg。

2. 儿童的膳食

儿童的膳食应注意以下几个方面:

(1) 儿童的咀嚼和消化能力较成人低,故儿童膳食要细嫩、软熟、味道清淡,避免刺激性太强的食物。

(2) 儿童活泼好动,体内糖元储备又有限,故每天可加餐 2 次。

(3) 培养良好的饮食卫生习惯,避免偏食或零食吃得太多,注意食物、餐具和进餐环境的卫生及保持进餐环境整洁。

(4) 食物的花色品种应多样化,注重食物的色、香、味等感官性状。

(5) 注意独立生活能力的培养,教儿童一些洗餐具、做菜饭和布置餐桌的知识,使他们能尽早自食其力。

第四节 青少年的营养和膳食

一般认为 12~18 岁为青少年,这个阶段正值青春期,是人的一生中体格和智力发育最重要的时候,思维活跃,记忆力最强。为了满足营养需要,合理安排好膳食,必须充分考虑青少年生理上的特点。青春期少年生长发育进入第 2 个高峰期,而其生长速度、性发育、学习能力和工作效率都与营养状况密切相关。

一、青春期生长发育的特点

由于体内激素的影响,生长发育明显加快,同时男女孩之间的性别差异逐渐显现出来。

1. 身高

男孩身高每年平均增加 7~9cm,最高增加 10~12cm,整个青春期平均增加 28cm,到 21 岁基本稳定;女孩每年平均增加 5~7cm,最高增加 9~10cm,整个青春期平均增加 25cm,到 17 岁基本稳定。

2. 体重

体重变化明显,平均增加 20~30kg。

3. 体形与性发育特征

男孩:肩宽、背阔、声音变得宏亮低沉(变粗),颈正中出现喉结,脸上长出胡须,身体上也长出腋毛、阴毛,而且骨骼粗大,肌肉发达,身材变得魁梧,逐步形成男性成人面貌。男孩在 14~16 岁可出现首次遗精,性器官也迅速发育接近成人程度。

女孩:骨盆逐渐变宽,乳房开始发育,皮下脂肪增多,声调变得尖高,身体上出现阴毛、腋毛。另外女孩在 13 岁左右开始出现月经,第一次月经称为初潮。月经初潮是青春期性功能发育成熟的重要标志之一,但这并不是说明女性性功能已经完全发育成熟。

二、青少年的营养需求

因为青春期是人生中非常重要的时期,身高、体重增长迅速,体内的各个器官逐渐发育成熟,心理变化也非常复杂,特别爱幻想,好活动,记忆力强。所以青春期各种营养素的供给量必须与青春发育过程变化相适应。

1. 热量

我国建议11岁以上的少年女子膳食中每日热能推荐摄入量为9.2MJ,男子则为10.04MJ,14岁以上的青年女子为10.04MJ,男子则为12.13MJ。

2. 蛋白质

由于青少年正处于生长发育阶段,故蛋白质的供给十分重要,同时还要保证蛋白质的质量,应当有1/3~1/2的蛋白质来自动物性食品和豆类食品,以保证青少年优质蛋白质的供给。我国建议青少年女子的每日蛋白质摄入量为80g,男子为85g,超过普通成人的推荐摄入量。

3. 碳水化合物

因为青少年是活动量较大的时期,长期运动或重复短期激烈运动,肌肉和肝脏的糖原容易耗尽,故充足的碳水化合物摄取才能维持体能所需,以达最佳的活动效能。饮食环境改变,青少年容易吃到一些空热量食物(垃圾食品),例如零食及含糖饮料,且容易过量食用,加上生活空间减小,室内性娱乐增加,活动机会日益减少,肥胖的青少年比例不断上升,碳水化合物的来源及总量必须要谨慎选择。多选择全谷类高纤食物如糙米、全麦食品,尽量避免精致糖类如饮料、糕饼点心。

4. 脂肪

在营养素比例分配上脂肪比例最高不超过35%,此限制建议应由青少年时期做起,西方快餐饮食已对我国新生的一代造成极大的冲击,高脂饮食文化严重影响年轻的一代,青少年过多的脂肪摄取容易导致体重问题或肥胖机会增加,未来患心血管疾病的几率亦会提高。

5. 维生素

青少年维生素的缺乏可能与饮食习惯及食物的选择有关,容易缺的维生素有维生素A、B_1、B_2、C等。青春期男女对于富含维生素A及β-胡萝卜素的食物,如深绿或深黄色蔬菜水果等应多加摄取。同时维生素B族与能量代谢有关,青春期所需的能量增加,B族维生素的需要量也需提高。

6. 矿物质

(1)钙、磷。钙对于骨骼继续生长及形成是相当重要的,快速生长或限制饮食都会有钙质摄取不足的危险,在生命周期中青春期钙需要量:美国推荐为

1200mg/d,我国1000~1200mg/d。钙、磷(建议值为1∶1.5~1∶2.0)比例不平衡会影响生长,常爱喝碳酸饮料、吃零食、不喜欢喝牛奶,就会导致钙磷比值降低。

(2)铁。青春期男女对铁的需求量均有明显的增加,男孩乃是由于肌肉量的增加和血液量的增加,女孩则因月经来潮,需要大量铁质来平衡。青春期铁的供给量女性高于男性。

(3)锌。青春期由于生长迅速及性的成熟,锌尤为重要。锌缺乏使生长迟缓、性发育不佳,补充锌可促进生长及性成熟。膳食中缺锌及以谷类为主膳食中大量植酸对锌吸收的障碍,均为青少年生长发育缓慢的主要原因。

(4)其他矿物质。如碘、镁、铜、铬、氟等也不能忽视,如碘是甲状腺素的成分,是正常新陈代谢不可缺少的物质,对生长发育有重要意义。在青春期碘的需要量增加,缺碘常可致甲状腺肿。

三、青少年的膳食

1. 膳食组成

青春期需要高热能及丰富的营养素,食欲旺盛,故供给的饮食既要有适宜的容积,又要有饱腹感。膳食组成除有适当粮谷类,又要有一定动物性食品、豆类及蔬菜,其中绿叶菜应占一半以上。饮食要多样化、不偏食、不择食以获得全价营养。对零食要防止过多,并注意适当选择,同时也要防止因过于注重体型而忌食的偏向。

2. 膳食安排

青少年应注意膳食量和质两个方面,量要足,质要优。

(1)养成良好的膳食习惯,不挑食、不偏食、不吃零食。

(2)注意早餐的质量和数量,有条件时,课间应加餐1次。

(3)注意供给动物性食物,如动物肝脏、瘦肉、鸡蛋等,以供给蛋白质、维生素A、维生素D、维生素B_1、维生素B_2和尼克酸。

(4)还应供给优质的铁和锌等无机盐和维生素,预防缺铁性贫血的发生和促进性器官的发育。注意供给新鲜的蔬菜和水果,满足对维生素C和无机盐的需要,适当供给海带等海产品,预防甲状腺肿的发生。

(5)考试期间,学生应多补给维生素A、维生素B_2和维生素C、卵磷脂、蛋白质和脂肪,以补充消耗。

【知识衔接】当代大学生存在的营养问题

(1)普遍对早点不重视。平时坚持吃早餐的学生仅占44.8%,而周末、周日坚持吃早餐者更少,占29.3%,表明学生对早餐的重视程度不高;经常进食课间餐者仅占3.5%,而上午10点左右常感饥饿者高达62.3%,这将直接影响学生上午的学习效果和身体健康。

（2）不良饮食习惯。主要有以下两个方面：

① 挑食、经常吃零食、经常扔剩饭菜、经常吃油炸品及有节食意识。

② 晚餐随便吃。27.6%的学生晚餐随便吃，如稀饭加小菜、小吃甚至零食，其中男生占4.8%，女生占40.5%，女生明显高于男生，这与女生爱吃零食、节食意识有一定关系；经常喝奶者仅占15.5%，这与《中国居民平衡膳食宝塔》建议的每天应吃200g奶类及奶制品有很大的差距。

（3）优质蛋白质不够，食物构成不够合理。

根据随机抽样某校在校学生560例，其中男326例，女234例，年龄18~23岁。各种营养素的摄入量与供给量进行比较，发现该校学生的食物构成不够合理，来源于植物食物的热能占总热能摄入量的93%，男女生优质蛋白分别为17.9%和22.3%，与学者们主张的大学生摄入优质蛋白应占蛋白总摄入量的30%~40%相比还有很大差距。

所以应增加学生优质蛋白的摄入，如肉、鱼、蛋及乳类，尤其是豆类食品的比例。

第五节　老年人的营养与膳食

随着世界人口年龄老化趋势的日渐明显，我国居民中60岁以上老年人口数量亦日趋增多。根据一般年龄的划分：60岁以上为老年人，其中60~79岁为老年期；80~89岁为高龄期；90岁以上为长寿期。

如何加强老年保健、延缓衰老进程、防治各种老年常见病，达到健康长寿和提高生命质量，已是当前医疗保健、社会科学各方面的重要课题。营养是维持人体健康的物质基础，因此重视老年人的营养及膳食问题是实现老龄健康化的关键。

一、老年人的生理代谢特点

进入老年，从外观到内在生理代谢、器官功能都有相应变化，外观形态的变化自然一目了然，如须发渐白，稀疏，皮肤弹性减弱，皮肤松弛，眼睑下垂，面部皱纹增多，额头、眼角出现抬头纹、鱼尾纹，皮肤出现色素沉着、褐色斑，反应迟钝，步履蹒跚等。

1. 代谢功能降低

（1）基础代谢下降。总的来说，老年人的基础代谢大约降低20%。

（2）合成代谢降低，分解代谢增高。合成和分解代谢失去平衡，导致细胞功能下降。

2. 体成分改变

体内脂肪组织随年龄的增长而增加，而脂肪以外的组织则随年龄的增长而减

少,具体表现在以下3个方面:

(1) 细胞量下降,突出表现为肌肉组织的重量减少而出现肌肉萎缩。

(2) 体水分减少,主要为细胞内液减少。

(3) 骨组织矿物质减少,尤其是钙减少,因而出现骨密度降低,尤以绝经期妇女骨质减少更明显。一般在30～40岁时人体的骨密度达到峰值,以后随年龄增高逐年下降,70岁时可降低20%～30%,绝经期妇女更是严重,10年内减少10%～15%,所以老年人易患骨质疏松,骨脆性增加,容易发生骨折。

3. 器官功能改变

内脏器官功能随年龄增高而有不同程度的下降。

(1) 消化系统。消化液、消化酶及胃液分泌量减少,致使食物的消化和吸收受到影响。胃扩张能力减弱,肠蠕动及排空速度减慢,易发生便秘。多数老人有牙齿脱落而影响食物的咀嚼和消化。

(2) 心脏功能。心律减慢,心搏输出量减少,血管逐渐硬化。

(3) 脑功能、肾功能及肝代谢能力。这些功能均随年龄增高而有不同程度的下降,脑细胞及肾细胞数量较青年大为减少,肾单位再生力下降,肾小球滤过率降低,糖耐量下降。

4. 内分泌功能改变

老年人脑下垂体功能的改变最明显表现在影响基础代谢,使之降低。老年人甲状腺也可能有萎缩,这也是降低代谢率的因素之一。雌激素的减少,则是老年妇女引起骨质疏松的重要原因之一。此外糖尿病、肥胖等也无不与激素改变有关。

二、老年人的营养需要

根据老年人的体质特点,在饮食方面应遵循的原则是:减少热量供应、少吃糖和盐、多吃高蛋白质食品、多吃蔬菜水果、注意补钙等。

1. 热能

我国建议,51～60岁推荐摄入量较50岁的成人减少4%～10%,60～70岁减少20%。

2. 蛋白质

老年人要保持生命活力,延缓衰老,蛋白质的供给必须充足,尤其应注意食物的用量和消化吸收率。老年人应多吃一点动物性食品,如肉、蛋、乳及豆制品,其蛋白质含有丰富的氨基酸,并且数量充足、比例合适、易于消化、适于老年人食用。按照我国饮食情况,老年人蛋白质的需求量一般为每千克体重1g,占饮食总热量的12%～14%,如果食用量过多,则会增加肾脏的负担。

3. 碳水化合物

老年人的饮食中不宜含过多的蔗糖,因为它会促使血脂含量增高,对老年人健康不利,而且蔗糖除供给热量外,几乎不含其他营养素,若吃得过多,还会影响其他营养素的平衡。果糖对老年人最为适宜,因此,老年人应当摄入含果糖较多的各种水果和蜂蜜。老年人易发生便秘,膳食纤维可刺激消化液分泌,应适当供给较细的膳食纤维。

4. 脂肪

对老年人来说,摄入脂肪过多或过少都无益处,多则不易消化,对心血管、肝脏不利;少则影响脂溶性维生素的吸收和饮食分配。老年人每日脂肪摄入量应限制在总能量的20%～25%。应尽量给予含胆固醇较少而含不饱和脂肪酸较多的食物,多给予植物油和饱和脂肪酸少的瘦肉、鱼、禽等,尽量减少食用含胆固醇高的蛋黄、动物脑、肝脏等。

5. 无机盐和水

(1) 钙。在选择含钙高的食物的同时,注意体内维生素D的水平。我国老年人钙的适宜摄入量为1000mg。

(2) 铁。老年人应多吃含铁丰富且质量高的食物。

(3) 钠、钾离子。钠、钾离子和水在维持机体酸碱平衡、体液和电解质平衡中起重要作用。但氯化钠摄入量大者,高血压发病率也高,因为钠离子能使体内水储留量增加,心脏负担加大。

(4) 水。应给予适量水分,一般每日饮水控制在2000ml左右为佳。老年人排便能力较差,肠道黏液分泌减少,易便秘,故老人每天应适量饮水。但部分老人有大量饮水的习惯,应适当控制。因为饮水过多,会加重心脏和肾脏的负担。

6. 维生素

老年人应多吃富含维生素的食物,这对维持老年人健康、增强抵抗力、促进食欲与延缓衰老有重要作用。

(1) 维生素D可促进钙的吸收和调节体内钙代谢,预防老年骨质疏松症的发生,故老年人应注意维生素D的供给或多晒太阳。

(2) 维生素C可促进胆固醇的代谢,防止老年人血管硬化和延缓衰老,故应多供给老年人维生素C。

(3) 维生素E可保护细胞膜受体内过氧化物酶的损害,有抗衰老作用,故应注意供给含维生素E多的食物。

三、老年人的膳食

良好的饮食营养是老年人延年益寿的法宝,不仅可以延缓老化的速度,而且可以降低各种慢性疾病发生的几率。根据老年人的生理特点,通过改善饮食营养,来增强老年人的体质。在日常饮食方面应注意以下几点:

(1) 少量多餐,饮食有规律,定时定量,防止"饥一顿、饱一顿"或暴饮暴食;每日膳食应尽可能达到平衡膳食的要求,食物供应种类应多样化。

(2) 软食为主。有些老年人牙齿松动或脱落,消化功能减退,故应以易咀嚼消化的食物为主,如牛奶、豆浆、稠稀饭、馄饨等。要少吃油炸食品和干硬食品,如油饼、火烧等。

(3) 蛋白质来源注重高质量,以豆制品为好,适当摄入动物蛋白,可多食鱼。

(4) 多吃深色和绿色蔬菜、水果,以达到有一定的食物纤维。

(5) 膳食要低盐,每日食盐量不超过6g为宜;老年人吃菜不要过咸,以免加重肾脏负担,还能防止高血压等症。

(6) 少吃糖,少吃动物性脂肪、油腻食物。油腻食物不仅不易于消化,而且所含脂肪高。为防止老年人高血压和冠心病的发生,最好不食油腻食物。

(7) 水分充足。充足的水分有利于肾脏清除代谢废物,并可预防痛风和结石的形成。

(8) 烹调方法要适合老年人的特点,易于咀嚼和消化,口感宜清淡,油炸、煎、烤的食品不适于老年人食用。

(9) 饮食尽量多样化。老年人不应偏食,否则将会因某种营养缺乏而导致患病。

(10) 适量饮茶、切勿吸烟。适当饮茶能增强血管弹性和渗透性,还能防止高血压。但茶不宜过浓,以防失眠。老年人往往患有呼吸系统疾病,因此还需忌烟。

【小贴士】 老年人慎吃的五类食品

(1) 油炸类食品。老年人味觉明显减退,因此都喜欢吃油炸类味道香浓的食品。但是,这类食品含脂肪量过高,一次食入较多的高脂肪食物,胃肠道难以承受,容易引起消化不良,还易诱发胆、胰疾病的复发或加重。另外,油炸食物产热量高,老年人常吃可导致体内热能过剩,导致肥胖,对健康不利。特别应该指出的是,常食油炸的食品,会增加患癌症的危险性,因为多次使用的油里含有较多的致癌物质。

(2) 熏烤类食品。食物在熏烤过程中,可产生某些致癌物质。老年人抵抗力下降,如果经常食用熏烤类食品,则会增加患癌的可能性,特别是患胃癌的危险性。

(3) 腌渍类食品。腌渍食品一般含盐量高、维生素含量低(维生素C在腌渍过程中大多被破坏),不适合老年人食用。特别是一些卫生设施较差、操作不正规的加工厂所生产的腌渍食品,更容易被病原微生物污染,使老年人食用后引起胃肠道疾病。

(4) 酱制食品。包括酱油和各种酱菜,它们普遍含盐量极高。老年人常食这类食品,实际上就不自觉地多摄取了盐类,从而加重了心血管和肾脏的负担,对健康十分不利。

(5) 冰镇类食品。在炎热的夏天,老年人有时也吃一些冷饮和冷食,其实这是很不好的。因为冰镇食品入胃后,会导致胃液分泌下降,容易引起胃肠道疾病,甚至会诱发心绞痛和心肌梗塞,对患心血管疾病的老年患者尤为不利。因此,老年人应尽可能不吃冷食和冷饮。

第六节 某些慢性病患者的营养与膳食

一、肥胖者的营养与膳食
(一)肥胖简介

肥胖是指人体脂肪的过量储存,表现为脂肪细胞增多和(或)细胞体积增大,即全身脂肪组织块增大,与其他组织失去正常比例的一种状态。常表现为体重增加,超过了相应身高所确定的标准体重。

可见肥胖不是一种状态,而是一种疾病,是一种多见于生活条件较好的人群中的营养不良性疾病。这种营养不良性疾病,主要不是由于营养缺乏,而是由于营养过剩所造成。它的特点是:机体脂肪和脂肪组织过多,超过了正常生理需要,并有害于身体健康。

目前肥胖已成流行病,在全世界蔓延。第十二届欧洲肥胖会议上,专家说,在许多国家,肥胖已到了成为流行病的程度。据估计,目前欧洲国家有10%～20%男性,以及10%～25%女性身体肥胖。而在美国,有25%～33%的肥胖人口,每三个成年人中就有一个肥胖,且有较多的女性有肥胖现象。在过去10年间,肥胖流行病已提高了10%～40%,有人统计,大约5000万男子和6000万女子属于体态臃肿的胖子。据"世界体重监察会"调查,墨西哥44%的人肥胖,瑞士、澳大利亚都在40%以上。

我国肥胖者亦不少见,有人对上海、延安的人群调查,肥胖者占调查人数的21.6%。北京儿童医院内分泌门诊的统计肥胖者占18.1%,近年还有上升的趋势。我国北京、天津、上海、辽宁、山东五省市经济发展快,学生肥胖发生率增长迅猛,城市男生达8.6%,女生达4.5%。如此比例的肥胖队伍,不仅是医学问题,而且亦是很大的社会问题。2000年3月在北京召开的第一届国际肥胖症大会传出消息,我国的肥胖者已经超过了7000万,占总人口的4%～5%,我国城市人口中有17%是肥胖者,与20世纪90年代初相比,人群超重率和肥胖率上升幅度很大。有报道表明,我国各地人群的超重率将会进一步迅速上升,超重和肥胖将成为我国人群中最严重的危险因素之一,其引起的心血管病及其他健康问题将成为我国经济社会发展中最为突出的问题,并可能给国民经济和人民生活带来严重的负面影响。

因此,对我国人群超重和肥胖的干预迫在眉睫。

1. 肥胖的诊断方法

肥胖的诊断方法有以下几种。

(1) 身高标准体重法。

$$标准体重(kg) = 实际身高(cm) - 105$$

个人的实际体重如超过标准体重的10%,即为超重,就应给予足够的关注,若超过20%而又无其他原因可寻时,即可诊断为肥胖,超过量<30%为轻度肥胖,在30%~50%之间为中度肥胖,>50%为重度肥胖,>100%则为病态肥胖。

(2) 体重指数(BMI)法,被认为是反映肥胖症的可靠指标。计算方法如下:

$$体重指数(BMI) = 体重(kg)/身高(m)^2$$

判断标准:<18.5为消瘦或慢性营养不良,男性>25为肥胖,20~25为正常;女性>24为肥胖,19~24为正常。

(3) 肥胖度。计算方法如下:

$$肥胖度(\%) = [实际体重(kg) - 标准体重(kg)] / 标准体重(kg) \times 100\%$$

判断标准:肥胖度在±10%之内,称为正常;肥胖度在10%~20%,称为超重;肥胖度在20%~30%,称为轻度肥胖;肥胖度在30%~50%,称为中度肥胖;肥胖度>50%,称为重度肥胖。肥胖度<-10%,称为偏瘦;肥胖度<-20%,称为消瘦。

2. 肥胖的发生原因及分类

肥胖发生的原因很多,有遗传因素(内因)、社会经济因素、饮食因素、行为心理因素等。有学者统计,肥胖有40%~70%由遗传因素决定,环境因素占60%~30%;甚至有的学者认为遗传因素只占30%,而环境因素却占60%以上。因此在理解肥胖发生的原因时,不可忽视环境因素,即外因的作用。

肥胖按发生原因可分为如下三大类:

(1) 遗传性肥胖。主要指遗传物质(染色体、DNA)发生改变而导致的肥胖,这种肥胖极为罕见,常有家族性肥胖倾向。

(2) 继发性肥胖。主要指由于脑垂体-肾上腺轴发生病变、内分泌紊乱或其他疾病、外伤引起的内分泌障碍而导致的肥胖。

(3) 单纯性肥胖。主要是指排除由遗传性、代谢性疾病、外伤或其他疾病所引起的继发性、病理性肥胖之后,单纯由于营养过剩所造成的全身性脂肪过量积累。我国的单纯性肥胖症患病率较欧美国家低,程度也较轻,但近年来,儿童有增加倾向。

3. 肥胖对健康的危害

以儿童而言,肥胖对生长发育、体能和智力发育、心血管系统、呼吸系统和内分泌系统都有不良影响;对成人而言,肥胖使死亡率升高,同时,肥胖症是一些疾病如高血压、糖尿病、冠心病、高血脂症、动脉粥样硬化、胆石症、痛风等疾病的诱发因素,因此,减轻体重具有重要的意义。肥胖者易患心血管疾病、胆囊疾病,并可导致内分泌失常。

（二）肥胖者的营养与膳食

长期地控制能量摄入和增加能量消耗是肥胖症治疗的基本原则，同时要改变原有的生活习惯和饮食习惯。另外，还需要增加体力活动，否则难以取得疗效，这是当前最有效的减肥方法。

1. 低热能饮食

膳食给予低热能食物，以造成能量的负平衡，使体内储存的多余脂肪逐渐消耗。对摄入的热能控制要循序渐进，逐步降低，如成年轻度肥胖者，按每月减轻体重0.5~1.0kg为宜，中度肥胖者每周减轻体重0.5~1.0kg。相当于每天减少2.1MJ（500kcal）的热能摄入。可多食玉米、大豆、红小豆、绿豆、小米等杂粮，少吃精米、白面及甜腻食品。

2. 控制热能的摄入

控制热能的摄入时，要做到营养平衡，保证摄入充足的蛋白质。蛋白质来自于肉、蛋、乳剂豆制品，应占总热量的15%~20%，不提倡采用素食疗法，否则损害健康。

3. 适当限制脂肪的摄入

脂肪应占总热能的20%~25%，严格控制烹调油的用量，每日用烹调油10~20g；同时还要控制油脂肥厚的食物，如烤鸭、炸鸡、红烧肉、扣肉、熘肝尖、爆腰花等。烹调时应注意烹调方法，以蒸、煮、炖、拌、氽、卤等方法，避免油煎、油炸和爆炒等方法，煎炸食物含脂肪较多。

4. 摄入适量的碳水化合物

碳水化合物应限制在占总热能的40%~55%，不可极度地控制，防止酮症的出现。碳水化合物以谷类食物为主要来源，每日应摄入150~250g。在谷类食物中，最好选择粗粮和杂粮，因为它们含有丰富的膳食纤维，食用后具有饱腹感，可以延缓食物的消化、吸收的速率，有利于控制体重，减轻肥胖。严格限制单糖食物如蔗糖、麦芽糖、果糖、蜜饯及甜点心等食物。也要限制辛辣及刺激性食物及调味品，如辣椒、芥末、咖啡等，这类食物可以刺激胃酸分泌增加，容易使人增加饥饿感，提高食欲、进食量增加，导致减肥失败。食盐也应限制，食盐可引起口渴和刺激食欲，增加体重，每日食盐量控制在5~6g。

5. 充足的无机盐和维生素

膳食中必须有足够量的新鲜蔬菜，尤其是绿叶蔬菜和水果。蔬菜含膳食纤维多，水分充足，属低热能食物，有充饥作用，可采用拌豆芽、拌菠菜、拌萝卜丝、拌芹菜、小白菜、冬笋，有的蔬菜可以生食、借以充饥。还可补充多种维生素、无机盐，防止维生素和无机盐缺乏。

6. 改变不良饮食习惯

养成良好的饮食习惯是防止肥胖的有效措施之一，平时最好不要吃零食、甜食和含糖饮料。吃饭时要慢嚼细咽,使食物与唾液充分混合,有助于消化吸收,可延长用餐时间,即使吃得少也可达到饱腹作用。一日三餐要定时定量,早餐要吃好,午饭要吃饱,晚餐要吃少。不可不吃早餐,中午对付,晚上会餐,这样不利于减肥。

7. 适当参加体育运动

减肥要着眼于预防,特别是有肥胖家族史的人更应重视早防早治。本着以上膳食治疗原则,注意体育锻炼,如游泳、爬山、跑步、骑自行车、打乒乓球等运动,均有助于减肥,但一定要持之以恒,一旦停止体育锻炼,体重还会恢复到肥胖状态。

二、病毒性肝炎、肝硬化、脂肪肝的营养与膳食

(一) 病毒性肝炎的营养与膳食

1. 病毒性肝炎简介

病毒性肝炎是由肝炎病毒引起的、以肝脏病变为主的传染病,是当前危害人类健康最主要的传染病,其流行面广,传染性强,发病率高,在我国的年发病率达10%~20%。临床表现主要是食欲减退、恶心、乏力、肝肿大和肝功能异常,部分病例可出现黄疸。从病原学角度可分为甲型、乙型、非甲非乙型肝炎。

(1) 甲型肝炎。甲型肝炎有较短的潜伏期(2~8周)和毒血症期。经口传染性很高,经常在一个集体内流行。很少转为慢性,更没有长期带毒者,几乎没有肝外症状,也很少发生肝功能衰竭的结果。

(2) 乙型肝炎。乙型肝炎是一种传染病,也是一种免疫性疾病。有很长的潜伏期(2~8个月)和较长的抗原血症期。病人和乙型肝炎表面抗原携带者是本病的传染源。本病经血传染的机会很多,并随病人的唾液、汗、尿、羊水、乳汁、精液、胆汁等途径进行传播。昆虫叮咬、密切接触、理发、针灸、注射、采血针管、拔牙等口腔科操作、内窥镜等极微量血液污染,以及通过手等接触也可传播。约10%病例可演变为慢性肝炎,有的还发展为肝硬化,甚至发生癌变。

(3) 非甲非乙型肝炎。非甲非乙型肝炎病毒主要是通过输血、皮肤破裂等肠道以外途径进入体内,但并不排除日常生活接触而传播的可能性。不同类型肝炎并无交叉免疫。

2. 病毒性肝炎的营养治疗

营养治疗是肝炎治疗的基本措施之一。其目的是减轻肝脏负担,同时给予充分营养以保护肝脏,并促使肝脏组织与功能的恢复。

(1) 热能的供给应适当。一般每日以8400~10500kJ(2000~2500kcal)比较适宜。过去提倡的肝炎的高热量疗法是不可取的,因为高热量虽能改善临床症状,但最终可致脂肪肝,反而会使病情恶化,故弊大于利。

(2) 供给质优、量足、产氨少的蛋白质。蛋白质是人体一切细胞组织的结构基础。患病毒性肝炎时,因为肝脏细胞受到损害,机体免疫功能降低等,需要蛋白质

进行修复,并增强免疫功能,为促进肝细胞的修复与再生,应增加动物性蛋白质、豆制品等的供给。一般应占总热能的15%,特别应保证一定数量的优质蛋白。

(3) 采用低脂的饮食。脂肪摄入一般可不加限制,因肝炎病人多有厌油及食欲不振等症状,通常情况下,不会出现脂肪摄入过多的问题。全日脂肪供给量一般不超过60g,或占全日总热能的25%左右为宜。

(4) 避免高糖饮食。碳水化合物,一般可占总热能的60%~70%。过去采用的高糖饮食也要纠正,因为高糖饮食,尤其是过多的葡萄糖、果糖、蔗糖会影响病人食欲,加重胃肠胀气,使体内脂肪储存增加,易致肥胖和脂肪肝。碳水化合物供给主要应通过主食。

(5) 维生素供应必须充裕。维生素对肝细胞的解毒、再生和提高免疫等方面有特殊意义。在临床上有人提出用多种维生素治疗肝炎来消除或减轻肝脏损伤,重症和慢性肝炎病人常有不同程度的维生素缺乏,影响康复,因而在摄入不足的情况下,适量补充还是有益的。

(6) 适量增加纤维素。肝病患者活动量减少,胃肠蠕动减慢,易导致习惯性便秘,这对肝炎的恢复和预防极为不利。粪便在肠道内滞留过久,有害物质被大肠吸收后,增加肝脏解毒负担,损害肝细胞;长期这样,则肝细胞恢复减慢,损伤加快,从而易致肝硬化。因此,肝病患者应适量进食一些富含纤维素的食物,如芹菜、韭菜等,以保持大便通畅。

(7) 戒酒、不吃霉变食物,避免加重肝细胞损伤。肝炎病人由于肝实质损害,肝脏功能减退,特别是乙醇代谢所需要的各种酶分泌量减少,活力降低,因而影响了肝脏对乙醇的解毒能力,即使少量饮酒,也会使肝细胞受到进一步损害,导致肝病加重。因此肝炎病人应戒酒,不吃霉变和含有防腐剂、着色剂等的食品。对于一些辛辣或有强烈刺激性的调味品,都应慎用或不用,以保护肝脏,避免饮食不当,加重肝细胞损害。

(8) 少食多餐。肝炎病人每日可用4~5餐。每次食量不宜太多,以减少肝脏负担。食物应新鲜、可口、易消化,在不妨碍营养原则下,应尽量照顾病人饮食习惯。

【小贴士】肝炎饮食举例:半流质饮食软饭

早餐:大米粥(大米50g)、蛋糕(50g)、枣丝糕(红枣50g、玉米面50g)、白腐乳(少量)、卤鸡蛋(鸡蛋35g)

加餐:牛奶(牛奶200g、糖20g)、维生素强化蜂蜜水(蜂蜜20g)、蛋糕50g

午餐:西红柿面片汤(西红柿100g、面粉50g)、软饭(大米100g)、蒸蛋羹(鸡蛋35g)、熘肝片(黄瓜50g(去皮切薄)、猪肝50g)、西红柿烩豆腐(西红柿100g、豆腐100g)

加餐:肝汤豆腐脑(嫩豆腐50g、肝汤适量)、赤豆沙(过箩红小豆50g、糖10g)、

鲜果汁(梨汁、桔汁、藕汁、西红柿汁均可)、煮水果(水果 200g 或熟香蕉、软柿子)

晚餐:去油肉汤煮稀饭(大米 50g)、小米粥(小米 20g)、松糕(面粉 50g)、饺子(面粉 150g、瘦肉 100g、白菜 150g)、肉松 20g、海米莴笋丝(海米 2g、莴笋 100g)

加餐:茶汤(茶汤粉 30g、糖 15g)、咸饼干(咸饼干 30g)

大致营养成分含量:蛋白质 86g、脂肪 44g、碳水化物 413g、热能 9861kJ(2348kcal)(全日烹调油 10g)

(二) 肝硬变(肝硬化)的营养与膳食

1. 肝硬变(肝硬化)简介

肝硬变(肝硬化)是肝脏结构发生慢性弥漫性病变的一种常见的慢性肝病,可由各种不同原因引起的广泛的肝细胞变性、坏死、继发性肝结节状再生和弥漫性纤维组织增生三种改变交错进行,结果导致大量肝小叶结构破坏,假小叶形成,肝内血液循环紊乱,使肝脏变形,变硬,故称肝硬变(肝硬化)。早期多无明显症状,晚期可发生门脉高压症、肝功能衰竭以及多系统受累的表现。

引起肝硬化的病因很多,主要有以下几个方面:

(1) 病毒性肝炎。主要是乙型肝炎及丙型肝炎所致,甲型肝炎不引起肝硬变。乙型肝炎一般经过慢性活动性肝炎阶段发展至肝硬变。上海市追踪 424 例急慢性肝炎发展为肝硬变者占 2.5% ~ 13.2%。乙型肝炎是中国肝硬变的主因,许多研究表明丙型肝炎也是重要原因。

(2) 慢性酒精中毒。乙醇作为肝硬变的病因,在西方国家中占首位,在欧洲为 42%,美洲为 66%,亚洲仅占 11.9%;在中国也非主要原因,仅占肝硬变患者的 5% 左右。饮酒的量和时限同肝硬变的发病率有直接关系,长期饮酒者,首先肝细胞代谢受损,继之肝组织内纤维组织增生,而后发展为酒精性肝硬变。

(3) 血吸虫病。血吸虫排卵于肝脏内的汇管区,造成局部阻塞而继发汇管区炎症及肉芽肿,并导致广泛纤维化,最终使肝脏硬变。

(4) 胆汁性肝硬变。在中国多继发于肝外胆管狭窄梗阻。原发性胆汁性肝硬变为一种原因未明的肝内胆汁郁积而引起,在中国非常少见。

(5) 其他病因。药物误用或中毒、长期肝郁血(如慢性心功能不全)、代谢紊乱(如血色病)、肝豆状核变性时铜沉积于肝脏、a_1 - 胰蛋白酶缺乏症等。营养失调与肝硬变的关系尚不十分明了。有些原因不明的,称为稳原性肝硬变。

2. 肝硬变(肝硬化)患者的饮食治疗

(1) 高蛋白膳食,这样不仅可保护肝细胞,有利于肝细胞的修复和再生,而且对有低蛋白血症和腹水的患者更为适宜。每日每千克体重可供给 1.5 ~ 2g 蛋白质,尤其应有足够数量的优质蛋白质。但晚期肝硬变伴肝昏迷患者则应减少蛋白质摄入。

(2) 充足的碳水化物以保肝、解毒。每日供给量 350 ~ 450g 高碳水化合物,可防止毒素对肝细胞的损害。

（3）脂肪能增加食物味道,过少则有碍食欲,所以不能过分限制,但也不宜过高。所以,肝硬变患者应每日供给50g左右的适量脂肪,但胆汁性肝硬变应采用低脂肪、低胆固醇的饮食。

（4）多进食富含维生素B族、维生素C、A、D、E、K、B_{12}及叶酸的食物,当饮食中不能满足需要时,也可以用维生素制剂对维生素进行补充。

（5）肝硬变患者血清锌水平降低,尿锌排出量增加,肝中含锌量减少,而微量元素锌对肝细胞有保护作用,故必须注意锌的供给量,每日饮食中不应低于15mg。宜多吃瘦猪肉、牛肉、羊肉、鱼、虾等富含锌的食物,增强锌的供给量。

（6）肝硬变患者每日食盐的供给量应以不超过7～8g为宜。一旦合并腹水及水肿,应少用或禁用食盐以及其他含钠多的食物,食盐摄入量以不超过2g为宜。进水量应限制在1000ml以内。严重腹水患者每日摄入钠量应控制在500mg以内。

（7）肝硬变患者应食用细软易消化、少纤维、少刺激性的半流质或软饭等食物。

（8）少量多餐,可在三餐之外增加两餐点心。

【小贴士】肝硬变高蛋白饮食举例

早餐:大米粥(大米50g)、开花馒头(面粉50g,糖20g)、茶叶蛋(鸡蛋35g,免五香粉)

加餐:山楂酪(鲜山楂50g,藕粉20g,糖20g)、枣泥山药(红枣泥50g,山药100g)

午餐:软饭(大米100g)、番茄鱼丸(西红柿150g,鱼肉100g)、腐竹焖扁豆(腐竹20g,扁豆80g)

加餐:酸牛奶(去脂酸奶200g,糖10g)、水果(烤苹果或熟香蕉,软柿子)

晚餐:稠粥(大米30g煮稠粥半碗)、馒头(面粉100g)、炖牛肉(牛肉100g,胡萝卜50g)、青菜烧豆腐(碎嫩菜叶100g,南豆腐50g)

加餐:豆浆(豆浆200g,糖20g)、蛋糕(蛋糕50g)

全日烹调油10g

上述食谱的大致含量:蛋白质100g、脂肪40g、碳水化物440g、热能10584kJ(2520kcal)。

（三）脂肪肝的营养与膳食

1. 脂肪肝简介

脂肪肝是指由于各种原因引起的肝细胞内脂肪堆积过多的病变。正常肝内脂肪占肝重3%～4%,如果脂肪含量超过肝重的5%即为脂肪肝,严重者脂肪量可达40%～50%,脂肪肝的脂类主要是甘油三酯。

脂肪肝有很多类型,根据病因不同可分营养性脂肪肝、酒精性脂肪肝、糖尿病性脂肪肝、肝炎后脂肪肝、药物性脂肪肝、妊娠性脂肪肝等。目前,前四种类型的脂肪肝比较多见,而后两种类型的脂肪肝并不多见。

【小贴士】易得脂肪肝的人群

(1) 中老年人易患脂肪肝。年龄增大新陈代谢功能逐渐衰退,运动量减少,易形成脂肪肝。

(2) 肥胖者易患脂肪肝。一方面,肥胖者血游离脂肪酸大大增加,且源源不断地运往肝脏;另一方面,一些肥胖者存在高胰岛素血症,促进肝脏合成脂肪酸,最终转化为中性脂肪沉积在肝脏中。

(3) 贪食者易患脂肪肝。整日鸡鸭鱼肉,膏粱厚味,摄入的脂肪食物过多,增加了肝脏的代谢负担,造成脂肪在肝脏的过量沉积。

(4) 贪酒者易患脂肪肝。酒精进入人体,绝大部分经过肝脏代谢、分解,其中间代谢产物乙醛对肝细胞造成损伤,造成脂肪酸的代谢功能障碍,饮酒越多肝内脂肪酸的堆积越多。酒精性肝病的三步曲:酒精性脂肪肝→酒精性肝炎→酒精性肝硬化。

(5) 少动者易患脂肪肝。活动量少导致体内的养分过剩转化为脂肪肝,这些脂肪沉淀于皮下表现为肥胖,沉积于肝脏表现为脂肪肝。

(6) 高血脂者易患脂肪肝。血液中的胆固醇、甘油三酯等浓度高,随血液循环到达肝脏,超过肝脏的代谢能力,易造成脂肪肝。

(7) 糖尿病患者易患脂肪肝。糖尿病是由于胰岛素绝对或相对不足引起的代谢性疾病,特点为血糖增高,还可引起蛋白和脂类代谢紊乱。糖利用率降低促进脂肪组织大量释放游离脂肪酸入血,造成在肝脏大量合成与储存甘油三酯形成脂肪肝。研究证明,Ⅰ型糖尿病患者合并脂肪肝与体重增加的程度有密切关系。

(8) 有脂肪肝家族聚集史者易患脂肪肝。这主要与遗传因素有关。

(9) 长期节食减肥或长期饥饿造成营养不良者,亦容易形成脂肪肝。

2. 脂肪肝患者的饮食治疗

脂肪肝患者的饮食治疗的原则是控制总能量和碳水化合物的摄入,提高蛋白质的质和量,给予适量脂肪,补充足够的维生素、微量元素和膳食纤维。同时戒酒,改变不良饮食习惯,以促进脂肪酸氧化分解,有效改善肝功能,防止脂肪肝的发生和发展。

(1) 控制热能摄入。对脂肪肝患者的热能供应不宜过高。一般认为对从事轻度活动的肝炎恢复期病人,每日每千克体重可供给 126～147kJ(30～35kcal)热能,以防止发胖诱发脂肪肝。对于肥胖或超重者,每千克体重可供给 84～105kJ(20～25kcal),以控制或减轻体重,争取达到理想或适宜体重。

(2) 适当地提高蛋白质的质和量。供给充足的蛋白质,有利于脂蛋白合成,清除肝内积存的脂肪,促进肝细胞的修复与再生,纠正低白蛋白血症。蛋白质供给量每日以 110~115g/kg,重体力劳动者加至每日 115~210g/kg,占总能量的 15%~20% 为宜,并保证一定量的优质蛋白。

蛋白质中许多氨基酸如蛋氨酸、胱氨酸、色氨酸、苏氨酸和赖氨酸等都有抗脂肪肝作用。而且蛋白质有较高的食物特殊动力作用,可以刺激新陈代谢,有利于减轻体重。病人饮食必须保持必需氨基酸的平衡。

(3) 控制碳水化合物。应控制碳水化合物的摄入,特别应少用蔗糖、果糖、葡萄糖和含糖量高的糕点等食物。避免进食过多糖类以免转化为脂肪。每日碳水化合物以占总能量的 60% 左右为宜。

(4) 控制脂肪和胆固醇。高脂肪低碳水化物饮食并不符合我国民族习惯。而且脂肪太高,热能难以控制,对减轻体重不利。植物油不含胆固醇,所含谷固醇或豆固醇和必需脂肪酸有较好的趋脂作用,可阻止或消除肝细胞的脂肪变性,对治疗脂肪肝是有益的。对脂肪肝病人,全日食物和烹调油所供给脂肪总量不宜超过 40g;对含胆固醇高的食物宜做适当控制。

(5) 补充维生素、矿物质和食物纤维。补充对治疗肝病有益的各种维生素和矿物质,特别是富含叶酸、胆碱、肌醇、尼克酸、维生素 E、维生素 C、维生素 B_{12}、钾、锌、镁等的食物和制剂,以促进和维持正常代谢,纠正或防止营养缺乏。对肝脏功能明显障碍、伴有腹水或浮肿者则应限制钠盐。

(6) 补充足够的膳食纤维。膳食纤维可减缓胃排空时间,减少脂肪和糖的摄入和吸收,具有降血脂、降血糖的作用。饮食不宜过分精细,主食应粗细杂粮搭配,多吃蔬菜、水果和菌藻类,以保证足够数量的膳食纤维摄入。

(7) 禁酒,少食刺激性食物。不论是否由酒精引起的脂肪肝,病人均应禁酒。如是酒精性脂肪肝,禁酒后 4~6 周可使肝内沉积脂肪减少至正常,肝功能可能有所改善。少食刺激性强的辛辣食物,如辣椒、胡椒、咖喱等。饮食宜清淡,每日用盐 5g 以下。

【小贴士】脂肪肝自疗自养的 18 条措施

(1) 绝对禁酒。

(2) 选用去脂牛奶或酸奶。

(3) 每天吃的鸡蛋黄不超过 2 个。

(4) 忌用动物油;植物油的总量也不超过 20g。

(5) 不吃动物内脏、鸡皮、肥肉及鱼籽、蟹黄。

(6) 忌食煎炸食品。

(7) 不吃巧克力。

(8) 常吃少油的豆制品和面筋。

(9) 每天食用新鲜绿色蔬菜 500g。

(10) 吃水果后要减少主食的食量,每日吃一个苹果,就应该减少主食 50g。

（11）山药、白薯、芋头、土豆等，要与主食米、面粉调换吃，总量应限制。

（12）每天摄入的盐量以 5~6g 为限。

（13）葱、蒜、姜、辣椒等"四辣"可吃，但不宜多食。

（14）经常吃鱼、虾等海产品。

（15）降脂的食品有：燕麦、小米等粗粮，黑芝麻、黑木耳、海带、发菜以及菜花等绿色新鲜蔬菜。

（16）晚饭应少吃，临睡前切忌加餐。

（17）每天用山楂 30g，草决明子 15g，加水 1000ml 代茶饮。

（18）如果脂肪肝引起肝功能异常，或者转氨酶升高时，应在医生指导下服用降脂药、降酶药物和鱼油类保健品，但不宜过多服用。

三、糖尿病患者的营养与膳食

1. 糖尿病简介

糖尿病是一种具有遗传倾向的慢性的内分泌的代谢性疾病。主要是由于胰岛素分泌的绝对或相对不足引起的蛋白质、脂肪、碳水化合物、水及电解质代谢紊乱的一种综合病症。临床上以高血糖为主要特点，典型病例可出现多尿、多饮、多食、消瘦等表现，即"三多一少"症状。

（1）多尿。指尿的总量增多和夜间排尿的次数增多，每昼夜尿量达 3000~5000ml，最高可达 10000ml 以上。排尿次数也增多，一两个小时就可能小便 1 次，有的病人甚至每昼夜可达 30 余次。糖尿病人血糖浓度增高，体内不能被充分利用，特别是肾小球滤出而不能完全被肾小管重吸收，以致形成渗透性利尿，出现多尿。血糖越高，排出的尿糖越多，尿量也越多。

（2）多饮。由于多尿，水分丢失过多，发生细胞内脱水，刺激口渴中枢，出现多饮，饮水量和饮水次数都增多，以此补充水分。排尿越多，饮水也越多，形成正比关系。

（3）多食。由于大量尿糖丢失，如每日失糖 500g 以上，机体处于半饥饿状态，能量缺乏需要补充引起食欲亢进，食量增加。同时又因高血糖刺激胰岛素分泌，因而病人易产生饥饿感，食欲亢进，老有吃不饱的感觉，甚至每天吃五六次饭，主食达 1~1.5kg，副食也比正常人明显增多，还不能满足食欲。

（4）体重减少。因机体能量不足，又不能利用葡萄糖，只能分解体内储存的脂肪和蛋白质，长此以往，造成能量"入不敷出"，体重随之下降。

糖尿病的影响因素主要如下：

（1）饮食因素。高脂、高糖和高热膳食会促进糖尿病的发展，与胰岛素功能或分泌有关的铬、锌、镁、锰、钾和钙的缺乏将使糖尿病恶化，缺少维生素 B_6 膳食纤维也不利于糖尿病的防治。

(2) 遗传和生理病理因素。糖尿病与遗传因素有关,如果父母都是糖尿病患者,所生子女患糖尿病的几率会明显增高。

(3) 其他因素。糖尿病的影响因素很复杂,如各种社会经济因素,研究人员还在进一步研究中。

2. 糖尿病患者的饮食治疗

糖尿病的治疗一般是膳食治疗、药物治疗、运动治疗、教育和心理治疗、病情监测五方面综合治疗,以膳食治疗最为重要。

(1) 控制每日膳食总热量,这是膳食治疗的总原则,糖尿病人的热能供给以能维持或略低于理想体重为宜。对肥胖者必须减少热能摄入以减轻体重。对消瘦者必须提高热能摄入以增加体重。

(2) 选用高碳水化物饮食(占总热能的60%左右),限制精制糖。

(3) 多吃含糖低而新鲜的蔬菜和水果,以供给充足的无机盐和维生素。

(4) 控制脂肪和胆固醇的摄入。饮食中脂肪所供热能应减到占总热能的25%~30%,甚至再低些,按每千克体重计算应低于1g。并限制饱和脂肪酸的摄入,每日胆固醇摄入量应低于300mg。选用大豆、鱼、兔、禽、瘦肉作为蛋白质来源,少食肥肉、内脏和蛋黄。

(5) 食物多样化,合理进餐。

(6) 重症病人的膳食应在医生或营养师监护下进行。

【知识衔接】糖尿病可用食物与慎用食物

(1) 糖尿病可用食物:粗杂粮如莜麦、苦荞麦、荞麦、玉米面等。大豆及其制品,所含蛋白质质量好、含量多,脂肪多以不饱和脂肪酸为主,不含胆固醇,有降脂功能。蔬菜是无机盐、维生素的主要来源,含膳食纤维多,供能量低,有饱腹作用。

(2) 糖尿病慎用食物如下:

① 不宜吃或少吃的食物:白糖、红糖、葡萄糖及糖制食品。采用含碳水化合物较高的土豆、芋头、蒜苗等,要减少主食量。

② 慎用的食物:水果含碳水化合物量为6%~20%,含有葡萄糖、果糖、蔗糖、淀粉、果胶等,可以食用,但需减少主食量,每200g水果减少25g主食。在两餐之间吃比较合适。病情控制不理想者最好不用。

四、痛风患者的营养与膳食

1. 痛风简介

痛风又称"高尿酸血症",是一种因嘌呤代谢紊乱,导致尿酸及其盐在血液和组织中过多,使脚或手的关节产生疼痛性肿胀的疾病。痛风是一种遗传性疾病,常有家族化倾向。痛风疼痛剧烈,使人坐卧不安。

造成痛风的因素:饱食、过度摄取乙醇,以及肥胖是造成痛风的三大因素。

2. 痛风的膳食治疗

痛风常并发肥胖、糖尿病、高血压及高血脂症,患者应遵守以下膳食原则:

(1) 保持理想体重,超重或肥胖就应该减轻体重。不过,减轻体重应循序渐进,否则容易导致酮症或痛风急性发作。

(2) 碳水化合物可促进尿酸排出,患者可食用富含碳水化合物的米饭、馒头、面食等。

(3) 蛋白质可根据体重,按照比例来摄取,1kg 体重应摄取 0.8~1g 的蛋白质,并以牛奶、鸡蛋为主。如果是瘦肉、鸡鸭肉等,应该煮沸后去汤食用,避免吃炖肉或卤肉。

(4) 少吃脂肪。痛风并发高血脂症者,脂肪摄取应控制在总热量的 20%~25%。

(5) 大量喝水,每日应该喝水 2000~3000ml,以促进尿酸排除。

(6) 少吃盐,每天应该限制在 2~5g 以内。

(7) 禁酒。酒精容易使体内乳酸堆积,对尿酸排出有抑制作用,易诱发痛风。

(8) 少用强烈刺激的调味品或香料。

(9) 限制嘌呤摄入,禁用含嘌呤高的食物。急性发病期患者应选用不含嘌呤的食物,慢性痛风患者可选用无或低嘌呤的食物。动物性食品中嘌呤含量较多,患者禁食内脏、骨髓、海味、发酵食物、豆类等。

(10) 妥善处理诱发因素,禁用或少用影响尿酸排泄的药物,如青霉素、四环素、大剂量噻嗪类及氨苯喋啶等利尿剂、维生素 B_1 和 B_2、胰岛素及小剂量阿司匹林(每天小于 2g)等。

【知识衔接】食物含嘌呤情况

根据每 100g 食品中含嘌呤的毫克数,大致将常用食品分为 4 类:

(1) 富含嘌呤食品(>100mg/100g)。主要有:动物内脏、沙丁鱼、凤尾鱼以及浓鸡汤、肉汤、脑、鱼籽、啤酒等。

(2) 多含嘌呤的食品(50~100mg/100g)。主要包括:牛肉、牛舌、猪肉、绵羊肉、火鸡、鸭、鹅、鸽、鹌鹑、鲤鱼、大比目鱼、豆制品、干豌豆、贝类等。

(3) 含较多嘌呤食品(25~50mg/100g)。主要有:青鱼、鲱鱼、鲑鱼、龙虾等,牛肚、鸡肉类、虾、蟹及蔬菜中的芦笋、菜花、四季豆、菜豆、菠菜、蘑菇、花生等。

(4) 含少量或不含嘌呤的食品(<25mg/100g):奶、蛋、米及面制品和大部分蔬菜。

五、防癌的营养与膳食

通常我们把人体某一部分组织细胞长期不正常地增生所形成的新生物称为肿瘤,通常表现为一个肿块,肿瘤又分为良性和恶性两种,癌变是恶性肿瘤,是一种死亡率很高的疾病。

具有抗癌作用的食物如下：

（1）干鲜蔬菜类：香菇、猴头、海带、银耳、海藻、芋头、芦笋、大蒜、莴笋、菜花、洋白菜、胡萝卜、白萝卜、苦瓜、南瓜、刀豆、洋葱、茄子、豆腐及茶叶等。

（2）干鲜果品类：杏干、猕猴桃、罗汉果、山楂、核桃、大枣、龙眼、苹果、刺梨、菱角、菠萝、无花果等。

（3）肉蛋类：鹅血、动物肝、鱼、鳖、海参、猪血、酸奶、羊奶、禽蛋等。

（4）粮油类：薏米、玉米、红薯、黄豆等。

一般可能导致癌症的饮食习惯如下：

（1）食用烧焦、烟熏、盐渍食物，如长期食用这些食物，容易受到致癌物苯并芘、亚硝胺的污染，使患骨癌、食管癌、肺癌的危险增加。

（2）饮酒。有证据表明，酒精可增加咽喉癌、食管癌、肝癌、结肠癌、直肠癌、乳腺癌和肺癌的几率。

（3）家畜肉类。含大量红肉（牛、羊、猪肉）的膳食可能增加患结肠癌、直肠癌的几率。

（4）不良饮食习惯。三餐不按时吃、暴饮暴食、进餐过快者、进餐时经常生气者、喜吃烫食和重盐者，都使患癌的危险性增加。

1999年美国癌症研究协会按照世界癌症研究基金会提出的预防癌症饮食原则公布了《国际防癌守则十五条》，这是全世界第一份防癌指南。

（1）食物以植物食品为主，每天的食物中蔬菜、水果、谷类、豆类，应占食物总的2/3以上。

（2）保持适当体重，避免过轻过重。

（3）经常适当锻炼，最好每天应快走1h或类似运动。每星期要进行游泳或慢跑1h。

（4）多吃蔬菜、水果、黄绿色蔬菜及水果，含大量维生素A、维生素C、维生素E及β-胡萝卜素，可防癌。

（5）多吃谷类、豆类、根菜类，每天至少摄取600~800g。

（6）最好不饮酒或限制饮酒，男性每天两杯，女性每天一杯为限。

（7）限制肉类食品，牛、羊、猪肉每天摄取80g以下，多吃鱼和鸡肉。

（8）控制动物脂肪摄取量，适当摄取植物脂肪。

（9）少吃盐，成人每天摄取食盐6g以下，调味料以香料为主。

（10）多吃生鲜食品，少吃罐头食品。食物储藏要防霉，不要在常温下存放时间过长。

（11）食物要保证新鲜，食品应冷冻、冷藏保存，食品不可藏放过久。

（12）注意食品安全，只有食品中的添加剂、污染物及其他残留物含量低于国家所规定的限量时,才是安全的。

（13）烹调方法要科学,不吃烧焦的食品。烧焦的鱼、肉都可产生致癌物质。

（14）少吃营养剂、补品。

（15）戒烟。吸烟者患喉癌的为不吸烟者的30倍以上,肺癌约4.5倍,吸烟年龄越低,吸烟越久,患癌症的几率越高。

【知识衔接】预防癌症的食物

（1）牛奶和酸奶。牛奶含钙和维生素D,在肠道内能与致癌物质相结合,清除其有害作用。酸奶能抑制肿瘤细胞的生长。

（2）蜂蜜和蜂乳。蜂蜜能促进新陈代谢,增强机体抵抗力,提高造血功能和组织修复作用。近年来发现蜂乳含有特殊的蜂乳酸,对防治恶性肿瘤有效。

（3）茶。茶含儿茶素,能清除体内的放射性物质。放疗病人经常饮茶有益康复。

（4）蔬菜。新鲜蔬菜如胡萝卜、萝卜、瓠果、茄子、甘蓝等,含有干扰素诱导物,能刺激细胞产生干扰素,增强病人对疾病和癌瘤的抵抗力。大蒜具有防癌抗癌能力,大蒜中的脂溶性挥发性油能激活巨噬细胞,提高机体的抗癌能力;还含有一种含硫化合物,也具有杀灭肿瘤细胞的作用。葱头也能抗癌,对淋巴瘤、膀胱癌、肺癌和皮肤癌等均有防御作用。

（5）海产品。海产品可用作恶性肿瘤病人的治疗食品。海藻类有效成分主要是多糖物质和海藻酸钠,而海藻酸钠能与放射性锶结合后排出体外,故常吃海带、紫菜等食品对身体有益。鲨鱼的软骨能抑制肿瘤生长,鱼翅有抑制肿瘤向周围浸润的能力。鱼类中含有丰富的硒、锌、钙、碘等无机盐类,对抗癌也是有益的。

（6）真菌食品。灵芝中含有多糖物质和干扰素诱导剂,能抑制肿瘤。香菇对胃癌、食道癌、肺癌、宫颈癌有一定的疗效。金针菇也具有同样的功效,对肿瘤有抑制作用。猴头菇对胃癌有疗效,可延长病人的生存期,提高免疫力。银耳对癌瘤有抑制作用。近年发现茯苓中90%的B茯苓聚糖可增强免疫功能,有抗癌瘤的作用。

（7）果品。杏仁可提高机体的免疫功能,抑制细胞癌变。它对口腔干燥等症状有缓解作用,但对口腔有炎症、溃疡以及鼻出血的病人不宜食用。乌梅也有抗癌作用,枣能抑制肿瘤细胞生长。无花果的提取物可治疗胃癌、咽喉癌、宫颈癌、膀胱癌等。苹果中含有果胶多,可与放射性元素结合,促使其排出。木瓜能阻止癌瘤扩散、发展。

（8）其他。山芋中提取类固醇物质能抑制乳腺癌的发展。玉米粉能抑制肿瘤生长,减轻抗癌药物的副作用。薏苡仁中的多糖体和薏苡脂能增强机体免疫功能及抑制肿瘤细胞的作用。

本章小结

本章介绍了不同人群的营养需要和膳食指南,包括不同生理状态的人群及某些慢性病患者的营养与膳食。人们由于不同的地区、不同的社会、不同的经济状况、不同的民族以及不同的性别、年龄、职业和健康状况等,所需要的营养素种类、数量各不相同。因此,作为食品工作者及旅游、饮食工作者,应按不同人群的具体情况,合理科学地安排膳食,以提高食品质量,保证身体健康。

基本知识训练

1. 母亲妊娠期间严重缺碘,对胎儿发育影响最大的是(　　)。
   A. 中枢神经系统　　B. 骨骼系统　　C. 循环系统
   D. 内分泌系统　　E. 呼吸系统
2. 提倡婴儿母乳喂养的原因是(　　)。
   A. 人乳中的蛋白质容易消化　　B. 人乳中的脂肪球小,吸收好
   C. 人乳中含丰富的免疫活性物质　　D. 人乳中的钙吸收率高
   E. 以上都对
3. 关于婴儿断奶食品添加方法,哪点是不正确的?(　　)
   A. 先鱼蛋肉,后谷类蔬菜水果
   B. 铁强化的谷类作为第一个固体食品
   C. 配方奶可作为母乳外能量、蛋白质和微量营养素的补充
   D. 6~8个月龄以上婴儿提供可咀嚼食物
   E. 避免含高盐分和调味品多的家庭膳食
4. 提倡老年人应多吃些鱼,主要是因为鱼(　　)。
   A. 蛋白质含量高　　B. 饱和脂肪酸较多
   C. 不饱和脂肪酸较多　　D. 口感好,且易消化
5. 中国营养学会推荐60岁以上老年人每日膳食胆固醇摄入量不宜超过(　　)。
   A. 300mg　　B. 400mg　　C. 500mg
   D. 600mg　　E. 700mg
6. 治疗营养性肥胖的首选疗法是(　　)。
   A. 控制饮食　　B. 手术疗法　　C. 控制饮食+运动疗法
   D. 药物治疗　　E. 运动疗法
7. 痛风症应控制的食物是(　　)。

A. 海带　　　　B. 冬瓜　　　　　C. 蚕豆
   D. 白切猪肉　　E. 白菜
8. 慢性肝炎病人的适宜膳食为(　　)。
   A. 高碳水化合物、高蛋白、高能量膳食
   B. 低蛋白、低脂肪膳食
   C. 高蛋白质、低脂肪、适量碳水化合物和能量的膳食
   D. 严格限制脂肪摄入
   E. 严格限制蛋白质摄入
9. 糖尿病成人休息者的能量供给,每日每千克理想体重应给予多少千卡能量?(　　)
   A. 15~20kcal　　B. 20~25kcal　　C. 25~30kcal
   D. 40kcal　　　 E. 35~45kcal
10. 能致癌的饮食习惯是(　　)。
    A. 不吃早餐　　　　　　　　B. 常吃烟熏、烧烤食物
    C. 均衡膳食　　　　　　　　D. 不吃营养剂和补品

复习思考题

1. 孕妇期、哺乳期主要应添加哪些营养物质?
2. 婴幼儿有什么营养需求?为什么要提倡母乳喂养?
3. 根据儿童、青少年的生理、营养需要特点,如何合理安排饮食?
4. 老年人的营养需求及膳食特点是什么?
5. 何为肥胖?肥胖者的营养与膳食原则是什么?
6. 何为病毒性肝炎、肝硬化及脂肪肝?它们的营养与膳食应注意什么?
7. 糖尿病、痛风患者应如何饮食治疗?
8. 何为癌症?致癌的因素有哪些?哪些食物可抑癌?

第六章 食品污染及其预防

【知识教学目标】

通过本章的学习,使学生了解食品污染的卫生学意义,食品污染的渠道来源,污染源的性质、特点,食品污染对人体的危害等基本知识,从而可掌握食品污染的预防措施,保证食品在加工、运输、储存、销售中的质量。

【能力教学目标】

通过本章的学习,使学生能运用理论来具体分析食品生物性、化学性污染问题;能根据所学的知识区别不同污染的特点及危害,达到预防和处理食品卫生及食品污染问题。

食品污染是指环境中有毒、有害物质进入正常食品的过程。食品污染的原因主要有二:一是由于人的生产或生活活动使人类赖以生存的环境介质,即水体、大气、土壤等受到不同程度和不同状况的污染,各种有害污染物被动植物吸收、富集、转移,造成食物或食品的污染;另一是食物在生产、种植、包装、运输、储存、销售和加工烹调过程中造成的污染。污染后可能引起具有急性短期效应的食源性疾病或具有慢性长期效应的食源性危害。

按污染物的性质,食品污染可分为以下三类:

(1)生物性污染。食品的生物性污染包括微生物、寄生虫和昆虫的污染,其中以微生物的污染占有很大比重,危害也较大,主要有细菌与细菌毒素、霉菌与霉菌毒素。

在食品中的细菌包括引起食物中毒、人畜共患传染病的致病菌和作为污染标志的非致病菌。寄生虫和虫卵主要是通过病人、病畜的粪便间接通过水体或土壤污染食品或直接污染食品,危害较大的有蛔虫、绦虫、中华枝睾吸虫以及旋毛虫及虫卵。经常污染食品的昆虫有螨类、谷蛾、谷象虫等,这些昆虫均能降低食品质量。病毒除肝炎病毒及脊髓灰质炎病毒外,一般的病毒不容易在食物上繁殖,故很难通过食品传播疾病。

(2)化学性污染。食品的化学性污染涉及范围广,情况也较复杂。主要有以下几种:

① 食品的药物污染。农药、兽药等使用不当,造成对食品的污染,并在食品中残留。

② 有害金属污染。食品所用的容器、包装材料、添加剂等使用不当,以及工业

"三废"不经处理排入农田、大气中的有害金属污染食品。

③ 有害化合物污染。工业"三废"、包装材料以及食品在加工过程中产生有害化合物使食品受到污染。

（3）放射性污染。食品的放射性污染主要来自放射性物质的开采、冶炼、生产以及在生活中的应用与排放。特别是半衰期较长的放射性核素污染，在食品卫生上更为重要。

第一节 食品的生物污染及其预防

一、食品的细菌污染及其预防

食品的周围环境中，到处都有微生物的活动，食品在生产、加工、储藏、运输、销售消费过程中，随时都有被微生物污染的可能。其中，细菌对食品的污染是最常见的生物性污染，是食品中最主要的卫生问题。食品中常见的细菌称为食品细菌，包括致病菌、条件致病菌和非致病菌。

（一）细菌污染的途径

细菌污染的途径主要有以下5条：

1. 原材料受污染

食品原料在采集、加工表面往往附着细菌，尤其在原料破损处有大量细菌聚集。此外，当使用任何未达到国家标准的水进行洗涤、烫漂、煮制、注液等工艺处理时，均可引起加工食品的细菌污染。因此，不洁净的生产用水也是微生物污染食品的主要途径及重要污染源。

2. 加工过程的污染

食品加工过程中受细菌污染的机会很多，主要有3种方式。

（1）环境污染。食品加工的环境不清洁，空气中的细菌会随灰尘沉降到食品、食品加工原料、半成品加工机械设备上而造成食品的污染。

（2）从业人员的污染。食品从业人员不注意个人卫生，不认真执行卫生操作规范，或从业人员患有传染性疾病，均可通过其手、衣服、呼吸道、头发等直接或间接造成食品的污染。

（3）加工中的交叉污染。尽管食品加工过程中的某些条件对微生物是不利的，特别是清洗、消毒和灭菌，可使食品中的微生物数量明显减少，甚至可使微生物完全被清除，但是如果加工过程中不合理的操作和管理，灭菌不彻底，加工用水、用具、设备和杂物不清洁以及加工过程原料、半成品、成品交叉污染，则食品中细菌的数量不但未能得到控制，还会因此而污染增多。

3. 储藏过程的污染

食品储藏的环境与条件是食品储藏过程中造成微生物污染的主要因素,不良的储藏环境会使细菌通过空气、鼠或昆虫污染食品;不利的储藏条件会使残留在食品中的细菌生长繁殖,使细菌的数量上升。

4. 运输与销售过程的污染

食品运输的交通工具和容器具不符合卫生条件,可使食品在运输过程中再次受到污染;食品在销售过程中的污染往往被忽视,散装食品的销售用量具、包装材料都可能成为污染源;销售人员不合理的操作也可能造成食品的污染。

5. 食品消费的污染

食品在消费过程中也可能被污染且更易被忽视。食品在购买后到消费这一段时间内的存放不合理,如生熟不分,或过分相信冰箱而使食品在冰箱中的存放时间过长,或烹调用具的不卫生等均可造成食品的污染。

(二) 细菌污染对人体的危害

细菌污染对人体的危害主要有以下两点。

1. 食物中毒

当人食用了含有大量细菌或细菌毒素的食品后,就会发生不同程度的中毒。目前,我国发生较多的细菌性食物中毒有沙门氏菌、副溶血性弧菌、变形杆菌、金黄色葡萄球菌、致病性大肠杆菌、肉毒梭菌等。

2. 传播人畜共患疾病

当食品经营管理不当、特别是对原料的卫生检查不严格时,销售和食用了严重污染病原菌的畜禽肉类,或由于加工、储藏、运输等卫生条件差,致使食品再次污染病原菌,可能造成人畜共患疾病的大量流行。如炭疽病、布鲁氏杆菌病、结核病、口蹄疫等。

(三) 食品细菌污染的指标与食品卫生学意义

反映食品卫生质量的细菌污染指标,主要有菌落总数和大肠菌群。

1. 菌落总数

菌落总数是指每克、每毫升或每平方厘米食品在严格规定的条件下(样品处理、培养基及其 pH 值、培养温度与时间、计数方法)培养,使适应这些条件的每一个活菌细菌都生成一个肉眼可见的菌落,其结果称为该食品的菌落总数。以菌落形成单位表示。

我国及大多数国家食品卫生标准中,都采用这一项指标,并规定了各类食品菌落总数的最高允许限量。

食品菌落总数对食品具有两方面的卫生学意义。一方面是食品清洁状态的标志。因为食品中细菌污染数量不一定代表食品对人体健康的危害程度,但它却反映食品的卫生质量,以及食品在生产、储存、运输、销售过程中的卫生措施和管理情况。另一方面是作为评定食品腐败变质程度(新鲜度)的指标。因为食品中细菌在繁殖过程中分解食品成分,所以食品细菌数量越多越能加速食品腐败变质。如 $10^5/cm^2$ 的牛肉在 0℃时可保存 7 天,而当细菌为 $10^3/cm^2$ 时,同样条件下可保存 18 天。

2. 大肠菌群

大肠菌群包括肠杆菌科的埃希氏菌属、柠檬酸杆菌属、肠杆菌属和克雷伯菌属。这些菌属中的细菌,系直接或间接来自于人和温血动物的肠道,大肠杆菌已被许多国家用作食品生产上卫生质量鉴定的指标。

食品中检出大肠菌群其卫生意义如下:

(1) 表示食品曾受到人与温血动物的粪便污染。其中典型大肠杆菌说明粪便近期污染,其他菌属可能为粪便的陈旧污染。

(2) 作为肠道致病菌污染食品的指标菌。这是由于大肠菌群与肠道致病菌来源相同,而且在一般条件下大肠菌群在外界生存的时间与主要肠道致病菌也是一致的。当然,食品中检出大肠菌群,只能说明肠道致病菌存在的可能,两者并非一定平行存在。

因为大肠菌群是嗜中温菌,在 5℃以下的温度基本不能生长,因此,不适于低温的水产食品,尤其是冷冻食品。

(四) 预防细菌污染的措施

(1) 建立健全卫生管理机构和管理制度。严格贯彻执行生产加工过程中的各项卫生制度和措施,故工厂必须健全有关卫生组织及管理制度。

(2) 提高原辅料的卫生质量。对原辅料要严格选择、妥善保存。禁止采购、使用腐烂变质的原辅料。

(3) 遵守生产经营过程的卫生要求。在生产、销售过程中,做到内、外环境整洁;生产布局和工艺流程合理;使设备保持良好状态,并经常清洁和消毒;做到生、熟食品隔离,半成品、成品与原料分开,防止交叉污染;有防尘、防蝇、防鼠设备;采取冷藏、冷冻措施储藏食品。

(4) 搞好从业人员个人卫生。从业人员必须经过健康检查方可上岗。传染病患者及病源携带者必须调离接触直接入口食品的工作。从业人员应养成良好的个人卫生习惯,上班前、便后洗手消毒,工作时穿戴整洁的工作衣、帽,不戴戒指,不留长指甲。

(5) 彻底杀灭食物中污染的细菌。在食品加工中,严格遵守杀菌规程,控制灭菌温度和时间。在食物烹调中,应做到烧熟煮透,烹调加工大块食物时,应注意使其内部温度达到杀灭细菌所需要的温度。烹调加工海鲜时不能只顾味道鲜嫩而缩短加热时间。菜肴烹调后,存放一段时间后再食用,食用前必须再加热,注意重新加热肉类或肉菜,至少需经过 70℃、2min 处理。

二、食品的霉菌污染及预防

霉菌在自然界中分布极广,约有 4.5 万多种。多数霉菌对人体有益,如发酵业、酿造、抗生素等的生产都离不开霉菌;但也有一些霉菌对人体有害,这主要是由于霉菌中的少数菌种或菌株能产生对人体有害的霉菌毒素。

霉菌毒素是霉菌在其所污染的食品中产生的有毒代谢产物。目前已知的霉菌毒素大约为 200 种,一般按产生毒素的主要霉菌名称来命名,与食品卫生关系密切的有黄曲霉毒素、赭曲霉毒素、杂色曲霉毒素、镰刀菌属毒素、黄变米毒素等。

【知识链接】 霉菌污染的指标及食品卫生学意义

霉菌污染食品后繁殖产毒,造成人类霉菌毒素的中毒。人类很早就发现一些由真菌产生的有毒物质能引起任何动物的疾病。麦角中毒是人类第一个有记录的真菌引起的中毒症。早在 1711 年,人们就已知道,这是由于吃进污染麦角菌的黑麦等谷物引起的。200 年以后,日本发生的引起大量死亡的"黄变米毒素中毒症"是由岛青霉、橘青霉、黄绿青霉等污染大米造成的。苏联 1940—1947 年有 16% 的居民患醉谷病和食物中毒性白细胞缺乏症,引起几千人死亡。经过分析发现是由于食用了污染镰刀孢属和枝孢属真菌的小米、小麦、燕麦、黑麦、荞麦的缘故。

霉菌毒素的中毒常常侵害肝脏、肾脏、大脑神经系统等器官,产生肝硬化、肝炎、肝细胞坏死、肝癌、急慢性肾炎,大脑中枢神经系统的严重出血,神经组织变性等症状。霉菌毒素中毒症与一般疾病不同,具有如下特点:①疾病是不传染的,而往往与饮食有高度相关性,发病者均使用过相同或相似的食物。②用化学药物或抗生素治疗,疗效很差或完全无效。③疾病的发生常常有季节性,同时往往表现有明显的地方性。④疾病的发作常与特殊的食物有关。⑤检查所怀疑的食物或饲料时,常可发现霉菌菌丝的活动。⑥常伴随着维生素缺乏症,但是与真正的维生素缺乏症不同,用维生素治疗无效。

霉菌污染食品的指标主要有两方面:一方面是霉菌污染度即单位重量(g)或容积(ml)的食品带染霉菌的情况。我国目前已制定了一些食品中霉菌菌落总数的国家标准,如表 6-1 所列。另一方面是霉菌菌相的构成。

表 6-1 几类食品中霉菌菌落总数国家标准

标准号	标准名称	项目	指标
GB5420—85	硬质干酪卫生标准	霉菌数/(个/g)	≤50
GB7101—94	固体饮料卫生标准	霉菌数/(个/g)	≤50
GB14884—94	蜜饯食品卫生标准	霉菌数/(个/g)	≤50
GB14891.2—94	辐照花粉卫生标准	霉菌数/(个/g)	≤100
GB14891.4—94	辐照生杏仁卫生标准	霉菌数/(个/g)	≤100

(续)

标准号	标准名称	项目	指标
GB14963—94	蜂蜜卫生标准	霉菌数/(个/g)	≤200
GB2759.2—96	碳酸饮料卫生标准	霉菌数/(个/ml)	≤10
GB10327—96	乳酸菌饮料卫生标准	霉菌数/(个/ml)	≤30
GB17324—1998	瓶装饮用纯净水卫生标准	霉菌数/(个/ml)	≤不得检出
GB17325—1998	食品工业用浓缩果蔬汁(浆)卫生标准	霉菌数/(个/ml)	≤20
GB17399—1998	胶母糖卫生标准	霉菌数/(个/g)	≤20
GB7099—1998	糕点、面包卫生标准	霉菌数/(个/g)热回工出厂	≤50
		热回工销售	≤50
		冷回工出厂	≤100
		冷回工销售	≤150

霉菌污染食品的卫生学意义:①可使食品的食用价值降低,甚至不能食用。每年全世界至少有2%的粮食因发生霉变而不能食用。②由于霉菌在各种食品或饲料中产生霉菌毒素而引起人畜中毒。

(一) 黄曲霉毒素

黄曲霉毒素是人们研究得最多的真菌毒素,是由黄曲霉和寄生曲霉产生的一类代谢产物,具有极强的毒性和致癌性。1960年,当时英国有10万只火鸡幼禽在食用了从非洲和南美洲进口的花生粉之后全部死亡。人们从有毒的饲料中分离出了黄曲霉和这种霉菌产生的一种毒素,被定名为黄曲霉毒素。

1. 化学结构与特性

黄曲霉毒素是一类结构相似的化合物的总称。目前已分离鉴定出20余种,分为B系、G系和M系。结构相似,均为二氢呋喃氧杂萘的衍生物。在天然污染的食品中以AFB_1最多见,而且其毒性和致癌性也最强,故在食品监测中以AFB_1作为污染指标。

黄曲霉毒素耐热,一般在烹调加工的温度下破坏很少。在280℃时,发生裂解,其毒性被破坏。黄曲霉毒素几乎不溶于水,但在加氢氧化钠的碱性条件下,黄曲霉毒素的内酯环破坏,形成香豆素钠盐,该钠盐溶于水,故可通过水洗予以去除,但加碱需足够的数量。黄曲霉毒素易溶于油和一些有机溶剂,如氯仿和甲醇,但不溶于正己烷、石油醚及乙醚中。

2. 产毒条件

产生黄曲霉毒素的霉菌只有黄曲霉毒素和寄生曲霉。其产毒能力及产毒量,不同菌株的差异极大。除菌株本身的产毒能力外,湿度(80%~90%)、温度(25~30℃)、氧气(1%以上)均是黄曲霉生长繁殖产毒所必要的条件。此外,天然基质培养基(大米、玉米、花生粉)比人工合成培养基产毒量高。在我国广西地区产毒的黄曲霉菌株最多,检出率为58%。

3. 对食品的污染

黄曲霉毒素对粮食食品的污染非常广泛,主要有花生及其制品、花生油、玉米污染严重,大米、小麦、面粉污染较轻,豆类很少受到污染。在我国,长江沿岸以及长江以南地区黄曲霉毒素污染严重,北方各省污染很轻。各类食品中,自农业体制改革后,1992年对我国部分省市(广西、江苏、河北、北京)的粮油食品黄曲霉毒素B_1进行了调查,结果看出除花生样品污染率较高,为55.6%外,玉米污染率仅15.6%,并且其污染水平未超过我国现行的食品黄曲霉毒素B_1允许量(GB2761-1982)。

世界各国的农产品中也普遍受到黄曲霉毒素的污染,一般来说热带和亚热带地区食品污染严重,其中以花生和玉米的污染最为严重。目前有60多个国家制定了食品和饲料中黄曲霉毒素限量标准和法规。实际或建议的限量标准为:食品中黄曲霉毒素B_1 5μg/kg;食品中黄曲霉毒素B_1、B_2、G_1和G_2总和为10~20μg/kg。牛乳中的黄曲霉毒素M_1为0.05~0.5μg/kg,乳牛饲料中的黄曲霉毒素B_1为10μg/kg。不论我国还是世界各国,都重视逐渐降低食品中黄曲霉毒素限量标准,使之达到尽可能低的水平,以保障人畜健康。

4. 毒性

黄曲霉毒素有很强的急性毒性,也有明显的慢性毒性与致癌性。

1) 急性毒性

黄曲霉毒素是一种毒性极强的剧毒物,其毒性为氰化钾的10倍,对鱼、鸡、鸭、大鼠、豚鼠、兔、猫、狗、猪、牛、猴及人均有强烈毒性。黄曲霉毒素属于肝脏毒,除抑制肝细菌DNA、RNA的合成外,也抑制肝脏蛋白质的合成。一次大量口服后,可出现肝实质细菌坏死、胆管上皮细菌增生、肝脂肪浸润及肝出血等急性病变。少量持续摄入则引起肝脏纤维细菌增生,甚至肝硬化等慢性损伤。人体组织的体外实验以黄曲霉毒素1mg/L可阻止肝细菌DNA和RNA的合成。

黄曲霉毒素引起人急性中毒,国内外都发生过。其主要急性中毒事例中有发生在非洲的吃霉木薯饼中毒、泰国的霉玉米中毒等。

在几次中毒事例中,以1974年印度两个邦中200个村庄暴发黄曲霉毒素中毒性肝炎最为严重。这些村庄居民因食用霉变玉米所致,中毒人数达390人。症状是发热、呕吐、厌食、黄疸,以后出现腹水、下肢浮肿,死亡很快。尸检中可见肝胆管增生。发病者食用的玉米AFB_1含量为6.25~15.6mg/kg。推算每人每天摄入AFB_1量为2~6mg。用该中毒玉米喂狗,发生同样症状死亡。

2) 慢性毒性

黄曲霉毒素持续摄入所造成的慢性毒性,其主要表现是动物生长障碍,肝脏出现亚急性或慢性损伤。其他症状还包括食物利用率下降、体重减轻、生长发育缓慢、母畜不孕或产仔少。

3) 致癌性

动物实验证明长期摄入低浓度的黄曲霉毒素或短期摄入高浓度的黄曲霉毒素均可诱发肝癌,此外还可诱发胃癌、肾癌、直肠癌、乳腺癌、卵腺癌、卵巢及小肠等部位的肿瘤。这一结果至少在 8 种动物身上得到证实。但不同动物的致癌剂量差异很大,其中以大白鼠最为敏感。实验证明,用含黄曲霉毒素 B_1 15μg/kg 的饲料喂大鼠,经 68 周,12 只雄性大鼠全部出现肝癌;经 80 周,13 只雌性大鼠全部出现肝癌。另外,黄曲霉毒素对大鼠诱发肝癌的能力比二甲基亚硝胺大 75 倍。因此,是目前公认的最强化学致癌物质。

从亚非国家和我国肝癌流行病调查研究中发现,某些地区人群膳食中黄曲霉毒素水平与原发性肝癌的发生率呈正相关。

5. 预防措施

防霉、去毒和限制食品中毒素残留是预防黄曲霉毒素危害的 3 个主要环节。

1) 防霉

防霉是预防食品被黄曲霉毒素及其他霉菌污染的最根本措施。食品霉变要有足够的湿度、温度和氧气,其中湿度尤其重要。因此,防霉的主要措施是控制食品中的水分。就粮食而言,从田间收获、脱粒、晾晒、运输至入库等过程中,都应注意防霉。

(1) 在田间要防虫、防倒伏。

(2) 收获时要及时排除霉变部分。

(3) 脱粒后应及时晾晒,使水分降至安全水分以下。一般稻谷含水量在 13% 以下,玉米 12.5%,大豆 11%,花生 8% 以下。

(4) 在收获储运过程中,应保持谷粒、花生、豆类等外壳完整无破损。

(5) 在保藏过程中应注意控制粮库的温湿度,使其相对湿度不超过 70%,温度降至 10℃ 以下,还要注意通风;另外除氧充氮或用二氧化碳进行保藏,效果亦可以;γ 射线与药物防霉尚有待研究与推广。

2) 去毒

主要采用以下几种方式去毒:

(1) 挑选霉粒。国内曾在花生仁及玉米粒上试用,去毒效果好。

(2) 碾轧加工法。一般适用于受污染的大米,精度碾轧加工可降低米中毒素含量。

(3) 加碱去毒。黄曲霉毒素在碱性条件下,其结构中的内酯环破坏,形成香豆素钠盐,溶于水,故加碱后再用水洗,即可将毒素去除,适用于植物油。

(4) 物理吸附法。含毒素液体食物可加入活性白陶土或活性炭等吸附剂,然后搅拌、静置,毒素可被吸附而去毒,适宜于植物油,广西用此法处理花生油。加入1.5%白陶土,可使植物油中黄曲霉毒素由 $100\mu g/kg$ 降至 $10\mu g/kg$ 以下。

(5) 生物解毒法。有人比较了近1000种微生物破坏黄曲霉毒素 B_1 的能力,发现某些霉菌和霉菌孢子能破坏一部分黄曲霉毒素 B_1,某些细菌也有此作用,其中以橙色黄杆菌作用最为显著,它可使花生油、花生、花生酱以及玉米等食品中的黄曲霉毒素全部迅速地遭到破坏。采有生物学方法去除黄曲霉毒素,成本低,收获大,有发展前途,需进一步研究。

3) 限制各种食品中黄曲霉毒素的含量

我国食品中黄曲霉毒素 B_1 允许量标准见表6-2。

表6-2 食品中黄曲霉毒素 B_1 允许量标准

食品种类	黄曲霉毒素 B_1/($\mu g/kg$)	标准来源
玉米、花生油、花生仁	≤20	GB2711-81
玉米、花生仁制品(按原粮折算)	≤20	
大米、其他食用油	≤10	
其他粮食、豆类、发酵食品	≤5	
婴儿代乳食品	不得检出	

(二) 其他霉菌毒素

常见霉菌毒素及毒性见表6-3。

表6-3 常见霉菌毒素及毒性

毒素名称	产毒菌	受污染食品	毒性
杂色曲霉毒素	杂色曲霉、构巢曲霉、焦曲霉	玉米	肝毒性、致癌
诸曲霉毒素	诸曲霉	玉米、花生、小麦、棉籽	肝肾毒性
展毒霉素	展毒霉	水果、果脯制品	呕吐、皮肤过敏
黄绿毒霉素	黄绿青霉	黄变米	神经毒性
橘青霉素	橘青霉	粮谷类	肾毒性
红色青霉毒素	红色、紫色青霉	粮谷类	肝肾毒性

三、人畜共患传染病污染及预防

(一) 口蹄疫病毒对食品的污染及预防

口蹄疫病毒(food and mouth disease virus)是引起偶蹄兽的一种接触性急性传

染病的病原,多见于牛、羊、猪。病畜的唾液、粪尿、肉和乳汁中含有口蹄疫病毒。人常因食用生乳或其他未消毒的畜产品,以及接触病畜而感染。现认为人对口蹄疫病毒不易感,但它在动物传染病中传播速度最快、发病率最高、流行最猛烈,对畜牧业生产的危害最严重。

1. 病原体

口蹄疫病毒为微 RNA 病毒科,口疮病毒属,分 O、A、C、SAT_1、SAT_2、SAT_3 以及 Asia 等 7 个血清型和 65 个以上的亚型。对外界环境的抵抗力较强,在 $-50℃$ ~ $70℃$ 十分稳定,可保存几年,在饲草、被毛和木器上可存活几周,厩舍前墙壁和地板上的干燥分泌物中可存活 1 个月(夏季)至 2 个月(冬季),乳及乳制品中可存活 12 天。对热、酸较为敏感,直射日光、加热 70℃、15min,乳酸、次氯酸和福尔马林均可灭活。

2. 传染源及传播途径

口蹄疫病毒能感染牛、羊、猪、驼和人等 30 多种动物。口蹄疫一年四季均可发生,但以冬春、秋季气候比较寒冷时多发,尤以春秋最为流行。传播方式有蔓延式和跳跃式两种。病畜、带毒畜是最主要的直接传染源,另外病畜的尿、粪、呼出的气、唾液、精液、毛、内脏等,以及污染的圈舍、饲料、水、用具等可成为间接传染源,牛、羊、猪、驼可互相传染。病毒可通过消化道、呼吸道、破损的皮肤、黏膜、眼结膜、人工授精、鼠类、鸟类、昆虫等途径传播。

3. 口蹄疫病畜的鉴定与处理

病畜体温升高,在蹄部、口腔黏膜、乳房、皮肤出现水疱,继而发生溃疡,形成黄色痂皮,严重者可造成蹄壳脱落,出现跛行。

根据临床症状及流行特点诊断,立即销毁;可能被感染的体温正常的同群屠畜,其肉尸进行剔骨和内脏一起经产酸处理后出厂,若不能进行产酸处理,就高温处理后出厂。

4. 预防措施

首先封锁厂(场)区,停止牲畜流动,报告当地有关部门采取防疫措施,并送检病科确诊;将同批牲畜在当日全部宰完;病畜的粪便、胃肠内容物、污物和污染水经消毒后方可运出或排出,病畜停留过的场地、圈舍和车间进行消毒处理;所有设备、工具和工作人员的工作服、帽、靴应进行彻底消毒。

(二)猪水疱病毒对食品的污染及预防

猪水疱病毒(swine vesicular disease virus)是引起猪急性水疱性传染病的病原。主要以猪的危害严重,但在某些研究室曾有从事研究的人员染病。

1. 病原体

猪水疱病毒属于微 RNA 病毒科,肠病毒属。病毒粒子呈球形,直径 22 ~ 33nm,呈二十面体对称,无囊膜。该病毒在 50℃、30min 下仍不丧失感染力。病毒在污染的猪舍内存活 8 周以上,病猪的肌肉、皮肤、肾脏保存于 $-20℃$ 经 11 个月其滴度未见显著下降。病猪肉腌制3个月后仍可检出病毒。

2. 传染源及传播途径

传染源主要是病猪、带毒猪。病毒由粪、尿、水疱液、乳等排出,通过接触,污染的饲料经消化道传播。本病的流行性强,发病率高。

3. 猪水疱病的鉴定与处理

病猪主要表现为主趾和附趾的蹄冠出现水疱,鼻盘、舌、唇和母猪的乳头也有发生。水疱破裂出现溃疡,甚至化脓。临床上与口蹄疫相似,较难于区别。具体鉴定方法见表6-4。

病猪应销毁。可能被感染的同群猪应全部宰完,其肉尸、内脏、头、蹄、血液和骨骼等高温处理后出厂。毛皮经消毒后出厂,屠宰场所必须用3%~4%的热碱水消毒,工作服用蒸汽或煮沸消毒。

4. 预防措施

预防措施与预防口蹄疫相同。猪水疱病毒与口蹄疫病毒的鉴别方法表6-4。

表6-4 猪水疱病毒与口蹄疫病毒鉴别表

项目	试验内容	猪水疱病毒	猪口蹄疫(O型)病毒
	不同日龄乳(2日龄)	死亡	死亡
	鼠感染试验(7~9日龄)	健活	死亡
	抗酸试验	能耐pH 5.0	对pH 5.0敏感
血清中和试验	猪水疱病血清	能中和	不能中和
	猪口蹄疫(O型)血清	不能中和	能中和
血清保护试验	猪水疱病免疫血清	能保护	不能保护
	猪口蹄疫(O型)免疫血清	不能保护	能保护
反向间接血凝试验	猪水疱病免疫球蛋白致敏红血球	阳性	阴性
	猪口蹄疫(O型)免疫球蛋白致敏红血球	阴性	阳性

(三)猪瘟病毒对食品的污染

猪瘟病毒(hog cholera virus)是猪瘟的病原,传染性强,病死率高,严重威胁养猪业的发展。在自然情况下,除猪外,对人和其他畜禽均无致病性,但在发病过程中,常有沙门氏菌及大肠杆菌继发感染。因此,未经适当处理的病猪肉及其副产品,除了散播病原外,还可能成为细菌性食物中毒的原因。

1. 病原体

猪瘟病毒属于黄病毒科、瘟病毒属。病毒粒子呈圆形,有囊膜,直径为40~50nm,呈二十面对称,单股线状RNA。不耐热,50℃、60min或60℃、10min使其失活,在pH=5~10时稳定,乙醚、氯仿和去氧胆酸盐等溶剂可很快使病毒失活。在

4℃下含0.5%石碳酸的脱纤血中其传染性可保持72～480天,在盐腌、冰冻猪肉中能持久保存。

2. 传染源及传播途径

猪瘟病毒仅发生于猪和野猪身上,病猪是主要传染源,由粪、尿和各种分泌物排出病毒,经肉品、废料和废水厂散毒,经消化道、呼吸道、眼结膜及皮肤伤口等感染。

3. 猪瘟的鉴定及处理

病猪表现发热、食欲减退及废绝,皮肤有出血点、发紫、腹泻及便秘等症状。宰后常发现全身淋巴结肿大,边缘出血或网状出血呈大理石状,内脏器官广泛出血、坏死,脾边缘梗死,亚急性和慢性病例在盲结肠黏膜上出现纽扣状肿,骨骺线增厚。

有显著病变者,其肉尸及内脏和血液销毁或做工业用;有轻微变病者含疹块型及慢性猪丹毒,割除病变肉尸及内脏病变部分,应在24h内高温处理后出场,血液工业用或销毁,猪皮消毒后出场,脂肪炼制食用油。

4. 预防措施

必须加强猪瘟的防治,加强肉品卫生检验和处理制度。

(四)疯牛病

疯牛病(mad-cow disease)是牛海绵状脑病(Bovine Spongiform Encephalopathy,BSE)的俗称,为一种慢性、具有传染性的致死性中枢神经系统疾病。1985年4月首先发现于英国,于1986年11月定名为BSE。BSE组织病理学变化和临床症状与人的库鲁病、克雅氏病(Creutzfeldt-Jakob,CJD)、格史氏综合症和致死性家族失眠病、发生于动物的羊搔痒症、貂的传染性脑病以及黑尾鹿的慢性消耗病等相似。BSE自1986年首诊以来,全世界已发现18万头以上的病牛,其中90%的病牛都发生在英国。目前,在欧洲呈蔓延趋势。BSE的流行给养牛业、饲料加工业、牛肉及其产品、活牛、牛精液和胚胎的贸易都造成了严重损失,同时也严重威胁着人类的生命和健康。

1. 病原体

疯牛病的病原是一类蛋白质侵染颗粒,即朊病毒。具有感染性的朊病毒蛋白的分子质量为27～30ku,系宿主基因编码的蛋白经翻译后修饰构象发生变化而形成。朊病毒对紫外线、辐射、超声波、蛋白酶等能使普通病毒灭活的理化因子有较强的抗性;高温(134～138℃,30min)不能完全使其灭活,核酸酶、羟胺、亚硝酸之类的核酸变性剂都不能破坏其感染性;病牛脑组织用常规福尔马林浓度固定,不能使其完全灭活;能耐受的酸碱范围为pH=2.7～10.5。

2. 传染源及传播途径

BSE朊病毒的自然感染和实验感染的宿主范围很广,如小白鼠、绵羊、山羊、猪、貂、猫、羚羊、金丝猴等动物皆可表现典型的海绵状脑病变。乳牛的发病率明显高于肉牛。英国暴发疯牛病是高蛋白补充饲料肉骨粉被 BSE 朊病毒污染所致。因此,肉骨粉是导致本病流行的主要途径。

人吃了带有疯牛病病原体的牛肉,是否引起人的"BSE"? 目前尚无定论。但许多科学家都坚信,疯牛病和最近出现的人类的新型克雅氏病存在着必然的联系。迄今为止约有上百人因疯牛病传染而患上新型克雅氏病。

3. 疯牛病的鉴定

疯牛病的临床表现:牛的体质下降、产奶量减少、体温偏高、心搏缓慢、呼吸频率增加,但血液生化指标无明显变化,很多病牛食欲仍然良好。精神上表现为恐惧、神经质、狂暴,具有攻击性;运动上表现为共济失调、站立困难、步态不稳、头部和肩部肌肉震颤、后肢伸展过度;感觉出现异常,如对声音、气味和触觉过度敏感。

疯牛病的病理变化:剖检肉眼变化不明显。病理组织学变化的特征主要是脑灰质呈空泡变性、神经元消失和原胶质细胞肥大。

根据临床症状、病理组织学变化、脑电图以及免疫学和尿液电化学检测等进行诊断。目前公认的最可靠的诊断方法是:对疑似牛进行剖检,采取其脑部组织按常规方法制作切片经 HE 染色后镜检,根据患牛脑干核的神经元空泡变化和海绵状变化的出现与否进行判定。

4. 预防措施

由于目前对疯牛病了解不多,尚无有效的预防控制方法。一旦发现病牛及病羊、它们的后代以及与其有过紧密接触的羊,迅速扑杀、焚烧;停喂带有疯牛病朊病原的肉骨粉饲料,切断其传播途径。

第二节 食品的药物污染及预防

一、食品的农药污染及预防

农药是指用于预防、消灭或者控制危害农业、林业的病、虫、草和其他有害生物以及有目的地调节植物、昆虫生长的化学合成的或者来源于生物、其他天然物质的一种物质或者几种物质的混合物及其制剂。

由于使用农药对食品造成的污染(包括农药本身及其有毒衍生物的污染)称为食品农药残留。农药残留是以每千克食品中农药及其衍生物的毫克数表示。

农药按用途可以分为杀虫剂、杀菌剂、除草剂、杀线虫剂、杀螨剂、杀鼠剂、落叶剂和植物生长调节剂等类。按化学组成及结构可将农药分为有机磷、有机氯、有机汞、有机砷、氨基甲酸酯、拟除虫菊酯等多种类型。

【知识链接】

全世界危害农作物的昆虫有 10000 多种,病原菌 8000 多种,线虫 1500 多种,杂草 2000 多种,由此造成的损失是惊人的,严重时造成绝产。美国每年因病虫害作物收成减少 37%,其中由于昆虫损失 13%、病原菌 12%、杂草 12%。据 FAO 调查,全世界每年粮食因病虫害夺去收成的 20%~40%,发展中国家农作物损失率高达 40%~50%,由此造成的经济损失为 1200 亿美元,使用农药后可挽回损失相当于农业总产值的 15%~30%。在我国,通过农药的使用,每年可减少经济损失 300 亿元左右。随着世界人口的不断增长、工业的发展以及自然灾害造成的土地荒漠化,使可耕地不断减少。要靠有限的土地养活不断增长的人口,就必须提高单位面积的产量,很重要的手段之一是使用农药。

(一) 食品中农药残留的来源

进入环境中的农药,可通过多种途径污染食品。进入人体的农药估计约 90% 是通过食物摄入的。食品中农药残留的主要来源如下:

1. 农田施用农药对农作物的直接污染

其污染程度主要取决于农药性质、剂型、施用方法、施药浓度、施药时间、施药次数、气象条件、农作物品种等。

2. 农作物从污染的环境中吸收农药

施用农药后,大量农药进入空气、水和土壤中,成为环境污染物。农作物可长期从污染的环境中吸收农药,尤其是从土壤和灌溉水中吸收农药。

3. 通过食物链污染食品

动物食用被农药污染的饲料后,使肉、奶、蛋受到污染;江河湖海被含农药的工业废水污染后,使水产品受到污染等。某些理化性质比较稳定的农药,如有机氯、有机汞、有机锡等,它们脂溶性强,与酶和蛋白质有高度亲和力,可长期储存于脂肪组织中,通过食物链的作用逐步浓缩,使残留量增高。

4. 其他来源的污染

(1) 粮库内使用熏蒸剂等对粮食造成污染。

(2) 在畜禽饲养场所及畜禽身上施用农药对动物食品造成污染。

(3) 用农药污染的容器、车、船等盛放粮食对粮食造成污染。

(4) 事故性污染。如误食拌过农药的种子;误将农药加入或掺入食品中;施用时用错品种或剂量而使农药残留等。

(二) 食品中常见的农药残留及其对人体的危害

1. 有机磷

有机磷是目前使用量最大的杀虫剂,常用的有敌百虫、敌敌畏、乐果、马拉硫磷等。部分品种可用作杀菌剂(如稻瘟净、异稻瘟净、敌瘟灵)或杀线虫剂(如克线丹、丙线磷、苯线磷)。此类农药属高效、低毒、低残留品种。有机磷属于神经毒剂,主要抑制生物体内胆碱酯酶活性,部分品种有迟发性神经毒作用。慢性中毒主要是使神经系统、血液系统和视觉受到损伤。因此,世界各国对这些剧毒农药已采取了限制和禁用的规定。多数有机磷农药无明显致癌、致畸、致突变作用。

2. 氨基甲酸酯

此类农药是20世纪40年代发展起来的,主要针对有机磷农药的缺点而研制出的一类农药,具有高效、低毒、低残留的特点,广泛用于杀虫、杀螨、杀线虫、杀菌和除草等方面。氨基甲酸酯农药易溶于有机溶剂,在酸性条件下较稳定,遇碱易分解失效。在环境和生物体内易分解,土壤中半衰期为8～14天。大多数氨基甲酸酯类农药对温血动物、鱼类和人的毒性较低。

氨基甲酸酯类农药不易在生物体内蓄积,在农作物中残留时间短,谷类中半衰期为3～4天,在畜禽肌肉和脂肪中残留量低,残留时间约为7天。尽管氨基甲酸酯农药的残留较有机磷农药轻,但随着其用量和使用范围的不断增大,食品中残留问题也逐渐突出,已引起多起食物中毒事件。

氨基甲酸酯类农药中毒机理和症状基本与有机磷农药类似,但它对胆碱酯酶的抑制作用是可逆的,水解后的酶活性可不同程度恢复,且无迟发性神经毒性,故中毒恢复较快。急性中毒使患者出现精神沉郁、流泪、肌肉无力、震颤、痉挛、低血压、瞳孔缩小,甚至呼吸困难等胆碱酯酶抑制症状,重者心功能障碍,甚至死亡。中毒轻时表现为头痛、呕吐、腹痛、腹泻、视力模糊、抽搐、流涎、记忆力下降。

氨基甲酸酯类农药具有氨基,在环境中或动物胃内酸性条件下与亚硝酸盐反应易生成亚硝基化合物,致使氨基甲酸酯农药具有潜在的致癌性、致突变性和致畸性。

3. 拟除虫菊酯农药

拟除虫菊酯农药是一类模拟天然除虫菊酯的化学结构而合成的杀虫剂和杀螨剂,具有高效、广谱、低毒、低残留的特点,广泛用于蔬菜、水果、粮食、棉花和烟草等农作物。目前常用的有20多个品种,主要有氯氰菊酯、溴氰菊酯、氰戊菊酯、甲氰菊酯、二氯苯醚菊酯、三氟氯氰菊酯等。

拟除虫菊酯农药不溶或微溶于水,易溶于有机溶剂,在酸性条件下稳定,遇碱易分解。在自然环境中降解快,不易在生物体内残留,在农作物中残留期通常为7～30天。农产品中的拟除虫菊酯农药主要来自喷施时直接污染,常残留于果皮。这类杀虫剂对水生生物毒性大,生产A级绿色食品时,禁止用于水稻和其他水生作物。

拟除虫菊酯属中等或低毒类农药,在生物体内不产生蓄积效应,因其用量低,一般对人的毒性不强。这类农药主要作用于神经系统,使神经传导受阻,出现痉挛和共济失调等症状,但对胆碱酯酶无抑制作用。人急性中毒后表现为神经系统症状:流涎、多汗、运动障碍、言语不清、意识障碍、反应迟钝、视力模糊、肌肉震颤、呼吸困难,严重时抽搐、昏迷、心动过速、瞳孔缩小、对光反射消失、大小便失禁,甚至死亡。拟除虫菊酯农药对皮肤有刺激作用,可引起麻木、瘙痒和迟发性变态反应。动物实验表明,大剂量氰戊菊酯饲喂动物,有透变性和胚胎毒性。

4. 有机氯

有机氯是早期使用的最主要的杀虫剂。主要有六六六和DDT,其化学性质稳定,不易分解,能在环境和食品中长期残留。如DDT在土壤中消失95%的时间为3~30年,平均为10年;六六六为3~10年,平均为6.5年。有机氯系脂溶性物质,通过食物链进入体内后,主要蓄积于脂肪组织中。

有机氯对动物的急性毒性多属低毒和中等毒。急性中毒时,主要表现为神经毒作用,例如震颤、抽搐和瘫痪等。慢性中毒主要表现为肝脏病变、血液和神经系统损害。部分有机氯农药及其代谢产物有一定的致畸性。人群流行病学调查也表明,使用此类农药较多地区的畸胎率和死胎率比使用此类农药较少的地区高10倍左右。某些有机氯农药对动物有一定的致癌作用。据报道,较大剂量的DDT可使小鼠、兔和豚鼠等动物的肝癌发病率明显增高。

由于有机氯农药易于在环境中长期蓄积,并可通过食物链而逐级浓缩,还有一定的潜在危害和"三致"毒性作用,故在许多国家已停止使用。我国于1983年停止生产,1984年停止使用六六六和DDT等有机氯农药。

5. 混配农药的毒性

两种或两种以上农药的合理混配使用可提高其作用效果,并可延缓昆虫和杂草对其产生抗性,故近年来混配农药的生产和使用品种日益增多。多种农药混合或复配使用有时可加重其毒性(包括相加及协同作用),如有机磷可增加拟除虫菊酯农药的毒性;氨基甲酸酯和有机磷农药混配使用则对胆碱酯酶的抑制作用显著增强;有机磷农药之间亦常有明显的协同作用。

(三) 控制食品中农药残留的措施

1. 加强对农药生产和经营的管理

2001年《国务院关于修改＜农药管理条例＞的决定》中明确规定农药正式登记的申请资料应分别经国务院农业、工业产品许可管理、卫生、环境保护部门和全国供销合作总社审查并签署意见后,由农药登记评审委员会对农药的产品化学、毒理学、药效、残留、环境影响等做出评价。根据农药等级评审委员会的评价,符合条件的,由国务院农业行政主管部门发给农药登记证。

我国已颁布《农药登记毒理学试验方法》和《食品安全性毒理学评价程序》,对农药及食品农药残留的毒性实验方法和结果评价作了具体的规定和说明。

《国务院关于修改＜农药管理条例＞的决定》,同时也强调了对农药经营的管理。

2. 安全合理使用农药

我国已颁布《农药安全使用标准》和《农药合理使用准则》,对主要作物和常用农药规定了最高用药量或最低稀释倍数、最多使用次数和安全间隔期(最后一次施药距收获期的天数),以保证食品中农药残留不致超过最大允许限量标准。同时也应注意对农民的宣传和指导,加强安全防护工作,防止农药污染环境和农药中毒事故。

3. 制定和严格执行食品中农药残留限量标准

到目前为止,我国已颁布了 33 个食品中 79 种农药的残留标准和 24 个相应的农药残留分析方法标准。联合国粮农组织(FAO)定期出版的 Pesticide Residues in Food 上亦载有各类农药的 ADI 和食品法典委员会(CAC)制定的各类食品中的残留限量标准,以及残留量分析方法、实际残留量测定资料和毒理学资料等,可供参考。

4. 发展高效低毒低残留的新农药

发展高效低毒和低残留的新农药,及时淘汰或停用高毒、高残留、长期污染环境的农药,是防止农药残留毒的一项重要措施。

5. 推广综合防治新技术

综合防治包括化学防治、生物防治、物理防治,如增加生物农药(微生物、植物、抗生素、激素等)的使用,培育抗病虫害和抗除草剂的农作物品种,培育利用昆虫天敌,改善农作物栽培技术等。

二、兽药的污染及预防

兽药残留是指动物产品的任何可食部位所含兽药的母体化合物及/或其代谢产物,以及与兽药有关的杂质的残留。所以,兽药残留既包括原药,也包括药物在体内的代谢产物。目前,兽药残留可分为 7 类:①抗生素类;②驱肠虫药类;③生长促进剂类;④抗原虫药类;⑤灭锥虫药类;⑥镇静剂类;⑦β-肾上腺素能受体阻断剂。

(一) 食品中兽药污染的来源

1. 预防和治疗畜禽疾病用药

为预防和治疗畜禽疾病,通过口服、注射、局部用药等方法可使药物残留于动物体内而污染食品。

2. 饲料添加剂中兽药的使用

为了促进畜禽的生长或预防动物的某些疾病,在饲料中常添加一些药物。这样通过小剂量长时间地喂养,使药物残留在食用动物体内,从而引起食品的兽药残留污染。

3. 食品保鲜中引入药物

为食品保鲜有时加入某些抗生素等药物来抑制微生物的生长、繁殖,这样也会不同程度造成食品的药物污染。

（二）食品中兽药残留对人体的危害

人们食用残留兽药的动物性食品后，虽然大部分不表现为急性毒性作用，但如果经常摄入低剂量的兽药残留物，经过一段时间后，残留物可在人体内慢慢蓄积而导致各种器官的病变，对人体产生一些不良反应，主要表现在以下几方面：

1. 毒性作用

人长期食用兽药残留超标的食品后，当体内蓄积的药物浓度达到一定量时会对人体产生多种急慢性中毒。目前，国内外已有多起有关人食用盐酸克仑特罗超标的猪肺脏而发生急性中毒事件的报道。此外，人体对氯霉素反应比动物更敏感，特别是婴幼儿的药物代谢功能尚不完善，氯霉素的超标可引起致命的"灰婴综合征"反应，严重时还会造成人的再生障碍性贫血。四环素类药物能够与骨骼中的钙结合，抑制骨骼和牙齿的发育。红霉素等大环内酯类可致急性肝毒性。氨基糖苷类的庆大霉素和卡那霉素能损害前庭和耳蜗神经，导致眩晕和听力减退。磺胺类药物能够破坏人体造血机能等。

2. 细菌耐药性

动物经常反复接触某一种抗菌药物后，其体内敏感菌株将受到选择性的抑制，从而使耐药菌株大量繁殖。由于细菌数量大、繁殖快、易变异，而且抗药性的 R 质粒可以在菌株间横向转移，造成抗药性基因的扩散，使一种细菌产生多种耐药性。

3. 过敏反应和变态反应

许多抗菌药物如青霉素、四环素类、磺胺类和氨基糖苷类等能使部分人群发生过敏反应甚至休克，并在短时间内出现血压下降、皮疹、喉头水肿、呼吸困难等严重症状。青霉素类药物具有很强的致敏作用，轻者表现为接触性皮炎和皮肤反应，重者表现为致死的过敏性休克。四环素药物可引起过敏和荨麻疹。磺胺类则表现为皮炎、白细胞减少、溶血性贫血和药热。喹诺酮类药物也可引起变态反应和光敏反应。

4. 菌群失调

在正常条件下，人体肠道内的菌群由于在多年共同进化过程中与人体能相互适应，对人体健康产生有益的作用，如某些菌群能抑制其他有害菌群的过度繁殖；某些菌群能合成 B 族维生素和维生素 K 以供机体使用。但是，过多应用药物会使这种平衡发生紊乱，造成一些非致病菌的死亡，使菌群的平衡失调，从而导致长期的腹泻或引起维生素的缺乏等反应，造成对人体的危害。

5. "三致"作用

"三致"是指致畸、致癌、致突变。苯并咪唑类药物是兽医临床上常用的广谱抗蠕虫病的药物，可持久地残留于肝内并对动物具有潜在的致畸性和致突变性。1975—1982 年先后发现苯并咪唑、丙硫咪唑和苯硫苯氨酯有致畸作用，同时洛硝哒唑通过 Ames 试验证明有很高的致突变性，因此这类物质残留无疑会对人产生潜在的危害。喹乙醇也有报道有致突变作用。另外，残留于食品中的克球酚、雌激素也有致癌作用。

6. 激素的副作用

激素类物质虽有很强的作用效果，但也会带来很大的副作用。人们长期食用含低剂量激素的动物性食品，由于积累效应，有可能干扰人体的激素分泌体系和身体正常机能，特别是类固醇类和β-兴奋剂类在体内不易代谢破坏，其残留对食品安全威胁很大。

美国和加拿大饲养家畜习惯使用人工生长激素，而欧盟认为含激素牛肉对人体健康不安全，禁止从美、加进口激素牛肉已达十多年。1998年欧盟在对来自美国的非激素牛肉和牛肝进行检测时，发现含有激素残留物的牛肉和牛肝竟高达12%。因而，欧盟决定全面禁止从美国进口未使用人工生长激素的牛肉和牛肝，引发一场激素牛肉产品贸易战。由于动物食品残留的肽类激素通过消化系统容易降解，而且其他动物的生长激素对人没有生物活性，美国FDA已批准了牛生长激素的使用，但有些国家对其安全性有怀疑。加拿大科学家发现口服牛重组生长激素可使20%~30%的鼠产生免疫反应；英国一组科学家发现口服重组牛生长激素可使动物白细胞显著增加。因而有关生长激素产品及转基因动物对人类食品安全的影响还需进一步评价。

（三）控制食品中兽药残留的措施

1. 加强药物的合理使用规范

包括合理配置用药、使用兽用专用药，能用一种药的情况下不用多种药，特殊情况下最多不超过三种抗菌药物同时使用。

2. 严格规定休药期和制定动物性食品药物的最大残留限量

为保证给予动物内服或注射药物后药物在动物组织中残留浓度能降至安全范围，必须严格规定药物休药期，并制定最大残留限量（MRL）。

3. 加强监督检测工作

肉品检验部门、饲料监督检查部门以及技术监督部门应该加强动物饲料和动物性食品中药物残留的检测，建立并完善分析系统，以保证动物性食品的安全性，提高食品质量，减少因消费动物性食品引起变态反应的危险性。

另外，控制动物性食品中兽药残留，还可通过制备高效低毒化学药品和加强对新药物进行安全性毒理学评价进行控制。

4. 合适的食用方式

可通过烹调加工、冷藏加工等方法减少食品中兽药残留。如WTO估计肉制品中的四环素类兽药残留经加热烹调后，在5~10mg/kg的残留量可减低至1mg/kg。氯霉素经煮沸30min后，至少有85%失去活性。

【知识链接】瘦肉精

瘦肉精是一类动物用药，有数种药物被称为瘦肉精，例如莱克多巴胺（Ractopamine)及克伦特罗(Clenbuterol)等。将瘦肉精添加于饲料中,可以增加动物的瘦肉量、减少饲料使用、使肉品提早上市、降低成本。但因为考虑对人体会产生副作用,各国开放使用的标准不一。

克伦特罗是有代表性的饲料中禁用药物,它引起的食物中毒是近年来药物残留影响食品安全的典型案例。盐酸克伦特罗俗称"瘦肉精",其化学成分为 a-[(叔丁氨基)甲基]-4-氨基 3,5-二氯苯甲醇盐酸盐,临床用于治疗哮喘病。20 世纪 80 年代初,美国一家公司意外发现,将一定量的克伦特罗添加到饲料中,可以显著促进动物生长,提高瘦肉率。20 世纪 90 年代,我国有人开始将它作为饲料添加剂加以应用。

盐酸克伦特罗属于非蛋白质激素,耐热,其饲用浓度是治疗用量的 10 倍以上,停药期短会大量残留,残留量由高到低的组织器官依次为肝、肾、肺、肌肉,一般情况下肝脏的残留是肌肉的 200 倍。一餐食用含"瘦肉精"的猪肝 0.25kg 以上者,常见有恶心、头晕、四肢无力、手颤等中毒症状。含"瘦肉精"的食品对心脏病、高血压、甲亢和前列腺肥大等疾病患者及老年人的危害更大。

1990 年 3~7 月间,西班牙爆发克伦特罗食物中毒,进食肝脏的 125 人全部出现肌肉震颤、心动过速、神经过敏、头痛、肌肉痛等不同程度的中毒症状。1998 年 5 月,中国香港居民 17 人因食用饲料中含有禁用的盐酸克伦特罗猪内脏,发生中毒,造成了政治上和经济上的重大损失。有时,运动员会莫名其妙地被瘦肉精陷害。北京奥运会前,欧阳鲲鹏和美国游泳选手哈迪均因瘦肉精尿检阳性,而被禁止参赛。瘦肉精属蛋白同化制剂,能减少酮体脂肪合成,被世界反兴奋剂机构禁止。运动员很少服用这种"低端产品",尿检阳性者多数是吃路边摊烧烤造成,十分无辜。我国农业部于 1997 年 3 月下文禁止 β-肾上腺素类激素在饲料和畜牧生产中使用。

第三节 食品中有害金属的污染及预防

环境中 80 余种金属元素可以通过食物和饮水摄入,以及呼吸道吸入和皮肤接触等途径进入人体,其中一些金属元素在较低摄入量的情况下对人体即可产生明显的毒性作用,如镉、铅、汞、砷等,常称之为有毒金属。这些有毒元素进入食品的途径除自然环境因素外,主要是人为造成的环境污染。

随食物进入人体的金属在人体的存在形式除了以原有形式为主外,还可以转变成具有高毒性的化合物形式。多数金属在体内有蓄积性,半衰期较长,能产生急性和慢性毒性反应,还可能产生致畸、致癌和致突变作用。对食品安全性产生影响的金属较多,下面就几种主要的金属进行介绍。

一、食品中镉的污染

(一) 食品中镉的来源

镉在工业上应用十分广泛,如化工、电镀、化肥、涂料等。镉矿的开采和冶炼,以及工业中含镉废水、烟尘和废渣的排放都可造成环境的污染。环境中的镉经水体和土壤而污染动植物。不同食物被镉污染的程度差异较大,海产品、动物内脏特别是肾、肝中镉含量高;植物性食品中镉污染相对较小,其中谷类、根茎类、豆类等蔬菜污染较重,在烟叶中镉含量最高;含镉容器的迁移也是镉污染的来源之一。

水体一般含镉 $1\mu g/L$,被污染的水体镉含量增高可直接污染水生生物和土壤。水生生物能从水中浓缩镉,造成体内镉的富集。土壤中的镉主要经农作物吸收而污染植物性食品。

(二) 镉污染对人体的危害

镉不是人体的必需元素,它有较强的毒性,体内的镉是通过摄入含镉食物而逐渐蓄积的,在机体内的半衰期达 10~35 年。镉通过消化道吸收的仅为 1%~6%,主要蓄积于肾和肝。

食品中含高浓度镉或容器被镉污染,可导致人急性镉中毒,3~15min 会引起呕吐、腹泻、头晕、多涎、意识丧失等症状;长期摄入含镉食物,可使肾脏发生慢性中毒,导致肾小管的重吸收发生障碍,可发生以肾小管性蛋白尿、氨基酸尿和糖尿;当镉进入人体后,由于镉离子取代了骨骼中的钙离子,从而妨碍钙在骨质上的正常沉积,同时也妨碍骨胶原的正常固化成熟,导致骨质疏松、多发性骨折为主要症状的慢性中毒。

日本 1955 年发生的公害病"骨痛病"就是因为环境污染致使大米的镉含量明显增加,对人体造成以骨骼系统病变为主的一种慢性疾病。镉还具有致突变和致癌作用,可引起肺、前列腺和睾丸的肿瘤,1987 年国际抗癌联盟(IARC)将镉定为ⅡA级致癌物,1993 年修订为ⅠA级致癌物。镉还可能与高血压和动脉粥样硬化的发病有关,因为高血压患者的肾镉含量和镉/锌均比其他疾病患者高得多。镉还能引起贫血,一方面镉在肠道内可阻碍铁的吸收;另一方面当摄入大量镉后,可使尿中的铁排出增加,镉还能抑制骨髓血红蛋白的合成。最近的研究证明镉还具有免疫毒性。

二、食品中铅的污染

(一) 食品中铅的来源

铅是日常生活和工业生产中使用最广泛的有毒金属,铅在环境中分布很广,存在于土壤、水、空气和许多工业产品中。

食品中的铅污染主要来自人为污染,包括某些工业企业,如冶炼、蓄电池、含铅涂料等部门的"三废"污染,其中废旧蓄电池和含铅汽油是造成环境铅污染的重要途径,全世界每年铅消耗量约为 400 万 t,其中约有 40% 用于制造蓄电池,25% 以烷基铅的形式加入到汽油中作为防爆剂,其他主要用于建筑材料、电缆外套、制造弹药等方面,这些铅约 1/4 被重新回收利用,其余大部分以各种形式排放到环境中造成污染,也引起食品的铅污染;使用含铅杀虫剂;使用的食品容器、食具,如铅合金、搪瓷、陶瓷、马口铁等均可能含铅,在存放酸性食品时,可溶出铅而污染食品,水果汁在陶器容罐中储藏 3 天后,铅含量达到 1300mg/L,1960 年在英国报道了一起由于饮用储存于陶器容器中的家庭酿酒而引起铅中毒的事件,在南斯拉夫有 40 人以类似的方式中毒;此外,容器或管道的镀锡或焊锡不纯,含铅量过高,在与食品接触时,也会有大量的铅溶于食品中。某些食品添加剂如色素也含有铅等。通过全球膳食结构分析,人体每日摄入铅的量主要来自饮水和饮料中,而我国人民膳食中的铅主要来自谷物和蔬菜。

(二)食品中铅污染对人体的危害

在人类早期已充分认识到铅是一种有毒物。人体从各种途径吸收的铅,通过血液转运主要蓄积在骨骼中,铅在人体内的半衰期为 4 年。成人膳食前吸收率在 10% 以下,3 个月到 8 岁的儿童膳食铅的吸收率最高可达 50%,吸收部位主要在十二指肠。

铅污染食品引起的慢性中毒主要表现为损害神经系统、造血器官和肾脏。铅中毒常见症状有食欲不振、胃肠炎、口腔金属味、失眠、头昏、肌肉关节疼痛、腹痛及便秘或腹泻、贫血、不孕、不育等,严重时可出现痉挛、抽搐、瘫痪、循环衰竭。慢性铅中毒因为影响凝血酶活性,使凝血时间延长,在后期出现急性腹痛或瘫痪。现在,铅中毒的严重症状已经不多见。人体摄入大量的铅后可引起铅的急性中毒,通常表现为肠胃效应,症状为剧烈的爆发性腹痛后,出现厌食、消化不良和便秘症状。

事实表明,儿童吸收的铅量较高,铅对儿童危害也就更大。儿童的中枢神经系统对铅毒性有高度的敏感性,铅进入大脑可使儿童出现智力发育迟缓、癫痫、脑性瘫痪和神经萎缩等永久性后遗症。人体吸收的铅量不仅与食物的含铅量和食物的摄入量有关,而且还和食物的组成成分有很大的关系,比如膳食中含有蛋白质、钙、铁、锌、硒和维生素 C 时,由于它们的影响,可使铅的毒性减低。

三、食品中汞的污染

汞是唯一在常温下呈液态的金属,俗称水银,是在自然界中分布广泛而且用途较广的一种有毒重金属。汞有金属汞、无机汞和有机汞等几种形式,大部分是与硫结合的硫化汞,广泛分布在地壳表层。汞与烷基化合物和卤素可以形成挥发性化合物,这些化合物具有很大毒性。有机汞的毒性比无机汞大。汞在工、农业生产方面具有广泛的用途,如用含汞农药浸种以防种子发霉,还可用于电器仪表、化工、制药、造纸、油漆颜料等工业,由于废电池液的排放,约有50%的汞进入环境,成为一个较大的污染源。

(一) 食品中汞的来源

食品中的汞以元素汞、二价汞的化合物和烷基汞三种形式存在。食品中的汞含量通常很少,但随着环境污染的加剧,食品中汞的污染也越来越严重,部分食品的汞含量超过了限量标准。

进入人体的汞主要来自被污染的鱼类。汞经被动吸收作用渗透入浮游生物,鱼类通过摄食浮游生物和腮摄入汞,因此被污染鱼、贝类是食品中的汞的主要来源。由于食物链的生物富集和生物放大作用,鱼体中甲基汞的浓度可以达到很高的水平。烷基汞对食品的污染是较金属汞和二价汞化合物远为严重的问题。水中的无机汞在重力的作用下沉降到海底的污泥中,在海中微生物的作用下,转变为甲基汞,并在鱼体中蓄积。震惊世界的"水俣病"即是因长期食用受甲基汞污染的鱼类引起的慢性甲基汞中毒。

植物本身含有微量汞,大多数植物汞的自然界含量为 $1 \sim 100 \mu g/kg$。禾本植物含汞量较高,范围在 $16 \sim 140 \mu g/kg$,其中,粮食作物为 $1.0 \sim 8.2 \mu g/kg$。蔬菜类作物含汞量相对较低,其中以叶菜类最高,含汞量为 $1.2 \sim 10.75 \mu g/kg$。

(二) 食品中汞污染对人体的危害

微量汞在正常人体内一般不致引起危害,进入体内的汞可随尿、粪便、汗液排出体外,基本上是摄入量与排泄量平衡,但摄入量超过一定限度即有中毒的危险。

食品中金属汞几乎不吸收;无机汞的吸收率也较低,有90%以上随粪便排出。而有机汞的消化道吸收率很高,甲基汞的人体吸收率可以达到90%以上。吸收的汞分布于全身组织中,但主要蓄积在肝和肾。有机汞引起的急性中毒,早期主要可造成肠胃系统的损害,引起肠道黏膜发炎,剧烈腹痛、腹泻和呕吐,甚至导致虚脱而死亡,经食物摄入甲基汞引起的中毒,已有不少报道,如1969年在伊拉克,用经过甲基汞处理过的麦种做面包,引起中毒,致使多人死亡,多人残废。甲基汞的亲脂性以及与巯基的亲和力很强,可以通过血—脑屏障进入脑组织,通过胎盘屏障进入胎儿体内,并可引起胎儿先天畸形,严重者可造成流产、死产或使初生幼儿患先天性水俣病,表现为发育不良,智力减退,甚至发生脑麻痹而死亡。

甲基汞主要损害神经系统,特别是中枢神经系统,损害最严重的是小脑和大脑。慢性中毒开始时,感觉疲乏、头晕、失眠,肢体末端、嘴唇、舌和齿龈等麻木,有刺痛。随后发展为运动失调,言语不清,耳聋,视力模糊,记忆力衰退。严重者可出现精神紊乱,进而疯狂、痉挛而死。

【知识链接】汞中毒案例——水俣病

日本的水俣市原是位于水俣湾流域的小渔村,战后,由于化肥生产厂的聚集而发展成水俣市,但仍有相当的居民以打渔为生。1956年4月末,水俣湾一造船木工3岁和5岁的两个女儿出现类似脑炎的特殊神经症状(走路不稳、言语不清、肢端麻木和狂躁不安等),来到日本氮肥株式会社水俣化工厂附属医院就诊,后又有四名儿童由于相同的疾病到医院就诊,引起院方的重视。5月初,该院院长细川向当地卫生主管部门报告,称"发现一种原因不明的神经系统疾病的流行"。由于本病最早发现于日本水俣市,故称为水俣病,细川报告的日期定为水俣病的发现日。

四、食品中砷的污染

砷广泛分布于自然环境中,几乎所有的土壤中都存在砷。砷是一种非金属元素,但由于其许多理化性质类似于金属,故常将其称为"类金属"。砷化合物包括有机砷和无机砷,最普通的两种含砷无机化合物是 As_2O_3(砒霜)和 As_2O_5,一般三价砷毒性大于五价砷。砷化合物的毒性大小顺序为:砷无机物>有机砷>砷化氢。

(一) 食品中砷的来源

一般来说,来自天然污染源的砷不会对食品造成大的污染,食品中砷的污染主要来自于砷在工农业生产中的应用。

1. 各种砷化合物的工业应用

含砷矿石的冶炼和煤的燃烧均可以产生废气、废水、废渣,直接和间接污染食品。

2. 含砷农药的使用

砷在农药中的用途所占比例最大。含砷农药主要有杀虫剂、杀菌剂、除草剂、脱叶剂和种子消毒剂。含砷农药的使用,可引起砷在土壤中的积累,从而直接影响粮食和蔬菜中砷的含量。

3. 畜牧业生产中含砷制剂的使用

一些五价砷常常作为鸡和猪的生长促进剂添加到动物饲料中,以促进动物生长、提高饲料利用率和防止肠道感染,如氨基苯胂酸及其钠盐常被用作猪饲料。

4. 海洋生物尤其甲壳类生物

虾、蟹、贝类及某些海藻对砷有很强的富集能力,通过食物链可以富集3300倍。但海洋生物中砷大部分为有机砷,它是由海水中的无机砷合成并经食物链逐渐转移到高层次的食物中。

5. 食品加工过程中原料、添加剂及容器和包装材料的污染

在日本森永奶粉中毒事件中,由于奶粉中添加的稳定剂磷酸氢二钠被砷污染,以致造成数万名婴儿中毒,死亡130名。英国也有报道使用被砷污染的葡萄糖制啤酒,造成7000人中毒、1000人死亡的案例。

(二) 砷污染对人体的危害

食品中砷的摄入量取决于膳食结构。食品的种类不同,人体摄入砷的量也不

一样。通常在污染严重的地区,食品中的砷含量较高,摄入的砷量自然也就高。

食品和饮水中的砷经消化道吸收后,在血中主要与血红蛋白的珠蛋白结合,24h后可以分布于全身组织,以肝、肾脾、肺、皮肤、毛发、指甲、骨胳等器官和组织中蓄积量最高。砷的半衰期为80~90天,主要由粪便和尿液排出。砷与毛发和指甲中的角蛋白巯基有强结合力,成为重要的排泄途径。

由于砷与巯基有强亲和力,尤其是对含双巯基结构的酶(如胃蛋白酶、胰蛋白酶、丙酮酸氧化镁等)有很强的抑制作用,可使体内代谢障碍。同时,由于砷可导致毛细血管通透性增加,可引起多器官的广泛病变。砷能引起人体慢性和急性中毒。砷的急性中毒通常是由于误食引起,砷慢性中毒是由于长期少量经口摄入食物引起。砷慢性中毒表现为食欲下降,导致体重下降、胃肠障碍、末梢神经炎、结膜炎、角膜硬化和皮肤变黑。据报道,长期受砷的毒害,皮肤的色泽会发生变化,如皮肤的黑色病变是砷毒害特征所在。我国某地井水的含砷量为1.0~2.5mg/L,自1930—1961年发生过多起慢性砷中毒事件,症状表现为开始皮肤出现白斑,后逐渐变黑,角化增厚呈橡皮状,出现龟裂性溃疡。另外,摄入含砷量高的食物(包括饮水)还会引起皮肤癌、肺癌。由于砷接触者肿瘤的发病率和死亡率均明显高于对照组,因此,认为砷具有致癌性。

砷具有从DNA链上取代磷酸盐的能力而引起染色体畸变以及抑制DNA的正常修复过程,因此砷还是一种致癌物。

【知识链接】砷中毒案例——香港黑脚病

20世纪40年代,在我国台湾、香港等地,发生了砷的慢性中毒引起的黑脚病。患者开始表现为间歇性跛行,以后出现皮肤色素沉着,呈弥漫性褐色或黑褐色斑点和白色脱色斑,手掌和脚趾皮肤高度角化、皲裂或形成赘生物,可发展成皮肤病。由于末梢血管神经功能的紊乱,可导致微循环障碍,严重者肢体血管狭窄,甚至发展成肢体末端皮肤变黑、坏死,下肢发病者较多见,所以称为黑脚病。在我国的台湾省等西南沿海地区,过去以浅井水为饮水,但浅井水由于海水成分的渗透味道比较苦,随着生产力的进步,人们开始打深井作为水源饮用,到1930年,台湾境内全部喝上了深井水。由于当地的地球物理化学原因,其深井水中砷化合物含量高达1.82mg/L,从而造成了砷的慢性中毒。此外,在我国的新疆奎屯由于饮用自流井中含砷水,其含砷量达0.6mg/L,也有本病的流行。

五、减少食品中重金属污染的措施

化学元素造成的污染比较复杂,有毒元素污染食品后不容易去除。因此为保障食品的安全性,防止食物中毒,应积极采取各种有效措施,防止其对食品的污染。

(1)积极治理工业"三废",减少环境污染。严格按照环境标准执行工业废气、废水、废渣的排放和处理,避免有毒化学元素污染农田、水源和食品。

（2）加强农用化学物质的管理。禁止使用含有毒重金属的农药、化肥等化学物质,如含汞、含砷制剂。严格管理和控制农药、化肥的使用剂量、使用范围、使用时间及允许使用农药的品种。食品生产加工过程中使用添加剂或其他化学物质原料应遵守食品卫生规定,禁止使用已经禁用的食品添加剂或其他化学物质。

（3）限制使用含砷、含铅等金属的食品加工用具、管道、容器和包装材料,以及含有此类重金属的添加剂和各种原材料。

（4）加强食品卫生监督管理。制定和完善食品化学元素允许限量标准;加强对食品的卫生监督监测工作;进行全膳食研究和食品安全性研究工作;进行生物监测和流行病学调查。

第四节　食品在储藏加工过程中形成的有害化合物的污染及预防

食品经过油炸、烟熏、腌制、焙烤等储藏及加工技术处理,可极大地改善食品风味,丰富花色品种,促进食欲,延长保存期,钝化有毒物质(如酶抑制剂、红细胞凝集素),提高食品的可利用度。但随之也产生了一些有毒有害物质,如 N-亚硝基化合物、多环芳烃和杂环胺等,相应的食品存在着严重的安全性问题,对人体健康产生很大的危害。

一、N-亚硝基化合物

N-亚硝基化合物是一类具有亚硝基(N-NO)结构的有机化和物,按其化学结构可分为两大类,即 N-亚硝胺和 N-亚硝酰胺,对动物有较强的致癌作用。迄今为止,已发现的亚硝基化合物有 300 多种,大部分有致癌性。人们对亚硝基化合物的毒性,特别是致癌性的研究,是从 20 世纪 50 年代开始的。

（一）食品中 N-亚硝基化合物的来源

N-亚硝基化合物是亚硝酸盐和胺类物质在一定条件下合成的。因此,亚硝酸盐与胺类物质可以看作是 N-亚硝基化合物的前体,由于硝酸盐可以在硝酸还原菌的作用下转化为亚硝酸盐,所以,也将硝酸盐划入 N-硝基化合物的前体。N-亚硝基化合物的前体广泛存在于食品中,在食品加工过程中易转化成 N-亚硝基化合物。据目前已有的结果,鱼类、肉类、蔬菜类、啤酒类等含有较多的 N-亚硝基化合物。

1. 鱼类及肉制品中的 N-亚硝基化合物

硝酸盐和亚硝酸盐腌制鱼、肉等动物性食品是许多国家和地区的一种古老和传统的方法,硝酸盐和亚硝酸盐对肉毒梭菌有很强的抑制作用,可以有效防止肉类腐败变质。此外,亚硝酸盐还是一种发色剂,亚硝酸盐和肉类的肌红蛋白反应,可使腌肉、腌鱼等保持稳定的红色。亚硝酸盐还赋予香肠、火腿和其他肉制品一种诱人的腌肉风味。所以,硝酸盐和亚硝酸盐是鱼、肉类中常用的防腐剂和发色剂。

鱼和肉类食物腌制和烘烤加工过程中,加入的硝酸盐和亚硝酸盐可与蛋白质分解产生的胺反应,形成 N-亚硝基化合物。尤其是腐烂变质的鱼和肉类,可分解产生大量的胺类,其中包括二甲胺、三甲胺、脯氨酸、腐胺、吡咯烷等。这些化合物与添加的亚硝酸盐及食盐中存在的亚硝酸盐等作用生成 N-亚硝基化合物。腌制食品如果再用烟熏,则 N-亚硝基化合物的含量将会更高。

2. 蔬菜瓜果中的 N-亚硝基化合物

土壤和肥料中的氮在微生物(硝酸盐生成菌)的作用下可转化为硝酸盐。施用硝酸盐化肥可使蔬菜瓜果中含有较多的硝酸盐,在对蔬菜等进行加工处理和储藏过程中,硝酸盐在硝酸盐还原酶的作用下,转化为亚硝酸盐,亚硝酸盐在适宜条件下,可与食品蛋白质的分解产物胺反应,生成 N-亚硝基化合物。

3. 啤酒中的 N-亚硝基化合物

在啤酒酿制过程中,大麦芽在窑内加热干燥时,产生二甲基亚硝胺。生成二甲基亚硝胺的前体有二甲胺、三甲胺及生物碱 3 级胺盐,在干燥过程中与空气中的氮氧化物发生亚硝化反应可生成 N-亚硝基化合物。虽然啤酒中检出二甲基亚硝胺的量不大,但啤酒的应用量大,故其危险性也不容忽视。

4. 霉变食品

霉变食品中也有亚硝基化合物的存在,某些霉菌可引起霉变粮食及其制品中亚硝酸盐及胺类物质的增高,为亚硝酸化合物的合成创造了物质条件。

(二) N-亚硝基化合物的毒性

N-亚硝基化合物是一种很强的致癌物质,目前尚未发现哪一种动物能耐受 N-亚硝基化合物的攻击而不致癌的。目前,已对 300 多种 N-亚硝基化合物进行了研究,有 90% 以上可使动物致突变、致畸和致癌。N-亚硝基化合物可诱发各种部位发生癌症,一次给予大剂量或长期小剂量均可导致癌变。亚硝胺的一个显著特点是它们具有对任何器官诱发肿瘤的能力,其致癌性存在着器官特异性,并与其化学结构有关。

动物在胚胎期对 N-亚硝酰胺致癌作用的敏感性明显高于出生后或成年。

亚硝胺与亚硝酰胺在致癌机制上是不同的,亚硝胺不是终末致癌物,需要在体内代谢活化,而亚硝酰胺是终末致癌物,无需在体内活化就有致癌作用。

目前缺少 N-亚硝基化合物对人类直接致癌的研究资料,尽管如此,国内外大多数学者都认为,N-亚硝基化合物是人类的最主要的致癌物。例如,智利盛产硝石,食品中亚硝酸盐含量较高,其胃癌造成的死亡率也居世界首位。日本人爱吃咸鱼和咸菜,其胃癌高发。对我国林州市等食管癌高发区、江苏省启东市等肝癌高发区、广东省西北部鼻咽癌高发区居民的食品调查发现,上述地区居民的膳食中含

N-亚硝基化合物的食品种类较多,N-亚硝基化合物的检出率高达23.3%,而另一低发区仅为1.2%。

(三) 预防亚硝基化合物污染食品的措施

人体亚硝基化合物的来源有两种,一种是由食物摄入,二是体内合成。无论是食物中的亚硝胺,还是体内合成的亚硝胺,其合成的前体物质都离不开亚硝酸盐和胺类。因此,减少亚硝酸盐的摄入是预防亚硝基化合物危害的有效措施。

1. 防止食物霉变及其他微生物的污染

食品发生霉变或其他微生物污染时,可将硝酸盐还原为亚硝酸盐;霉变或其他微生物污染时可发生食品蛋白质的分解,产生胺类物质。为此,在食品加工时,应保证食品新鲜,防止微生物污染。

2. 控制食品加工中硝酸盐及亚硝酸盐的使用量

这样可以减少亚硝基化合物前体的量,在加工工艺可行的情况下,尽量使用亚硝酸盐及硝酸盐的替代品,如在肉制品生产中用维生素C作为发色剂等。

3. 使用钼肥

使用钼肥可以降低硝酸盐含量。钼在植物中的作用主要是固氮和还原硝酸盐。植物内缺钼,则硝酸盐含量增加。例如白萝卜和大白菜使用钼肥后,亚硝酸盐含量平均下降26.5%。

4. 食用新鲜蔬菜水果

新鲜蔬菜水果不仅亚硝酸盐含量低,而且维生素C含量高,维生素C已被证明能阻断体内外亚硝胺的合成。

5. 提倡食用其他能降低亚硝胺危害的食物成分

大蒜中的大蒜素有抑菌作用,能抑制硝酸还原菌的生长,减少硝酸盐在胃内转化为亚硝酸盐,从而减少亚硝胺在胃内的合成;茶叶中的茶多酚及猕猴桃、沙棘等的维生素C、黄酮等是天然抗氧化剂,能阻断亚硝胺的合成,还具有猝灭自由基、降低癌症发生的作用。

6. 阻断体内亚硝胺的合成

注意口腔卫生、维持胃酸的分泌量、防止泌尿系统的感染等,可降低这些部位亚硝胺的合成。

7. 增加维生素C的摄入量

维生素C除可阻断亚硝胺的合成外,还有中和体内已形成的亚硝胺的作用,降低亚硝胺的危害。

二、食品中的多环芳香烃污染

多环芳烃(PAH)是指含有两个以上苯环的化合物,环与环之间的连接方式有两种:一种是烯环化合物,如联苯;另一种是稠环化合物,如萘、苯并芘。多环芳烃是一类非常重要的环境污染物和化学致癌物。煤、石油、煤焦油、烟草和一些有机化合物的热解或不完全燃烧,会产生一系列多环芳烃化合物,长期接触这类物质可能诱发皮肤癌、阴囊癌、肺癌等。

(一)食品中 PAH 的污染

1. 污染来源

食品中的多环芳烃来源于环境的污染和食品中的大分子物质发生裂解、热聚所形成。

(1)环境污染。在工业生产和其他人类活动中,由于有机物不完全燃烧,产生大量 PAH 并排放到环境中,再通过空气、接触等途径污染食品。

(2)加工过程中形成。食品成分在加热加工时,受高温的影响发生裂解与热聚等反应,形成多环芳烃化合物。

(3)加工过程受污染。食品机械所用的润滑油含有 PAH,食品加工过程中若受到润滑油的污染,可造成食品的 PAH 污染;石油产品如沥青含有 PAH,若在沥青铺成的柏油马路上晾晒粮食,可造成粮食的 PAH 污染。

(4)水产品的污染。水体受 PAH 污染后,水产品可以通过生物放大作用富集 PAH。

(5)植物及微生物合成。某些植物及微生物可合成微量的 PAH。

2. 食品污染情况

1)肉及肉制品

肉类在烤、烧、煎、熏、炸过程中可形成 PAH。直接用火烘烤比间接烘烤产生的 PAH 多;脂肪含量高的食品比脂肪含量低的食品产生的 PAH 多;烟熏是肉肠加工过程产生 PAH 的主要环节。

2)蔬菜水果

蔬菜水果中的 PAH 来源于环境污染,如靠近高速公路生长的莴苣可检出高浓度 PAH,其 PAH 轮廓与污染空气的 PAH 轮廓一致,表明大气的飘尘是污染的主要来源,而与汽车尾气的污染关系不大。蔬菜受空气污染,一般洗涤不能由叶子表面中将 PAH 去掉。

3)粮谷类

粮谷类食品的 PAH 来源于空气污染及不合适的干燥过程,生长在靠近工业区的麦子、玉米、燕麦和大麦比远离工业区含有较高浓度的 PAH;在柏油马路上晾晒粮食与用燃气干燥谷物均可使 PAH 污染粮食。

(二)食品中 PAH 对人体健康的影响

由于 PAH 多属于低毒和中等毒,如萘的口腹致死剂量成人为 5000~15000mg,儿童为 2000mg。而环境中 PAH 含量不足以造成 PAH 的急性中毒,因此 PAH 对健康的影响多是慢性接触的结果。试验中观察到的对动物的慢性损伤是引起动物肿瘤,其中 26 个 PAH 具有致癌性或可疑致癌性,3,4-苯并芘是常见的多环芳烃类典型代表,其污染普遍、致癌性最强。

如匈牙利西部一地区胃癌明显高发,调查认为与此地区居民经常吃家庭自制含苯并芘较高的熏肉有关;拉脱维亚 2 个沿海地区胃癌明显高发,据认为其原因是吃熏鱼较多所致。

(三)预防 PAH 污染食品的措施

(1)改进食品加工烹调方法,熏制、烘干粮食应改进燃烧过程,改良食品烟熏剂,不使食品直接接触炭火熏制、烘烤,使用熏烟洗净器或冷熏液。

(2)加强环境治理,减少工业"三废"对食品的污染。

(3)减少油炸食品的食用量,尽量避免油脂的反复加热使用。

(4)粮食、油料种子不在柏油路上晾晒,以防沥青污染。

(5)机械化生产食品要防止润滑油污染食品,或改用食用油作润滑剂。

(6)采取措施,对污染的食品进行去毒处理。如油脂可用活性炭吸附去毒,粮谷可用日光或紫外线照射,以降低食品中的 PAH 含量。

三、食品中的杂环胺类化合物污染

杂环胺是从食品烧焦的部分中发现的具有致突变性的成分,在食品加工、烹调过程中由于蛋白质、氨基酸热解产生的一类化合物,其化学结构是带有杂环的伯胺,所以称为杂环胺。目前已发现有 20 多种杂环胺。杂环胺具有较强的致突变性,而且大多数已被证明可诱发实验动物多种组织肿瘤。所以,杂环胺对食品的污染以及所造成的健康危害已经成为食品安全领域关注的热点问题之一。

(一)食品中杂环胺的污染

食品中的杂环胺来源于蛋白质的热解。所以,烹调的鱼和肉类食品是膳食杂环胺的主要来源,几乎所有经过高温烹调的肉类食品都有致突变性,而不含蛋白质的食品致突变性很低或完全没有致突变性。

杂环胺的合成主要受前体物含量、加工温度和时间的影响。一般而言,蛋白质含量较高的食物产生杂环胺较多,而蛋白质的氨基酸构成则直接影响所产生杂环胺的种类。在食品加工过程中,加热温度和时间对杂环胺形成影响很大。实验显示,煎、炸、烤产生的杂环胺多,而水煮则不产生或产生很少;油煎煮肉时将温度从 200℃提高到 300℃,致突变性可增加约 5 倍;肉类在 200℃油煎时,杂环胺产量在最初的 5min 就已很高,但随着烹调时间延长,肉中杂环胺含量有下降的趋势,这可能是部分前体物和形成的杂环胺随肉中的脂肪和水分迁移到锅底残留物中的缘故。如果将锅底残留物作为勾芡汤汁食用,那么杂环胺的摄入量将成倍增加。

除了肉类食品外,葡萄酒和啤酒也含有杂环胺。香烟也存在各种杂环胺。

(二）杂环胺对人体健康的危害

杂环胺普遍存在于肉类食品中，它们与人类癌症病因的关系不容忽视。而且这类食品除在烹调过程中形成杂环胺外，还可能产生其他可能的致癌物质如亚硝基化合物、多环芳烃等，这些致癌物共同作用就有可能致人类的肿瘤。因此，即便膳食中的杂环胺含量不足以造成人类肿瘤的发生，但有可能对癌症的发生起推波助澜的作用。

（三）预防杂环胺污染的措施

1. 减少膳食中杂环胺的摄入量

（1）应尽量避免高温过度烹煮肉和鱼，尤其是要避免表面烧焦。

（2）不要吃烘焦的食品，或者将烧焦部分去除后再吃。

（3）肉类在烹调之前可先用微波炉预热，以降低致突变性和杂环胺的产量。

（4）尽量避免过多采用煎、炸、烤的方法烹调食品，若采用烧烤时应注意不要将食品与明火直接接触，或用铝箔包裹后烧烤以防止烧焦，从而减少杂环胺的形成。

2. 增加蔬菜水果的摄入量

膳食纤维有吸附杂环胺化合物并降低其生物活性的作用，某些蔬菜、水果中的一些成分又有抑制杂环胺化合物的致突变性的作用。

3. 制定食品容许限量标准

应建立和完善杂环胺的检测方法，深入开展杂环胺在体内代谢的状况、毒害作用的阈剂量等方面的研究，尽早制定食品中的允许含量标准。

四、食品中的二噁英污染

二噁英是多氯二苯并-对-二噁英（PCDD）和氯代二苯并呋喃（PCDF）类物质的总称，属于氯代含氧三环芳烃类化合物，是广泛存在于环境中的超痕量的有机污染物。二噁英最早发现于美国在越战中使用的一种落叶剂，由于发现能导致人类的胚胎畸形，于1970年禁止用于军事。1998—1999年西欧一些国家相继发生了肉制品和乳制品中二噁英严重污染的事件，近年来二噁英已成为国内外研究的热点。

（一）环境和食品中二噁英的污染来源

1. 环境污染来源

二噁英是氯元素与有机物一起加热时的产物，其产生是个非常普遍的化学过程。

（1）垃圾焚烧。如城市垃圾焚烧，医院废弃物、煤炭、燃油、木柴、香烟等燃烧，及汽车尾气都可产生PCDD。固体废弃物，尤其是含有PVC塑料的垃圾焚烧，由于不完全燃烧而造成PCDD大量释放到环境中。

(2) 含氯化合物的使用。曾大量用作除草剂和落叶剂的 2,4,5,-T 和 2,4-二氯酚中,含有较多的 PCDD。自 20 世纪 50 年代以来,氯酚作为杀虫剂、杀菌剂、防霉剂、防腐剂和消毒剂得到广泛应用,其 PCDD 含量可达 130mg/kg。我国用于防治血吸虫病、消灭钉螺的五氯酚钠,就是采用六六六无效体热解→三氯苯→氯化生成六氯苯,最后碱解形成。六六六热解生成多氯苯的残渣中含有大量的 PCDD,约占总量的 40%。

(3) 其他。世界各地广泛存在含二噁英较多的工业废油,使得二噁英释放到环境中;从造纸厂的废水、废气及污泥中,都能检测出二噁英,且以污泥中的含量最高。此外,火山爆发、森林大火及含多氯联苯的设备事故等,均可使 PCDD 释放到环境中。

2. 食品污染的来源

人类通过不同途径接触二噁英,包括空气直接吸入或皮肤接触、食物摄入等。一般人群接触二噁英,有 90% 以上来自膳食,而动物性食品又是其主要来源。

(1) 食物链的生物富集。鉴于 PCDD 的高度亲脂性和稳定性,水体中的水生生物通过食物链,在鱼体和家禽及其蛋中富集;同时环境中大气流动,飘尘中的 PCDD 沉降至地面植物上,污染蔬菜、粮食及饲料,使之在动物体内蓄积;因此,鱼、家禽及其蛋类、肉类等动物性食品成为主要被污染的食品。

(2) 由纸包装材料向食品的转移。伴随着工业化进程,食品包装材料也发生了改变,许多软饮料及奶制品采用纸盒包装,由于纸张在漂白过程中产生二噁英,造成饮料或牛奶中 PCDD 的污染。

(二) 食品中二噁英对人体健康的危害

二噁英属剧毒物质,其毒性作用比氰化钾大 1000 倍,但由于含量甚微,迄今未见因二噁英中毒而死亡的报道。二噁英对人类的危害主要是摄入痕量时引起的慢性危害。

(1) 一般毒性。PCDD 大多具有较强的毒性,不同种属的动物敏感性有较大差异。动物急性中毒主要表现为体重极度减少,并伴有肌肉和脂肪组织的急剧减少(废物综合征)。此外,还可引起实验动物胸腺萎缩,伴随着胸腺萎缩及废物综合征出现的另一毒性特征是氯痤疮,主要表现为皮肤过度角化或色素沉着,出现痤疮,即多汗症和弹性组织变性等;可以发生在人、猴、裸鼠、兔,经皮及全身染毒均可发生。

(2) 肝毒性。二噁英可引起多种动物肝脏损伤,以肝脏肿大、实质细胞增生与肥大为特征。在越战落叶剂喷洒人员和米糠油事故受害者中肝脏损害是比较常见的表现。

(3) 胸腺萎缩。二噁英可引起实验动物的胸腺萎缩,主要以胸腺皮质中淋巴细胞减少为主。

（4）免疫毒性。二噁英对体液免疫与细胞免疫均有抑制作用。免疫抑制可以导致传染病的易感性与发病率增加，并使疾病加重。

（5）生殖毒性。二噁英可引起男性精子数量的减少、性功能降低、雄性激素水平的下降及行为的女性化反应等；对女性，可引起月经不调、受孕率下降、流产等。

（6）致畸性。二噁英对多种动物具有致畸性，以小鼠对致畸性最敏感，给予低剂量二噁英不产生母体毒性，却可以使胎鼠产生腭裂和肾盂积水。

（7）致癌性。二噁英对多种动物有极强的致癌性，尤以啮齿类最为敏感。

（三）预防二噁英污染的措施

人体中的二噁英95%是通过饮食渠道摄入的，所以，应加强对二噁英污染源的治理，减少其对食品安全的威胁。

（1）应限制含氯化学品（塑料、涂料、填充剂、阻燃剂等）的使用，开发替代产品。

（2）控制焚烧化学品。因为木、棉、煤等的成分都含有木质素和纤维素以及高分子聚合物，由多个苯环聚合而成，焚烧时如果有氯（Cl），就会聚合成二噁英类化合物。垃圾中的塑料、发泡苯乙烯、聚氯乙烯类也可聚合成二噁英类化合物。燃烧温度偏低（低于10000℃）或空气供给不足，燃烧不完全，易生成二噁英类化合物。为了使垃圾焚烧完全，应该采用新的焚烧技术，或利用微生物酶来降解垃圾。

（3）食物多样化，最好不要只吃同种类食物，应选择不同种类的食物，以减少吃进过量单一杀虫剂而致癌的危险性；多吃凉拌菜，膳食纤维和叶绿素在人体内可吸纳二噁英同粪便一起排出体外。

（4）发展实用的PCDDs检测方法，加强环境和食品中PCDD含量的检测，并制定食品中允许限量标准，从而对防止PCDD的危害起到积极作用。

【知识链接】 二噁英中毒事件

2004年12月12日 尤先科患病系二噁英中毒11日，尤先科抵达奥地利首都维也纳鲁道夫英内豪斯医院继续接受治疗，该院当天公布检查结果时说，尤先科的病是二噁英中毒所致，血液中二噁英的含量是正常值的1000倍。

2008年12月9日葡萄牙检疫部门在从爱尔兰进口的30t猪肉中检测出致癌物质二噁英。据葡萄牙卢萨通讯社报道，位于葡萄牙北部孔迪镇的科罗德－科斯塔·罗德里格斯公司2008年10月和11月从爱尔兰进口了30t猪肉，经抽样检测，这批猪肉被二噁英污染。葡萄牙食品安全部门已回收这批猪肉中的21t。有关负责人佩德罗·皮乔基说，这批进口猪肉可能无法全部回收，因其中一些已经售出。他告诫消费者购买猪肉时注意包装上标注的原产地。

1999年3月，在比利时突然出现肉鸡生长异常、蛋鸡少下蛋的现象。一些养鸡户要求保险公司赔偿。保险公司也觉得蹊跷，于是请了一家研究机构化验鸡肉样品，结果发现鸡脂肪中的二噁英超出最高允许量的140倍，鸡蛋中的二噁英含量也已严重超标,而且这一"毒鸡事件"还牵连了猪肉、牛肉、牛奶等数以百计的食品,一时间,一场食品安全危机在全比利时,甚至在全球上演。而这起事件的源头,就是鸡的饲料被二噁英严重污染。

第五节 食品的放射性污染及预防

食品的放射性污染主要是指地壳中的放射性物质以及来自核武器试验或和平利用放射能过程中的泄漏事故所造成的污染。放射性污染以其特有的来源、危害性质、检测手段和控制措施,构成了一类新的食品污染因素。

一、食品受放射性污染的途径

食品受放射性污染的途径主要有以下三条。

1. 核爆炸试验

一次空中的核爆炸可产生数百种放射性物质,其中颗粒较大的可在短期内沉降于爆炸区附近地面,形成局部放射性污染;而颗粒较小者可进入对流层和平流层向大范围扩散,数月或数年内逐渐沉降于地面,产生全球性污染,通过污染空气、土壤和水,进一步使动植物食品遭受污染。

2. 核废物排放不当

如果储藏核废物的钢罐、钢筋混凝土箱包装不严或者出现破裂,都可以造成对环境乃至食品的污染。

3. 意外事故核泄漏

如原子反应堆事故,可使大量放射性核素污染环境,影响到食用作物及牛奶。

二、食品受放射性污染对人体的危害

食品放射性污染对人体的危害在于长时期体内小剂量的内照射作用。放射性物质对人体内各种组织、器官和细胞产生的低剂量长期内照射效应,主要表现为对免疫系统、生殖系统的损伤和致癌、致畸、致突变作用。

三、食品受放射性污染的预防措施

食品受放射性污染的预防措施主要有以下两条。

1. 加强对污染源的监管工作

应对核设施、核技术应用、铀(钍)矿和伴生矿开发以及放射性废物管理等方面的污染防治做出具体规定,确立核设施的许可证、环境影响评价、辐射环境监测、核事故应急等管理制度;对放射性污染防治实行全过程管理。

2. 加强卫生防护和食品卫生监督

食品加工厂和食品仓库应建在从事放射性工作单位的防护监测区以外的地方，对产生放射性废物和废水的单位应加强监督，对其周围的农、牧、水产品等应定期进行放射性物质的检测。定期进行食品卫生检测，严格执行国家卫生标准，使食品中放射性物质的含量控制在允许的范围之内。

【知识链接】乌克兰切尔诺贝利核电站事故

1986年4月26日当地时间1点24分，苏联切尔诺贝利核能发电厂发生严重泄漏及爆炸事故。事故导致31人当场死亡，上万人由于放射性物质远期影响而致命或重病，至今仍有被放射线影响而导致畸形胎儿的出生。这是有史以来最严重的核事故。外泄的辐射尘随大气飘散到苏联的西部地区、东欧地区、北欧的斯堪地纳维亚半岛。乌克兰、白俄罗斯、俄罗斯受污最为严重，由于风向的关系，据估计约有60%的放射性物质落在白俄罗斯的土地上。此事故引起大众对于苏联的核电厂安全性的关注，事故也间接导致了苏联的瓦解。苏联瓦解后独立的国家包括俄罗斯、白俄罗斯及乌克兰等每年仍然投入经费与人力在事故的善后以及居民的健康保健方面。因事故而直接或间接死亡的人数难以估计，且事故后的长期影响到目前为止仍是个未知数。2005年一份国际原子能机构的报告认为直到当时有56人丧生——47名核电站工人及9名患上甲状腺癌的儿童，并估计大约4000人最终将会因这次意外所带来的疾病而死亡。

第六节　食品的其他污染及预防

一、食品容器和包装材料对食品的污染

食品在生产加工、储运和销售过程中，要使用各种工具、设备、容器、包装材料及内壁涂料，食品容器和包装材料在与食品的接触中就可能会有有害成分转移到食品中，造成食品的污染。随着化学工业与食品工业的发展，新的包装材料越来越多，在与食品接触时，某些材料的成分有可能迁移到食品中，造成食品的化学性污染，将给人体带来危害，因此，食品容器、包装材料的卫生问题历来备受关注。

（一）塑料的卫生问题

塑料是由大量小分子的单体通过共价键聚合成的一类以高分子树脂为基础，添加适量的增塑剂、稳定剂、抗氧剂等助剂，在一定条件下塑化而成的。根据受热后的性能变化，分为热塑性和热固性。前者受热软化，可反复塑制；后者成型后受热不能软化，不能反复塑制。

1. 常用塑料制品的卫生问题

（1）聚乙烯（PE）和聚丙烯（PP）塑料。均为饱和的聚烯烃，故和其他元素的相

容性很差,因此这二类塑料能够加入的添加剂包括色料种类很少。由于加入的添加剂少因而在安全性上没有特殊问题,它们对大鼠 LD50 都大于最大可能灌胃量。这二类塑料加工品有两种类型,一类为薄膜,一类为固体成型品。由于聚乙烯、聚丙烯的相容范围很窄,因而薄膜和成型品都难于印刷上鲜艳的图案。由于 C:H 为 1:2,因此燃烧时不冒黑烟,而且密度小。二者的差别是聚丙烯多用于生产固体成型品,而聚乙烯多用于生产薄膜。

(2) 聚苯乙烯(PS)。也属于聚烯烃,密度较大,燃烧时冒烟。聚苯乙烯塑制一般有透明聚苯乙烯和泡沫聚苯乙烯两个品种。属于氢饱和的烃,因而相容性较差,使用的添加剂种类很少。其主要卫生问题有单体乙烯及甲苯、乙苯、异丙苯有一定的毒性。

(3) 聚氯乙烯(PVC)。是氯乙烯的多聚物,透明度高,但易分解老化。由于分子中含有氯,故有以下特性:

① 氯在高温下容易发生分子内元素的重新排列而产生氯化氢从而使该树脂劣化,因而要在热加工时加入稳定剂。

② 氯的比重大,因而聚氯乙烯比前几种塑料的密度都大。

③ 聚氯乙烯塑料的相容性很广泛,可以加入多种添加剂。

④ 聚偏二氯乙烯(PVDC):密度最大,难燃烧,其制品只有聚缩二氯乙烯薄膜。目前我国还不能生产也无卫生标准。

⑤ 聚对苯二甲酸乙二醇酯:简称聚酯塑料,主要用于生产 1.25L 的饮料瓶。在聚合中使用含锑、锗、钴、锰的催化剂。因此,应防止这些催化剂的残留。

⑥ 三聚氰胺甲醛塑料:又名蜜胺塑料,属于热固性塑料,由于聚合时有可能有未充分参与聚合反应的游离甲醛,因此,卫生学上的问题仍是游离甲醛含量的问题。

2. 塑料添加剂

添加剂种类繁多,对于保证塑料制品的质量非常重要,但有些添加剂对人体可能有毒害作用,必须加以注意选用。

1) 增塑剂的卫生问题

增塑剂是增加塑料制品的可塑性,使其能在较低温度下加工的物质,一般多采用化学性质稳定,在常温下为液态并易与树脂混合的有机化合物。如邻苯二甲酸酯类是应用最为广泛的一种,其毒性较低。其中二丁酯、二辛酯在许多国家都允许使用。磷酸酯类增塑剂中的磷酸二苯一辛酯(DPOP)耐浸泡和耐低温性较好,毒性也较低。另外,脂肪族二元酸酯类的已二酸二辛酯也是一种常用的增塑剂,耐低温性也较好。

2) 稳定剂

稳定剂是为防止塑料制品在空气中长期受光的作用,或长期在较高温度下降解的一类物质。大多数为金属盐类,如三盐基硫酸铅、二盐基硫酸铅或硬脂酸铅盐、钡盐、锌盐及镉盐,其中铅盐耐热性强。但铅盐、钡盐和镉盐对人体危害较大,一般不用于食品加工用具和容器。锌盐稳定剂在许多国家均允许使用,其用量规定为1%~3%。有机锡稳定剂工艺性能较好,毒性较低(除二丁基锡外),一般二烷基锡碳链越长,毒性越小,二辛基锡可以认为经口无毒。

3）其他

塑料中的其他添加剂还有抗氧化剂、抗静电剂、润滑剂、着色剂等,多数毒性较低,但应注意着色剂对食品的污染。

（二）橡胶制品的卫生问题

橡胶系高分子化合物,有天然与合成两种。橡胶制品是以橡胶基料为主要原料,加入一定量的助剂加工而成。橡胶在食品容器及包装材料的应用范围非常广泛,如婴儿奶瓶用的奶嘴、各种瓶盖密封圈、垫片、高压锅圈、输送管道及传送带等。橡胶长期与食品接触,特别在高温、水蒸气、酸性、油脂存在下,其中的化学物质有可能向食品中移行,造成食品的污染。橡胶中的毒性物质来源于橡胶基料和添加助剂。

1. 橡胶基料的卫生问题

（1）天然橡胶,是由橡胶树流出的乳胶,经过凝固、干燥等工艺加工而成的弹性固形物。它是以异戊二烯为主要成分的不饱和态的直链高分子化合物,由于不被消化酶分解,也不被人体吸收。所以,一般认为本身无毒。

（2）合成橡胶,是高分子聚合体,大多是由二烯烃类单体聚合而成,单体因橡胶种类的不同而异,主要有丁橡胶、丁苯胶、乙丙橡胶、丁腈胶、氯丁胶等。硅橡胶的化学成分为聚二甲基硅烷,毒性很小,化学性质稳定,可以用于食品工业(或作为人体内脏一些器官的代用品);丁橡胶、乙丙橡胶可用于制作食品用橡胶制品;丁苯胶是丁二烯和苯乙烯的共聚物,本身无毒,但丙烯腈单体的毒性较大,可引起流血,并有致畸、致癌作用,故一般不得用于制作食品用橡胶制品。

2. 橡胶助剂的卫生问题

橡胶加工成型时,往往需要加入大量助剂,即添加剂,使用量约占50%以上。主要的添加剂有促进剂、防老剂以及充填剂,这些添加剂在接触食品特别是酸性液体食品的过程中可溶出到食品中,有的能对人体造成伤害。因而,橡胶助剂具有一定的毒性。

（三）纸和纸板包装材料的卫生问题

纸、纸板及其制品包装材料在某些发达国家占整个包装材料总量的40%~50%,在我国约占40%。造纸的原料主要有木浆、棉浆、草浆和废纸,使用的化学辅助原料有硫酸铝、纯碱、亚硫酸钠、次氯酸钠、松香和滑石粉等。由于造纸的原材料受到污染,或经过加工处理,纸和纸板中通常会有一些杂质、细菌和某些化学残留物,如挥发性物质、农药残留、纸浆用的化学残留物、重金属、荧光物质等,从而影响包装食品的安全性。

目前,食品包装用纸的食品安全问题主要是:

(1) 纸原料不清洁,有污染,甚至霉变,使成品染上大量霉菌。

(2) 纸荧光增白剂处理,使包装纸和原料纸中含有荧光化学污染物。

(3) 包装纸涂蜡,使其含有过高的多环芳香烃化合物。

(4) 彩色颜料污染,如糖果所使用的彩色包装纸,涂彩层接触糖果造成污染。

(四) 其他包装材料的卫生问题

1. 陶瓷和搪瓷的卫生问题

陶瓷容器的主要危害来源于制作过程中在坯体上涂的陶釉、瓷釉、彩釉等。釉是一种玻璃态物质,釉料的化学成分和玻璃相似,主要是由某些金属氧化物硅酸盐和非金属氧化物盐类的溶液组成。搪瓷容器的危害是其瓷釉中的金属物质。釉料中含有铅、锌、镉、锑、钡、钛等多种金属氧化物硅酸盐和金属盐类,它们多为有害物质。当使用陶瓷容器或搪瓷容器盛装酸性食品(如醋、果汁)和酒时,这些物质容易溶出而迁移入食品,甚至引起中毒。

2. 玻璃包装材料的卫生问题

玻璃是由硅酸盐、碱性成分(纯碱、石灰石、硼砂等)、金属氧化物等为原料,高温下熔融而成的固体物质。玻璃包装容器的主要优点是无毒无味、化学稳定性好、卫生清洁和耐气候性好。玻璃是一种惰性材料,一般认为玻璃对绝大多数内容物不发生化学反应而析出有害物质。

玻璃的食品卫生问题主要是从玻璃中溶出迁移物,主要迁移物质是无机盐或离子,从玻璃中溶出的主要物质毫无疑问是二氧化硅(SiO_2)。另外,在高档玻璃器皿中,如高脚酒杯往往添加铅化合物,一般可高达玻璃的30%,有可能迁移到酒或饮料中,对人体造成危害。

二、食品添加剂的合理使用

食品添加剂是指为了改善食品品质和色、香、味以及为防腐和加工工艺的需要而加入食品中的化学物质或天然物质。当前,食品添加剂总的发展趋势是向天然物或人工合成天然类似物及天然、营养和具有生理活性物质的多功能的方向发展,对一些毒性较大的食品添加剂将逐步予以淘汰。由于食品添加剂在现代食品工业中发挥着巨大作用,各国的食品企业与研究机构不断推出新的食品添加剂。

1. 人体摄入的食品添加剂

食品添加剂的绝对用量虽然只占食品的千分之几或万分之几,但添加剂的种类在日益增多,使用范围也越来越广。在日常生活中我们每天都要吃饭、喝饮料、食用零食等,人们正是在日常消费大量食品的同时也摄入了多种食品添加剂,这已是一个无法逃避的现实,应引起人们的充分注意。

2. 食品添加剂的毒性

(1) 急慢性中毒

食品添加剂的过量使用或有害杂质含量高时能引起人类的急慢性中毒,如肉类制品中亚硝酸盐过量可导致人体血红蛋白的改变,其携氧能力下降,出现缺氧症状。

(2) 过敏反应

有些食品添加剂是大分子物质,这些食品添加剂可能会引起变态反应。近年来,这类报道日益增多,如有报道糖精可引起皮肤瘙痒症及日光性过敏性皮炎;许多香料引起支气管哮喘、荨麻疹等。

(3) 致癌、致畸与致突变。

食品添加剂的致癌、致畸与致突变作用一直是研究的热点,尽管尚未有人类肿瘤的发生和食品添加剂有关的直接证据,但许多动物实验已证实大剂量的食品添加剂能诱使动物发生肿瘤。

3. 食品添加剂的安全管理

(1) 我国对食品添加剂的生产和使用陆续制定或修订了一系列的法规和标准。1986年12月国家标准局批准了《中华人民共和国国家标准食品添加剂使用卫生标准》(GB2760－86)和《食品添加剂卫生管理办法》,1986年11月卫生部颁发《食品营养强化剂使用卫生标准(试行)》和《食品营养强化剂管理办法》,1997年卫生部又颁发了《食品添加剂使用卫生标准》(GB2760－1996)。

(2) 食品添加剂的生产要执行严格的审批程序。未列入《食品添加剂使用卫生标准》的新品种如需生产和使用时,要对其安全性进行评价,按规定的审批程序经批准后才能生产、使用。

(3) 我国有关部门根据《食品卫生法》及相关法规对食品添加剂的生产和使用进行安全卫生监督管理。

4. 食品添加剂的使用原则

(1) 食品添加剂使用的基本要求:

① 不应对人体产生任何危害;

② 不应掩盖食品本身或加工过程中的质量缺陷;

③ 不应掩盖食品腐败变质或掺杂、掺假、伪造目的而使用食品添加剂;

④ 不应降低食品本身的营养价值;

⑤ 在达到预期的效果下尽量降低在食品中的用量;

⑥ 食品工业用加工助剂一般应在制成最后成品之前除去,有规定食品中残留的除外。

(2) 在下列情况下可使用食品添加剂:

① 保持食品本身的营养价值;

② 作为某些特殊膳食用食品的必要配料或成分；
③ 提高食品的质量和稳定性，改进其感官特性；
④ 便于食品的生产、加工、包装、运输或者储藏。

（3）食品添加剂和食品工业用加工助剂质量标准按照指 GB2760 使用的食品添加剂和食品工业用加工助剂应当符合相应的质量标准。

（4）带入原则。除了直接添加外，在下列情况下食品添加剂可以通过食品配料带入食品中：
① 根据 GB2760，食品配料允许使用该食品添加剂；
② 食品配料中该添加剂的用量不应超过允许的最大使用量；
③ 应在正常生产工艺条件下使用这些配料，并且食品中该添加剂的含量不应超过由配料带入的水平；
④ 由配料带入食品中的该添加剂的含量应明显低于直接将其添加到该食品中通常所需要的水平。

三、人为因素对食品的污染

1. 食品人为污染的现状

根据部分省、市食品卫生监督检验部门不完全的统计报告，人为污染在全国粮、油、乳、肉及其制品、饮料、酒、干菜、蜂蜜等千余种食品中都被发现。常见的食品人为污染物质有以下几种。

（1）粮食及其制品。面粉、挂面掺吊白块、滑石粉、大白粉、荧光增白剂和石膏，小米掺色素，粉条掺塑料，面包掺液体石蜡，大米掺矿物油等。

（2）食用油脂。植物油掺矿物油、酸败油、非食用抗氧化剂等。

（3）乳及乳制品。牛乳掺水、食盐、中和剂、尿素、白广告色、洗衣粉、米汤、豆浆、防腐剂、人尿、石灰水等。

（4）肉及肉制品。牛肉、猪肉注水、注盐、加色素，滥用硝酸盐和亚硝酸盐等。

（5）饮料：伪造果汁、咖啡等，饮料掺非食用色素、防腐剂、漂白粉、洗衣粉等。

（6）水果、蔬菜。掺入防霉剂、防腐剂、催熟剂、膨大剂，西瓜注水、色素、糖精等。

（7）酒。工业酒精兑制酒，伪造啤酒，白酒加糖、兑水等。

（8）蜂蜜。掺蔗糖、饴糖、淀粉、食盐、化肥、发酵蜜等。

（9）干菜类。掺盐卤、硫酸镁、食盐、化肥、明矾、淀粉、沥青，伪造发菜等。

（10）水产品。注水、注盐、加色素，水发加碱，掺琼脂，伪造海蜇、虾酱等。

（11）糖及糖制品。掺非食用色素、甜味剂、非使用防腐剂等。

（12）糕点。掺非食用色素、甜味剂、酸败油，凉糕用滑石粉防黏合，伪装霉变、酸败糕点，假绿豆糕等。

（13）小食品。伪造果冻、山楂糕、山楂片中掺非食用色素、防腐剂、抗氧化剂等。

(14) 添加剂。使用已禁用的添加剂、假甜蜜素、伪发酵粉,糖精掺石膏等。

2. 食品人为污染的危害

被人为污染的食品,有的使人致癌、致畸、致突变,甚至引起人的死亡,严重影响了食品的安全性,对人民群众的健康构成了很大的威胁。

本 章 小 结

本章主要介绍了食品被污染后可能引起具有急性短期效应的食源性疾病或具有慢性长期效应的食源性危害。重点讲述了食品污染来源、性质、对人体的危害以及食品污染的预防措施,保证食品在加工、运输、储存、销售中的质量。

基础知识训练

1. 水俣病是由于长期摄入被(　　)污染的食品引起的中毒。
   A. 金属汞　　　　B. 砷　　　　C. 铅　　　　D. 甲基汞
2. 骨痛病是由于环境(　　)污染通过食物链而引起的人体慢性中毒。
   A. Hg　　　　B. Cd　　　　C. Pb　　　　D. As
3. 食品中可能出现的有害因素主要包括(　　)。
   A. 生物性污染、化学性污染、物理性污染
   B. 有机物污染、化学性污染、物理性污染
   C. 无机物污染、化学性污染、物理性污染
   D. 放射性污染、生物性污染、环境污染
4. 花生最易受到(　　)污染而出现食品卫生学问题。
   A. 大肠菌　　　　B. 肠道致病菌　　　　C. 霉菌　　　　D. 酵母菌
5. 下列哪种方法可去除食品中的黄曲霉毒素(　　)
   A. 加碱　　　　B. 加酸　　　　C. 加热　　　　D. 紫外线照射
6. 有机磷农药的主要急性毒性为(　　)。
   A. 抑制胆碱脂酶活性　　　　B. 致癌性
   C. 血液系统障碍　　　D. 肝脏损害
7. N－亚硝基化合物可对(　　)产生致癌性。
   A. 一种动物　　　　B. 大鼠、小鼠　　　　C. 多种动物　　　　D. 猴
8. 砷的急性中毒多是由于(　　)引起的。
   A. 污染　　　　　　　　　　　　　　B. 误食

  C. 食品添加剂   D. 三废处理不当
9. 肉、蛋等食品腐败变质后有恶臭味,是食物中(　　)成份分解而致。
  A. 脂肪   B. 碳水化合物   C. 蛋白质   D. 纤维素
10. 聚乙烯塑料制品作为食品包装材料使用,其安全性是(　　)。
  A. 安全   B. 不安全   C. 限定使用范围 D. 限定乙烯量

复习思考题

1. 解释下列名词:食品污染、食品农药残留、兽药残留。
2. 简述细菌性污染的来源及对人体的危害。
3. 霉菌的污染途径有哪些?
4. 食品中农药的残留及对人体的来源、危害和控制措施有哪些?
5. 怎样预防食品中细菌的污染?
6. 反映食品卫生质量的细菌和霉菌污染的指标有哪些? 各有何卫生意义?
7. 请举例人畜共患传染病有哪些,其预防措施有哪些?

第六章　食物中毒及预防

【知识教学目标】

通过本章的学习,使学生明确食物中毒的概念、分类及特征,了解引起各类食物中毒的原因、食品及食品中有毒有害物质的污染途径及其危害性,熟悉各类食物中毒的处理方法,掌握预防和避免食物中毒的方法及措施。

【能力教学目标】

通过本章的学习,使学生能运用理论来具体分析各类食物中毒的发病原因、预防措施,从而达到判断常见食物中毒和预防处理的能力。

中华人民共和国国家标准《食物中毒诊断标准及技术处理总则》中明确了食物中毒的定义:食物中毒是指摄入了含有生物性、化学性有毒有害物质的食品或者把有毒有害物质当作食品摄入后出现的非传染性(不属于传染病）的急性、亚急性疾病。

食物中毒是一大类最常见最典型的食源性疾病。但不包括已知的肠道传染病(如伤寒、病毒性肝炎等)和寄生虫病、食物过敏、暴饮暴食引起的急性胃肠炎,也不包括慢性中毒。

通常按病原学将食物中毒分为细菌性食物中毒、有毒动植物食物中毒、真菌毒素和化学性食物中毒。

食物中毒发生的原因各不相同,但发病具有4个共同的特点。

(1) 食物中毒的发病与食物有关。中毒病人在相近的时间内都食用过同样的中毒食品,未食用者不发病。

(2) 发病潜伏期短,来势急剧,呈爆发性,短时间内可能有多数人发病。

(3) 中毒病人临床表现基本相似,最常见的是消化道症状,如恶心、呕吐、腹痛、腹泻等,病程较短。

(4) 人与人之间无直接的传染。

第一节　细菌性食物中毒及预防

一、细菌性食物中毒的特点、原因和类型

(一) 细菌性食物中毒的特点

细菌性食物中毒的特点如下:

（1）细菌性食物中毒发病率较高,在各种食源性疾病中占有较大的比重。

（2）抵抗力降低的人,如病弱者、老人和儿童易发生细菌性食物中毒,急性胃肠炎症较严重。

（3）细菌性食物中以胃肠道症状为主,常伴有发热,其潜伏期相对于化学性的较长。

（4）引起细菌性食物中毒的食品,主要是动物性食品。

（5）细菌性食源性疾病常常为集体突然爆发,发病率高,病死率低,一般病程短,预后良好。

（6）食物中毒有明显的季节性,一般多以夏、秋两季最多,这是因为此时气温适于细菌生长繁殖和产生毒素,同时,夏秋季节也是植物生长、采食的季节。

（二）细菌性食物中毒的原因

往往是由于食品被致病性微生物污染后,在适宜的温度、水分、pH值和营养条件下,微生物急剧大量繁殖,食品在食用前不经加热或加热不彻底;或熟食品又受到病原菌的严重污染并在较高室温下存放;或生熟食品交叉污染,经过一定时间微生物大量繁殖,从而使食品含有大量活的致病菌或其产生的毒素,以致食用后引起中毒。

此外,食品从业人员如患有肠道传染病或者是带菌者,都能通过操作过程使病菌污染食品,引起食物中毒。

（三）细菌性食物中毒的类型

细菌性中毒一般可分为毒素(肠毒素)型、感染(细菌侵入)型和混合型三类。

（1）毒素型食物中毒:致病菌在食物中繁殖并产生毒素,因食用该毒物而引起的中毒,称为毒素型食物中毒,大多由金黄色葡萄球菌、肉毒杆菌引起。

（2）感染型食物中毒:病原菌污染食物后并在其中大量繁殖,人体摄入这种含有大量活菌的食物后引起消化道感染而造成的中毒,称为感染型食物中毒,大多由沙门氏杆菌、肠炎弧菌引起。

（3）混合型食物中毒:某些致病菌引起的食物中毒是致病菌的直接参与和其产生的毒素的协同作用,因此称混合型,如副溶血性弧菌引起的食物中毒。

细菌性食物中毒一般都表现有明显的胃肠炎症状,如有发热和急性胃肠炎症状,可能为细菌性食物中毒的感染型;若无发热而有急性胃肠炎症状,则可能为细菌性食物中毒的毒素型。

二、常见的细菌性食物中毒

常见的细菌性食物中毒病原菌有沙门氏菌、葡萄球菌、蜡样芽孢杆菌、肠炎弧菌、肉毒梭菌、致病性大肠杆菌等。各种病原菌引起的食物中毒都有其特有的潜伏期、临床表现及常见的中毒食品。

(一) 沙门氏菌食物中毒

沙门氏菌(Salmonella)为革兰氏阴性杆菌,是细菌性食物中毒中最常见的致病菌。该菌属种类繁多,迄今已发现约2000多个血清型,我国已发现200多个血清型,其中一些菌型可引起人和动物的食品中毒,其中致病性最强的是猪霍乱沙门菌,其次是鼠伤寒沙门菌和肠炎沙门菌。沙门氏菌所引起的食物中毒在世界各地食物中毒事件中,常居首位或第二位。

沙门氏菌好氧或兼性厌氧,适合生长的$pH = 6.8 \sim 7.8$,在酸性环境下($pH < 4.5$),生长会被抑制;生存的温度在$10 \sim 43℃$,以$35 \sim 37℃$生长最佳;耐热性低,煮沸5min可将其杀死。沙门氏菌在自然界中广泛存在,存活力较强。

1. 污染途径

引起沙门氏菌食物中毒的食品主要为鱼、肉、禽肉、蛋和乳等食品,其中尤以肉类占多数,豆制品和糕点等有时也会引起沙门氏菌食物中毒。沙门氏菌污染肉类,可分为生前感染和宰后污染两个方面。健康家畜的沙门氏菌带菌率为$1.0\% \sim 4.5\%$,患病家畜的带菌率较高,如病猪沙门氏菌检出率达70%以上。宰后污染是家畜在宰杀后被带菌的粪便、容器、污水所污染。被沙门氏菌污染的饲料(鱼粉等)还可以通过食物链的作用使家畜(禽)带菌,进而使畜(禽)肉、蛋被污染。为此,应对饲料进行沙门氏菌无菌化处理。家禽和蛋类感染沙门氏菌的机会较多,鸭、鹅等水禽及其蛋制品带菌率比鸡高。蛋类污染沙门氏菌主要是在卵巢内和卵壳表面。水产品污染沙门氏菌主要是由于水源被污染,淡水鱼虾有时带菌,海产鱼虾一般带菌者较少。

带菌乳牛产的奶有时带有沙门氏菌,所以鲜奶和鲜奶制品如消毒不彻底,可引起沙门氏菌食物中毒。肉类食品从畜禽宰杀到烹调加工的各个环节中,都可能受到污染。带菌的人和鼠、蝇、蟑螂等也可成为污染源。上述这些被沙门氏菌污染的食品在适合该菌大量繁殖的条件下,放置较久,食前未再充分加热,因而极易引起食物中毒。

值得注意的是,沙门氏菌不分解蛋白质,因此被沙门氏菌污染的食品,通常没有感官性状的变化,难以用感官鉴定方法鉴别,故尤应引起注意,以免造成食物中毒。

2. 对人体的危害

沙门氏菌食物中毒的临床症状有五种类型,即胃肠炎型、类霍乱型、类伤寒型、类感冒型和败血症型,其中胃肠炎型最为多见。

沙门氏菌食物中毒的临床表现是由活菌和内毒素的协同作用造成的,近年来发现鼠伤寒沙门氏菌能产生耐热性肠毒素而引起毒素型食物中毒。因此,沙门氏菌食物中毒可能具有细菌侵入和肠毒素两者混合型中毒特性。引起食物中毒的必要条件是食物中含有大量的活菌,少量细菌一般不会引起中毒。感染型食物中毒的发生不仅与菌量有关,还与菌型、毒力的强弱以及人类个体的抵抗力有关。一般随食物摄入10万~10亿个(平均1000万个)沙门氏菌才出现临床症状。

3. 预防措施

(1) 防止病原菌侵入:

① 牲畜在宰前应严格检查,防止病畜混入。

② 避免肉尸和内脏被粪便、污水、容器污染。

③ 严禁出售病死牲畜和禽肉。

(2) 控制繁殖:沙门氏菌属繁殖的最适温度为37℃,但在20℃左右即能繁殖。为防止繁殖,必须低温储存。

(3) 杀灭病原菌:加热杀灭病原微生物是预防食物中毒的重要措施,但必须达到有效温度。沙门氏菌不耐热,于60℃加热20min即被杀灭,因此食品应充分加热,并立即食用。加热后的食品应防止二次污染。加工后的熟肉制品应在10℃以下低温处储存,较长时间放置需再次加热后食用。熟食品必须与生食品分别储存,防止污染。

(二) 葡萄球菌食物中毒

葡萄球菌为革兰氏阳性需氧或兼性厌氧菌,能引起中毒的葡萄球菌主要是能够产生肠毒素的葡萄球菌——金黄色葡萄球菌和表皮葡萄球菌,其中以金黄色葡萄球菌致病力最强,可引起化脓性病灶和败血症,其产生的肠毒素是一种可溶性蛋白质,耐热性很强,煮沸1.5~2h后仍保持毒力。故在一般烹调温度下,食物中如有肠毒素存在,仍能引起食物中毒。

葡萄球菌食物中毒,是由葡萄球菌在繁殖过程中分泌到菌细胞外的肠毒素引起的,故仅摄入葡萄球菌并不会发生中毒,是典型的毒素型食物中毒。

1. 污染途径

引起葡萄球菌肠毒素中毒的食品必须具备以下条件:

(1) 食物中污染大量产肠毒素的葡萄球菌。

(2) 污染后的食品放置于适合产毒的温度下。

(3) 有足够的潜伏期。

(4) 食物的成分和性质适于细菌生长繁殖和产毒。

引起中毒的食品主要有奶、肉、蛋、鱼类及其制品等各种动物性食品,糯米凉糕、凉粉、剩饭和米酒等也曾引起过中毒。

葡萄球菌广泛分布于自然界,如空气、土壤和水中皆可存在。其传染源主要是人和动物。例如患有化脓性皮肤病和疮疖或急性呼吸道感染以及口腔、鼻咽炎症等病人,患有乳房炎的乳牛的奶及其制品和带有化脓性感染的屠畜肉等。引起中毒的原因主要是食品被致病性葡萄球菌污染后,在适宜条件下迅速繁殖产生了大量肠毒素所致。

2. 对人体的危害

人体误食了被污染的食物后,在很短的时间内(1~8h,平均为3h),就会产生肠毒素,引发食物中毒症状。

主要症状有恶心、反复呕吐,多者可达十余次,呕吐物起初为食物,继为水样物,少数可吐出胆汁或含血物及黏液,并有头晕、头痛、腹痛、腹泻等。儿童发病较成年人多,且病情严重。葡萄球菌食物中毒来势凶、病程短、恢复快。中毒后要注意休息和多饮水,一般不需特殊处理,1~3天左右痊愈,很少死亡。对呕吐、腹泻严重的患者,应补充糖盐水或输液治疗。明显精神差、腹泻重的患者需送医院治疗。

3. 预防措施

(1) 防止葡萄球菌污染食物:

① 防止带菌人群对各种食物的污染。定期对食品加工人员、饮食从业人员、保育员进行健康检查,患局部化脓性感染(疖疮、手指化脓)、上呼吸道感染(鼻窦炎、化脓性咽炎、口腔疾病等)者应暂时调换其工作。

② 防止葡萄球菌对奶的污染。定期对健康奶牛的乳房进行检查,患化脓性乳腺炎时,其奶不能食用。健康奶牛的奶在挤出后,除应防止葡萄球菌污染外,亦应迅速冷却至10℃以下,防止在较高温度下,该菌的繁殖和毒素的形成。此外,奶制品应以消毒奶为原料。

患局部化脓性感染的畜、禽肉尸应按病畜、病禽肉处理,将病变部位除去后,按条件可食肉经高温处理以熟制品出售。

(2) 防止肠毒素的形成:在低温、通风良好条件下储藏食物不仅防止葡萄球菌生长繁殖,也是防止毒素形成的重要条件。因此,食物应冷藏或置于阴凉通风的地方,其放置时间亦不应超过6h,尤其是气温较高的夏、秋季节。食用前还应彻底加热。

(三)蜡样芽孢杆菌食物中毒

蜡样芽孢杆菌为革兰氏阳性芽孢杆菌,能产生卵磷脂酶和溶血素。该菌在15℃以下和63℃以上均不繁殖,在一般室温下可生长发育,最适生长温度为32~37℃。该菌的繁殖体不耐热,100℃经20min可杀灭。芽孢具有耐热性。

蜡样芽孢杆菌有产生和不产生肠毒素菌株之分,在产生肠毒素的菌株中,又有产生致呕吐型胃肠炎和致腹泻型胃肠炎两类不同毒素之别,前者为耐热肠毒素,常在米饭类食品中形成;后者为不耐热肠毒素,在各种食品中均可产生。

1. 污染途径

蜡样芽孢杆菌食物中毒所涉及的食品种类很多,如肉制品、乳制品、调味汁、凉拌菜、米粉和米饭等。在我国引起该菌食物中毒的食品主要是米饭与淀粉类制品,而欧美一些国家大多由甜点心、肉饼、凉拌菜和乳、肉类食品引起。

蜡样芽孢杆菌在自然界分布广泛,常存在于土壤、灰尘、腐草和空气中。食品在加工、运输、储藏和销售过程中,如不注意卫生条件很易受到污染。该菌的主要污染源是灰尘和土壤,也可通过苍蝇、蟑螂、不洁的用具和容器传播。

引起蜡样芽孢杆菌食物中毒的食品大多数无腐败变质现象,除米饭有时微黏、入口不爽或稍有异味外,大多数食品的感官性状正常。这种现象的产生很可能与该菌主要分解糖类的特性有关。

2. 对人体的危害

食用被蜡样芽胞杆菌污染的食品后,一般在 8～16h 内出现中毒症状,根据临床表现可分为呕吐和腹泻两种类型。

呕吐型潜伏期较短(1～5h),症状以恶心、呕吐为主,并有头晕、四肢无力等,症状持续时间 12～24h,主要中毒食品是米饭;腹泻型潜伏期较长(8～16h),以腹痛、腹泻为主,主要中毒食品是肉类加工品、蔬菜、布丁,中毒症状(12～24h)可消失,一般不会导致死亡。

中毒后要立即停止食用可疑污染的食品,多饮水。一般不需要使用抗生素治疗。腹泻较重者可到医院就诊。

3. 预防措施

(1) 注意食品的储藏和个人卫生,防止尘土、昆虫及其他不洁物污染食品。

(2) 食物烹调后应短时间内食用,避免长期保存,尤其不可于室温下储存。由于蜡样芽胞杆菌在 15℃ 以下不繁殖,所以剩饭、剩菜应放在低温下保存。该菌污染的食品一般无腐败变质的异味,不易被发觉。因此,剩饭、剩菜在食用前一定要再加热到 60℃ 以上,以确保安全。

(四) 副溶血性弧菌食物中毒

副溶血性弧菌,又称肠炎弧菌,为革兰氏阴性无芽孢、需氧或兼性厌氧菌,广泛生存在近岸海水、海底沉积物和鱼贝类等海产品中,温热地带较多。它是沿海地区造成食物中毒的常见病原菌之一。

副溶血性弧菌是一种嗜盐弧菌。本菌为革兰氏阴性菌,在无盐培养基上不生长,含盐 2%～4% 生长最佳,当含盐量低于 0.5% 或高于 8% 即停止繁殖。最适生长温度为 37℃,最适 pH 值为 7.5～8.5。本菌对酸和热比较敏感,在 pH<6 不能生长,在食醋中 1min 即死亡;56℃ 加热 5min 或 90℃ 加热 1min 即可杀灭。

副溶血性弧菌能产生耐热性溶血素,这种溶血素在 100℃ 下加热 10min 尚不能破坏。此外,该菌的内毒素也有致病作用。

1. 污染途径

引起副溶血性弧菌食物中毒的食品主要为海产鱼虾贝类,其次为肉类。家禽和咸蛋等,少数由咸菜、酱菜、熟菜和面食所引起。该菌在日本食物中毒占比例最大,与食海产品有关。

副溶血性弧菌广泛存在于海水、海产品和海底沉积物中。海产鱼虾贝类是该菌的主要污染源。生食海产品或食用凉拌菜及未烧熟煮透的海鱼虾,或者烧熟放置时间较长,食前又未充分加热以及生熟食品的交叉污染是引起副溶血性弧菌食物中毒的主要原因。

副溶血性弧菌食物中毒有明显的地区性和季节性,占日本食物中毒的第一位。沿海地区发生较多,夏秋季节海产品带菌率高,食物中毒发病率亦高。

2. 对人体的危害

进食被肠炎弧菌污染的食物后10h左右出现上腹部阵发性绞痛、腹泻,多数患者在腹泻后出现恶心、呕吐,腹泻多为水样便,重者为黏液便和脓血便。呕吐、腹泻严重,失水过多者可引起虚脱并伴有血压下降。大部分的患者发病后2~3天内会自然痊愈,恢复正常,少数严重病人由于休克、昏迷而死亡,死亡率在0.1%以下。

发生中毒后要立即停止食用可疑中毒食品,并到医院医治。肠炎弧菌对氯霉素敏感。呕吐、腹泻严重者要补充水和盐。

3. 预防措施

副溶血性弧菌食物中毒的预防要抓住污染、控制繁殖和杀灭病原菌三个主要环节,其中控制繁殖和杀灭病原菌尤为重要。应采用低温储藏各种食品,尤其是海产食品及各种熟制品。鱼虾蟹贝类等海产品应煮透,蒸煮时需加热至100℃并持续30min。对凉拌食物要清洗干净后置于食醋中浸泡10min或在100℃漂烫数分钟,以杀灭副溶血性弧菌。

(五) 肉毒梭菌毒素食物中毒

肉毒梭菌即肉毒梭状芽孢杆菌,是革兰氏阳性产芽孢菌,存在于土壤、江河湖海淤泥、动物的肠道及一些食品中。食物中毒是由肉毒梭菌产生一种以神经毒性为主要特征的可溶性的肉毒毒素(外毒素)。该毒素毒性极强,是目前已知最毒的毒素之一,其毒力比氰化钾大一万倍,$1\mu g$即可使人致死。肉毒毒素对热很不稳定,各型毒素在80℃下经30min、在100℃经10~20min可完全破坏。肉毒梭菌对酸较为敏感,在pH4.5以下和9.0以上时,所有菌株都受到抑制。肉毒梭菌在食盐浓度为10%时不能生长,食盐浓度为2.5%~3%时所产生的毒素可减少98%。

1. 污染途径

引起肉毒中毒的食品,因饮食习惯、膳食组成和制作工艺的不同而有差别。我国引起中毒的食品大多是家庭自制的发酵食品,如豆瓣酱、豆酱、豆豉、臭豆腐等,有少数发生于各种不新鲜肉、蛋、鱼类食品。日本以鱼制品引起中毒者较多,美国以家庭自制罐头、肉和乳制品引起中毒者为多,欧洲多见于腊肠、火腿和保藏的肉类。

肉毒梭菌存在于土壤、江河湖海的淤泥沉积物、尘土和动物粪便中,其中土壤是重要污染源。土壤表层的肉毒梭菌附着于农作物上,家畜、家禽、鸟类、昆虫也能传播肉毒梭菌。食品在加工、储藏过程中被肉毒梭菌污染,并产生毒素,食前对带有毒素的食品又未加热或未充分加热,因而引起中毒。

2. 对人体的危害

肉毒中毒是神经型食物中毒,其症状主要是神经系统症状,以对称性颅神经损害的症状为特征,如视力模糊、眼睑下垂、复视、瞳孔散大、语言障碍、吞咽困难、呼吸困难,继续发展可由于呼吸肌麻痹引起呼吸功能衰竭而死亡。

肉毒梭菌食物中毒是毒素型食物中毒。肉毒毒素是一种神经毒素,中毒发病机理为:肉毒毒素可抑制神经传导介质——乙酰胆碱的释放,从而导致肌肉麻痹,重症者亦可影响颅神经。肉毒中毒的病死率较高,是细菌性食物中毒中最严重的一种。

3. 预防措施

对可疑污染食物进行彻底加热是预防肉毒梭菌食物中毒发生的可靠措施。香肠、火腿类食品加工时应注意亚硝酸盐的添加量是否均匀;低酸性罐头食品应充分杀菌;自制发酵酱类时,除对所使用的食品原料进行严格清洗、除菌外,盐量要达到14%以上,并提高发酵温度,要经常日晒,充分搅拌,使氧气供应充足;不吃生酱。

(六)致病性大肠杆菌食物中毒

大肠杆菌是人和动物肠道的正常菌种,所以食品一旦出现大肠杆菌,即意味着食品直接或间接被粪便污染,故在卫生学上,常被用做饮水、食品的卫生检测指标。但大部分大肠杆菌属于"非病原性的",只有少部分大肠杆菌会引起人和动物的下痢、腹痛等疾病,称为"病原性"大肠杆菌,为革兰氏阴性杆菌,有氧或无氧状态下皆可生长,最适合生长的温度为37℃,pH=6~7,耐热性差,一般烹调温度即可杀死该菌。

1. 污染途径

大肠杆菌广泛存在于人体或动物体的肠管内(健康人的带菌率为2%~8%,猪、牛的带菌率为7%~22%)。可由已受感染的人员或动物所排出的粪便而污染食品或水源。

2. 对人体的危害

该菌引起食物中毒的潜伏期,短者2h,平均为8~24h。主要感染的部位为小肠,根据症状的不同可分为急性肠胃炎型与赤痢型两种。症状有下痢、腹痛、恶心、呕吐及发烧,年龄越小,症状越严重。通常腹泻患者4~5天就可复原。一般均可在48h内痊愈。

许多旅游人员的急性腹泻(俗称为水土不服),很多都是由该菌所引起的,所以外出时应特别注意。

3. 预防措施

(1)彻底处理食物中毒者的粪便,避免由人→人粪便→污染食品。所以已被感染的人员不要接触食品的调理工作。

（2）注意饮水卫生。饮用水及食品应经适当加热处理。定期实施水质检查。

（3）食品器具及容器应彻底消毒及清洗。

（七）变形杆菌食物中毒

变形杆菌又称变形菌属，革兰氏阴性杆菌，兼性厌氧，根据生化反应的不同，可分为普通、奇异、莫根、雷极和无恒变形杆菌 5 种，其中可引起食物中毒的有普通变形杆菌、奇异变形杆菌和莫根变形杆菌三种。

变形菌属为腐败菌，广泛分布在自然界中，如土壤、污水、垃圾、腐败有机物及人或动物的肠道内。人和动物的带菌率都比较高，健康人变形杆菌带菌率为 1.3% ~10.4%，腹泻病人为 13.3% ~52%，动物为 0.9% ~62.7%。因此，食品受到污染的机会很多，食品中的变形杆菌主要来自外界的污染。

1. 污染途径

致病性大肠杆菌传染源是人和动物的粪便。自然界的土壤和水因粪便污染而成为次级污染源。易被致病性大肠杆菌感染的食品有肉类、水产品、豆制品、蔬菜及鲜乳。这些食品经过加热烹调，污染的致病性大肠杆菌一般都能被杀死，但在存放过程中仍有可能被再度污染。因此要注意熟食的存放卫生，尤其要避免熟食直接和间接地与生食接触。对于凉拌食品要充分洗净，并且最好不要大量食用，以免摄入过量的活菌而引起中毒。

2. 对人体的危害

致病性大肠杆菌食物中毒的潜伏期较短，通常在进食后 4~10h 突然发病。肠道致病性大肠杆菌和侵袭性大肠杆菌引起的症状与志贺氏菌引起的痢疾相似，表现为腹痛、腹泻、呕吐、发烧、大便呈水样，有时伴有脓血和黏液；产毒性大肠杆菌引起的症状与霍乱相似，表现为腹痛、腹泻、呕吐、发烧、大便呈米泔水样，但无脓血。最为严重的是出血性大肠杆菌引起的食物中毒，症状为腹痛、腹泻、呕吐、发烧、大便呈水样，严重脱水，而且大便出血，还易引发出血性尿毒症、出血性贫血症、肾衰竭等并发症，患者死亡率为 3% ~5%。

3. 预防措施

防止污染、控制繁殖和食用前彻底加热杀灭病原菌是预防变形杆菌食物中毒的三个主要环节。发现中毒后要立即停止食用怀疑被变形杆菌污染的食品，注意食品的储藏卫生和个人卫生，防止食品污染。

（八）产气荚膜梭菌食物中毒

产气荚膜梭菌，又称魏氏梭菌，为革兰氏阳性、厌氧、杆状芽胞菌，广泛分布于人畜粪便、土壤、垃圾、污水等外环境中。中毒多发生在夏、秋季节。中毒食品多为生畜肉、禽肉、鱼及其他蛋白类食品。

产气荚膜梭菌进入人体后产生的不耐热肠毒素是引起食物中毒的主要因

素。被产气荚膜梭菌污染的食物即使在烹调加热后,其芽孢仍可在较高温度、长时间储存的过程中生长、繁殖,随食物进入肠道并产生肠毒素而引起中毒。加工后的食品在较高温度下长时间缓慢冷却,而食用前没有再加热是引起中毒的主要原因。

进食产气荚膜梭菌污染的食物后 8~24h 出现腹痛和腹泻,症状轻微。除老幼体弱者外,一般预后良好。

发生中毒后要注意休息,一般无需特殊治疗。腹泻严重者,可口服糖盐水。

肉类食品要彻底加热,剩饭菜食用前再加热是预防产气荚膜梭菌食物中毒的重要措施。煮熟的肉类食品应快速降温,低温储存,存放时间应尽量缩短。

(九) 李斯特氏菌食物中毒

单核细胞增生李斯特氏菌(简称单增李氏菌)是一种人畜共患病的病原菌,为革兰氏阳性短杆菌,兼性厌氧、无芽胞。食品中存在的单增李氏菌对人类的安全具有危险性,该菌在 4℃ 的环境中仍可生长繁殖,是冷藏食品威胁人类健康的主要病原菌之一。

单增李氏菌广泛存在于自然界中,不易被冻融,能耐受较高的渗透压,在土壤、地表水、污水、废水、青饲料、烂菜中均有该菌存在,所以动物很容易食入该菌,并通过口腔→粪便的途径进行传播。人主要通过食入软奶酪、未充分加热的鸡肉、未再次加热的热狗、鲜牛奶、巴氏消毒奶、冰激凌、生牛排、羊排、芹菜、西红柿、冻猪舌等而感染。李斯特氏菌食物中毒多发生在夏、秋季节。

单增李氏菌进入人体后是否发病,与菌的毒力和宿主的年龄、免疫状态有关。因为该菌是一种细胞内寄生菌,宿主对它的清除主要靠细胞免疫功能。因此,易感人群为新生儿、孕妇及 40 岁以上的成人、免疫功能缺陷者。

人体一般在感染后 3~70 天出现症状,健康成人可出现轻微类似流感症状,易感者表现为呼吸急促、呕吐、出血性皮疹、化脓性结膜炎、发热、抽搐、昏迷、自然流产、脑膜炎、败血症直至死亡。

发现中毒后应立即停止食用可疑污染的食品,口服糖盐水,治疗的首选药物为氨苄青霉素。出现中毒表现者要尽快到医院就诊。

中毒预防:冰箱冷藏室内(4~10℃)保存的食品存放时间不宜超过 1 周,食用冷藏食品时应烧熟、煮透,牛奶最好煮沸后食用,对肉、乳制品、凉拌菜及盐腌食品要特别注意。

(十) 志贺氏菌食物中毒

志贺氏菌又称痢疾杆菌,为革兰氏阴性杆菌,需氧或兼性厌氧,是随着人类进化而发展起来的致病菌,能侵袭结肠膜上皮细胞,引起人类的细菌性痢疾。志贺氏菌食物中毒(痢疾)全年均有发生,但夏、秋两季多见。中毒食品以冷盘和凉拌菜为主。熟食品在较高温度下存放较长时间是中毒的主要原因。

志贺氏菌引起的细菌性痢疾,主要通过消化道途径传播。人类对志贺氏菌有较高的敏感性,只需少量病菌(至少为 10 个细胞)进入,就有可能致病。儿童和成人易感染,特别是儿童,易引起急性中毒性痢疾。

人体进食被污染的食物后 6~24h 内出现恶寒、发热、呕吐、剧烈腹痛、频繁腹泻、水样便,混有血液和黏液;严重者出现(儿童多见)惊厥、昏迷,或手脚发冷、发绀、脉搏细而弱、血压低等表现。

紧急处理:呕吐、腹泻轻的可口服糖盐水,应用抗生素。发热 38℃ 以上或出现精神差者要及时到医院治疗。

中毒预防:不要食用存放时间长的熟食品,注意食品的彻底加热和食用前再加热;同时要养成良好的卫生习惯,接触直接入口食品之前及便后必须用肥皂洗手;不吃不干净的食物及腐败变质的食物,不喝生水;制作生冷、凉拌菜时必须注意个人卫生及操作卫生。

【知识链接】 细菌性食物中毒案例

1985 年,芝加哥一次由污染的巴氏杀菌奶引发沙门氏杆菌病中,有 17~20 万人受到牛奶中沙门氏杆菌感染。

1987 年 12 月至 1988 年 2 月,在我国上海发生甲型肝炎爆发流行事件,近 30 万上海市民染上肝炎,其中 32 人死亡。

1993 年,一次大肠菌群 O157:H7 的大爆发使美国西部各州的 500 多人受到感染,许多孩子染上溶血性尿毒综合症,4 个孩子死亡。1996 年 7 月中旬,日本大阪府界市学童发生食品中毒事件,92 所小学中有 61 所小学学童出现中毒症状,至 8 月 26 日为止,共有 9578 人感染,11 人死亡。大肠菌群 O157:H7 的另一次大爆发于 1996 年 11 月到 1997 年 1 月发生在英格兰,大约 400 人受到感染,20 位老年人死亡。

2000 年 6—7 月,位于日本大阪的血印牌牛奶厂生产的低脂高钙牛奶被金黄色葡萄球菌肠毒素污染,造成 14500 多人中毒。

2002 年 10 月,美国一家禽类制品加工商的肉制品感染了李斯特氏细菌,造成至少 120 人中毒,20 人死亡。

2006 年 4 月 12 日,广州××大学发生了学生急性群体性胃肠炎事件,共有 258 名学生及员工入院就诊,导致此次中毒的病原体为肠炎沙门氏菌。

第二节 非细菌性食物中毒及预防

非细菌性食物中毒种类很多,各种有毒动植物、真菌性毒素、霉变食品、农药、鼠药、假酒、亚硝酸盐、砷等化学物质均可引起急性食物中毒。

一、有毒动植物食物中毒

有毒动植物食物中毒是指一些动植物本身含有某种天然有毒成分或由于储存条件不当形成某种有毒物质,被人食用后所引起的中毒。

食入有毒的动物性和植物性食品引起的食物中毒称为有毒动植物食物中毒。多由以下三种情况引起:

(1)某些动植物食品由于加工处理不当,没有除去不可食的有毒部分而引起中毒。常见的有猪甲状腺、青鱼胆、四季豆、黄花菜、未煮熟的豆浆等引起的食物中毒。

(2)某些动植物在外形上与可食的食品相似,但含有天然毒素。如河豚鱼含有导致神经中枢及末梢麻痹的河豚鱼毒素(TTX)、毒蕈等。

(3)少数保存不当产生毒素。如发芽土豆中的龙葵素引起的食物中毒。

这类食物中毒一般发病快、无发热等感染症状,按中毒食品的性质有较明显的特征性的症状,通过进食史的调查和食物形态学的鉴定较易查明中毒原因。

(一)动物性食物中毒

动物性中毒食品主要有两种:①将天然含有有毒成分的动物或动物的某一部分当作食品,如河豚;②在一定条件下产生了大量的有毒成分的可食的动物性食品,如鲐鱼。

1. 河豚中毒

河豚又名鲀,有的地方称为鲅鱼,有上百个品种,是一种味道鲜美但含有剧毒物质的鱼类。河豚中毒多发生在日本、东南亚及我国沿海、长江下游一带,是世界上最严重的动物性食物中毒。

1)中毒原因

河豚中毒多为误食而中毒,有的则因喜食河豚鱼,但未将其毒素除净而引起中毒。河豚中的有毒物质为河豚毒素,其含量因品种而异,雄鱼组织的毒素含量低于雌鱼。毒素因季节和部位不同而有差异。卵巢和肝脏有剧毒,其次为肾脏、血液、眼睛、鳃和皮肤。虽然新鲜的肌肉可视为无毒,但如鱼死后较久,内脏毒素溶入体液中能逐渐渗入肌肉内,仍不可忽视。个别品种在肌肉内也有弱毒。每年春季(2~5月)卵巢及肝脏的毒性最强。河豚毒素属已知的小分子量、毒性最强的非蛋白质的神经毒素。该毒素 0.5mg 能毒死一个体重 70kg 的人。

该毒素为无色棱柱体,微溶于水,对热稳定,220℃以上分解,盐腌或日晒亦不能使之破坏,但在 pH>7 和 pH<3 不稳定。100℃4h 或 120℃加热 20~60min 可使毒素全部破坏。

2)中毒症状

河豚毒素中毒为神经型食物中毒,发病急速而剧烈,最初感觉口渴,唇、舌、手指发麻,然后出现胃肠道症状,以后发展到四肢麻痹、共济失调、瘫痪、血压、体温下降,重症者因呼吸衰竭窒息致死。

3)预防措施

(1)水产收购、加工、供销等部门应严格把关,防止鲜河豚进入市场或混进其他水产品中。

(2)新鲜河豚可统一收购,集中加工。加工时应去净内脏、皮、头,洗净血污,制成盐腌加工品,或者制成罐头(经高温杀菌,毒素破坏)经鉴定合格后方可食用。不新鲜的河豚不得食用,内脏、头、皮等必须作专门处理,不得任意丢弃。

(3)加强卫生宣传教育,使消费者识别河豚,防止误食。

(4)新鲜河豚去掉内脏、头和皮后,肌肉经反复冲洗,加2%碳酸钠处理24h,然后用清水洗净,可使其毒性降至对人无害的程度。

2. 鱼类组胺中毒

鱼类组胺中毒是由于食用了含有一定数量组胺的鱼类食品所引起的过敏性食物中毒,主要发生于沿海地区及有食用海产鱼习惯的地区。组胺是氨基酸的分解产物,故组胺的产生与鱼类所含组氨酸的多少直接有关。海产鱼中的青皮红肉鱼,如鲐鱼、鲣鱼、鲍鱼、鲭鱼、金枪鱼、沙丁鱼、秋刀鱼等品种的鱼含有较多的组氨酸,当鱼体不新鲜或腐败时,产生大量组胺。在我国,以前三种鱼类引起的组胺中毒事件较多。一般引起人体中毒的组胺摄入量为1.5mg/kg,但与个体对组胺的敏感性关系很大。

1)中毒原因

青皮红肉的鱼类(如鲣鱼、鲐鱼、秋刀鱼、沙丁鱼、竹荚鱼、金枪鱼等)肌肉中含血红蛋白较多,因此组氨酸含量也较高,当受到富含组氨酸脱羧酶的细菌(如莫根氏变形杆菌、组胺无色杆菌、埃希氏大肠杆菌、链球菌、葡萄球菌等)污染后,可使鱼肉中的游离组氨酸脱羧基形成组胺。

在温度15~37℃、有氧、中性或弱酸性(pH=6.0~6.2)和渗透压不高(盐分3%~5%)的条件下,易于产生大量组胺。当鱼品中组胺含量达到4mg/g时,即可引起中毒。人体摄入组胺达100mg以上时,即易发生中毒,同时也与个人体质的过敏性有关。其他氨基酸脱羧产物如尸胺、腐胺与组胺发生协同作用,使毒性增强。

2)中毒症状

组胺中毒是一种过敏型食物中毒,其主要症状为:面部、胸部或全身潮红、头痛、头晕、胸闷、呼吸急促。部分病人出现结膜充血,口唇肿或口、舌、四肢发麻,以及恶心、呕吐、腹痛、腹泻、荨麻疹等。有的可出现支气管哮喘,呼吸困难,血压下降。病程大多为1~2天,愈后良好。

中毒后应催吐、导泻以排出体内未吸收的毒物。口服抗组胺药能使中毒表现迅速消失,如苯海拉明、扑尔敏等其中一种。不宜服抗组胺药物者,可静脉注射10%葡萄糖酸钙10ml,1~2次/天,口服维生素C。

3)预防措施

(1)在鱼类产储运销各环节进行冷冻冷藏,尤其是远洋捕捞鱼更应注意冷藏。

(2)对在产运过程中受过严重污染或脱冰受热的鲐、鲣等鱼必须作组胺含量检测,凡含量超过100mg不得上市销售,应改作盐腌加工,使组胺含量降至允许量以下才得上市。

(3)市场供应的鲜鱼应采用冷藏货柜或加冰保鲜,凡青皮红肉鱼类应有较高的鲜度,严禁销售变质鱼类。

(4)对体型较厚的鱼腌制加工时,应劈开背部以利盐分渗入,使蛋白质较快凝固。用盐量不应低于25%。

(5)消费者选购青皮红肉鱼类时,应特别注意鱼的新鲜度和质量。烹调加工时,将鱼肉漂洗干净,充分加热,采用油炸和加醋(或红烧)烧煮等方法可使组胺减少。

3. 麻痹性贝类中毒

麻痹性贝类中毒是由于食用某些含神经麻痹毒素的贝类所引起的食物中毒。

1)中毒原因

某些无毒可供食用的贝类,在摄取了有毒藻类后被毒化。因毒素在贝类体内呈结合状态,故贝体本身并不中毒,也无生态和外形上的变化。但是,当人们食用这种贝类后,毒素迅速被释放,就会发生麻痹性神经症状,故称麻痹性贝类中毒。

浙江、福建、广东等地曾多次发生贝类中毒,导致中毒的贝类有蚶子、花蛤、织纹螺等常食用的贝类。

有毒藻类主要为甲藻类,特别是一些属于膝沟藻科的藻类。毒藻类中的贝类麻痹性毒素主要是石房蛤毒素。该毒素为白色,易溶于水,耐热、胃肠道易吸收。石房蛤毒素是一种神经毒素,对人经口致死量为0.54~0.9mg。

2)中毒症状

麻痹性贝类中毒的特点是发病急,潜伏期数分钟至数小时不等,主要表现为:突然发病,唇、舌麻木,肢端麻痹,头晕恶心,胸闷乏力等,部分病人伴有低烧,重症者则昏迷,最后因呼吸衰竭窒息而死亡。

3)预防措施

(1)建立疫情报告和定期监测制度。定期对贝类生长水域采样进行显微镜检查,如发现水中藻类细胞增多,即有中毒的危险,对该批贝类作毒含量测定。

(2)规定市售贝类及加工原料用贝类中的毒素最低限量。美国和加拿大对冷藏鲜贝肉中含石房蛤毒素的限量为≤80μg/100g,对罐头原料用贝肉中毒素限量,美国为≤200μg/100g,加拿大为≤160μg/100g。

(3) 做好卫生宣传教育,介绍安全食用贝类的方法。贝类毒素主要积聚于内脏,如除去内脏、洗净、水煮、捞肉弃汤,可使毒素降到最小程度。

4. 胆毒鱼类中毒

草鱼、青鱼、鲢鱼、鳙鱼(胖头鱼)和鲤鱼是我国主要的淡水养殖鱼类,肉味鲜美,但胆汁有毒,胆汁中有毒成分为 $5-\alpha-$ 鲤醇,其耐热性强,主要损害肾及肝脏,也可损害心、脑等。在我国一些地区,民间流传鱼胆具有清热解毒、明目、止咳平喘等功能,以至于吞服鱼胆而引发中毒,甚至死亡。其中以服用草鱼胆中毒者多见。

鱼胆中毒潜伏期最短为0.5h,最长约14h,一般为2~6h。消化系统症状出现得最早,表现为恶心、呕吐、上腹部疼痛、腹泻、稀水便等胃肠炎症状。病后2~3天出现肝脏肿大、有触痛,并有黄疸、肝功能异常,严重者有腹水,甚至发生昏迷等。泌尿系统症状主要表现为:中毒后3~6天出现全身浮肿,少尿,血压升高,严重者可发生尿闭,甚至尿毒症。神经系统症状早期有头晕、头痛,严重者有脑水肿,可见神志不清、烦躁不安、全身阵发性抽搐、昏迷等。循环系统可出现心悸、心律紊乱、休克等。

鱼胆中毒发病快、病情重、进展快,一般在中毒后第8~9天死亡。如急救不及时,病死率可高达30%。发现中毒后,早期采用排毒措施,一般采用催吐、洗胃、导泻。有条件时应尽早采用腹膜透析或血液透析治疗,有助于肾功能及促进毒物排出。

因此,应向群众宣传鱼胆有毒的知识及危害性,不要滥吞食鱼胆治疗某些疾病。

(二) 植物性食物中毒

植物性食物中毒主要有三种:

(1) 将天然含有有毒成分的植物或加工制品当作食品,如桐油、大麻油等引起的食物中毒。

(2) 在食品的加工过程中,将未能破坏或除去有毒成分的植物当作食品食用,如食用木薯、苦杏仁等引起的中毒。

(3) 在一定条件下,不当食用大量有毒成分的植物性食品,如食用鲜黄花菜、发芽土豆、未腌制好的咸菜或未煮熟的豆浆等造成的中毒。

植物性食物中毒季节性、地区性比较明显,以散发为主,发病率较高,多数没有特效疗法,对一些能引起死亡的严重中毒,尽早排除毒物对中毒者的预后非常重要。

1. 四季豆与豆浆中毒

豆科植物中多含有一些有毒、有害因子,包括蛋白酶抑制剂、脂肪氧化酶、植物红细胞凝集素、致甲状腺肿素、抗维生素因子、抗微量元素因子、苷类和酮类等。

1）四季豆中毒

四季豆又称菜豆、扁豆、刀豆、豆角、芸豆等,属于菜豆科菜豆属,是一种四季都能吃到的蔬菜,因此,四季豆中毒一年四季均可发生,以秋季下霜前后较为常见,是我国植物性食物中毒中最常见的一种。

四季豆引起中毒可能与品种、产地、季节和烹调方法有关。根据中毒实际调查,烹调不当是引起中毒的主要原因,多数为炒煮不够熟透所致。四季豆中毒事件大多发生在工地食堂、公司食堂等,也有快餐公司。引起四季豆中毒的有毒成分是豆中含有的红细胞凝集素、皂素等天然毒素,这些毒素比较耐热,只有将其加热到100℃并持续一段时间后,才能破坏。

摄入未煮熟的四季豆,引起中毒的潜伏期为数十分钟至数小时,一般不超过5h,主要为恶心、呕吐、腹痛、腹泻等胃肠炎症状,同时伴有头痛、头晕、出冷汗等神经系统症状。有时四肢麻木、胃部有烧灼感、心慌和背痛等。

发生中毒后要立即催吐(可刺激舌根、咽部或口服催吐药),重症患者应立即到医院就诊,对症治疗,防治并发症。一般只要治疗及时,大多数病人可在1~3天内恢复健康。

预防豆角中毒,烹调时必须要炒熟、煮透,使豆角失去原有的生绿色和豆腥味,以破坏其中所含的毒素。拌凉菜时,不能用开水焯一下就凉拌,应煮10min以上,不可贪图其脆嫩,更不能用盐拌生食。

2）生豆浆中毒

生豆浆中含有胰蛋白酶抑制剂,能刺激胃肠和抑制胰蛋白酶的活性,并对胃肠有刺激作用。它有较强的耐热性,要经过高温才能被破坏。否则,饮用生豆浆或未经充分煮沸的豆浆,容易引发食物中毒。

一般在食用生豆浆或未煮开的豆浆后数分钟至1h,出现恶心、呕吐、腹痛、腹胀和腹泻等胃肠炎症状,一般无需治疗,很快可以自愈。

防止中毒的措施是把豆浆彻底煮透后再饮用。煮豆浆加热到一定程度时豆浆出现泡沫,此时豆浆还没有煮开,应继续加热至泡沫消失,豆浆沸腾,再用小火煮数分钟;或者在93℃加热30~75min,以彻底破坏豆浆中的有害成分。

2. 发芽马铃薯中毒

马铃薯俗称土豆、洋山芋、山药蛋等,属茄科,有害成分是一种茄碱,又称马铃薯毒素或龙葵碱,可溶于水,遇醋酸极易分解,高热、煮透亦能解毒。马铃薯正常情况下含龙葵碱较少,其含量为0.005%~0.01%;但马铃薯发芽后,其幼芽和芽眼部分的龙葵碱含量激增,其含量可高达0.3%~0.5%。所以大量食用发芽马铃薯可引起急性中毒。一般多发生在春末夏初季节。

龙葵碱具有腐蚀性、溶血性,对胃肠道黏膜有较强的刺激作用,并对呼吸中枢有麻痹作用,可引起脑水肿,重症患者可因呼吸麻痹而死亡。

发芽马铃薯食物中毒一般在进食后 10min 至数小时发病。其中毒症状为舌、咽部麻痒,尾部灼痛及肠胃炎症状,瞳孔散大,耳鸣;重者抽搐,意识散失,甚至死亡。

预防发芽马铃薯中毒最主要的方法是马铃薯应低温储藏,避免阳光照射,防止生芽;不吃生芽过多、黑绿色皮的马铃薯;生芽较少的马铃薯,烹制时应削皮、挖去芽眼后浸水,烹调时充分加热,或在烹调时加醋,以破坏龙葵碱。

3. 毒蕈中毒

蕈类通称蘑菇,是大型真菌。我国有食用蕈 300 多种,毒蕈 80 多种,其中含剧毒能使人致死的有 10 多种。常因蕈类品种繁多、形态特征复杂以及毒蕈与食用蕈不易区别而误食中毒。毒蕈中毒多发生于高温多雨的夏秋季节,往往由于采集野生鲜蕈时因缺乏经验而误食中毒。也曾发生过收购时验收不细混入毒蕈而引起中毒。毒蕈含有毒素的种类与多少因品种、地区、季节、生长条件的不同而异。个体体质、烹调方法和饮食习惯以及是否饮酒等,都与能否中毒或中毒轻重有关。

1) 毒蕈毒素与中毒症状

毒蕈的有毒成分比较复杂,往往一种毒素含于几种毒蕈中或一种毒蕈又可能含有多种毒素。几种有毒成分同时存在的,有的互相抵抗,有的互相协同,因而症状较为复杂。一般按临床表现将毒蕈中毒分为四型:

(1) 肝肾损害型(原浆毒型)。主要由毒伞七肽、毒伞十肽等引起。毒素耐热、耐干燥,一般烹调加工不能将其破坏。毒素损害肝细胞核和肝细胞内质网,对肾也有损害。潜伏期 6h ~ 数天,病程较长,临床经过可分为六期:潜伏期、胃肠炎期、假愈期、内脏损害期、精神症状期、恢复期。该类型中毒病情凶险,如不及时积极治疗,病死率甚高。

(2) 神经毒型。此型的临床症状除有胃肠反应外,主要是神经症状,如神经兴奋或抑制、精神错乱、交感或副交感神经受影响等症状。除少数严重中毒因昏迷或呼吸抑制死亡外,很少发生死亡。

(3) 溶血毒型。过去认为是马鞍酸引起,实际上是由马鞍菌素(鹿花蕈素)引起的。该毒素除致胃肠炎症状外,还可引起溶血性贫血、肝脏肿大或肾脏的损害。

(4) 胃肠毒型。是以恶心、呕吐、腹痛、腹泻为主的中毒。毒素可能为类树脂物质。

2) 预防措施

(1) 制定食蕈和毒蕈图谱,并广为宣传以提高群众鉴别毒蕈的能力,防止误食中毒。

(2) 在采集蘑菇时,应由有经验的人进行指导。凡是识别不清或未曾食用过的新蕈种,必须经有关部门鉴定,确认无毒方可采集食用。

(3) 干燥后可以食用的蕈种——马鞍蕈,应明确规定其处理方法。应干燥 2 ~

3周以上方可出售。鲜蕈必须在沸水中煮5~7min,并弃去汤汁后方可食用。

4. 木薯、苦杏仁等含氰甙类植物中毒

1) 中毒原因

许多高等植物中含有氰甙,引起食物中毒的往往是杏、桃、李和枇杷等的核仁和木薯。杏仁中含有苦杏仁甙,木薯和亚麻籽中含亚麻苦甙。木薯块根中氰甙的含量因栽培季节、品种、土壤和肥料等因素的影响而不同。

苦杏仁中毒常发生于儿童生吃水果核仁,或不经医生处方自用苦杏仁治疗小儿咳嗽而引起中毒。木薯中毒主要是由于食用未经合理加工处理的木薯或生食木薯而引起。另外,笋尖氰甙含量高于苦杏仁。

氰甙被摄入后,经食物本身酶的作用,分解放出氢氰酸,而引起中毒。氢氰酸对人的最低致死量经口测定为0.5~3.5mg/kg体重。含氰甙植物的毒性,虽然决定于其氰甙含量,但还与摄取的速度、植物中催化氰甙水解酶的活力以及人体对氢氰酸的解毒能力大小有关。

2) 中毒症状

苦杏仁中毒潜伏期为0.5~5h,木薯中毒潜伏期为1~12h。开始时,出现口中苦涩、流涎、头晕、头痛、恶心、呕吐、心悸、脉频及四肢软弱无力等症状。重症者胸闷、呼吸困难。严重者意识不清、昏迷、四肢冰冷,最后因呼吸麻痹或心跳停止而死亡。

3) 预防措施

(1) 向群众尤其是儿童宣传不要生吃各种核仁(特别是苦杏仁、苦桃仁)。用杏仁加工食品时,应反复用水浸泡,加热煮熟或炒透,去其毒性。

(2) 推广含氰甙低的木薯品种,并改良木薯种植方法,尽量在硝酸态氮较低的土地上种植。

(3) 木薯在食用前去皮,水洗薯肉,可以溶解氰甙除去部分毒素。在木薯加工中采用切片水浸晒干法(鲜薯去皮、切片、浸水3~6天,沥干、晒干)、熟薯水浸法(去皮、切片,煮熟、浸水48h,沥干、蒸热)和干片水浸法(干薯片水浸3天、沥干、蒸熟)等方法,去毒效果良好。

(4) 禁止生食木薯。不能喝煮木薯的汤,不得空腹吃木薯,一次不宜吃得太多。

5. 蓖麻籽或蓖麻籽油中毒

1) 中毒原因

蓖麻籽或蓖麻油中毒常因生食了蓖麻籽或误食了蓖麻籽油而造成。蓖麻籽中含有蓖麻毒素、蓖麻碱和蓖麻血凝素3种毒素,以蓖麻毒素毒性最强,1mg蓖麻毒素或160mg蓖麻碱可致成人死亡,儿童生食1~2粒蓖麻籽可致死,成人生食3~12粒可导致严重中毒或死亡。

2) 中毒毒状

人体误食后一天左右,出现中毒症状:恶心、呕吐、腹痛、腹泻、头痛、脉弱而速,严重的可出现脱水、休克、嗜睡以致昏迷、抽风和黄疸,如救治不及时,2～3天出现心力衰竭和呼吸麻痹。目前对蓖麻毒素无特效解毒药物。

3）预防措施

蓖麻籽无论生熟都不能食用,蓖麻油也不可食用。但由于蓖麻籽外观漂亮饱满,易被儿童误食。因此应加强宣传教育,尤其要加强对儿童的教育,防止误食。

6. 白果（银杏）中毒

1）中毒原因

白果又名银杏,是我国特产。其有毒成分主要是白果二酚及白果酸等有机毒素。不论成人或儿童均可因食用大量白果而中毒,因儿童耐受量低,更容易造成中毒,因此以儿童中毒多见。

2）中毒症状

潜伏期一般为1～12h,首先出现恶心、呕吐、腹痛、腹泻、食欲不振等消化道症状,随即出现神经系统症状,如发热、烦躁不安、恐惧怪叫、惊厥,可出现肢体强直、抽搐、大小便失禁、瞳孔散大、对光反应消失,以后逐渐四肢无力、麻木感、触觉痛觉消失,甚至瘫痪,可出现心率不齐、心力衰竭、肺水肿、呼吸困难,甚至昏迷和死亡。

对此类中毒目前尚无特效方法,应尽早排出毒物,无呕吐者应立即催吐、洗胃,无腹泻或腹泻次数不多者应导泻。将病人置于安静室内,避免各种刺激而引起惊厥。

3）预防措施

要进行宣传教育儿童不要生吃白果,即使是煮熟的白果也不宜多吃,吃时要除去肉中绿色的胚。

7. 鲜黄花菜中毒

黄花菜俗称"金针菜",学名萱草,古名忘忧,属百合科,是一种多年生草本植物的花蕾。食用黄花菜若处理不当则可能会引起中毒。

1）中毒原因

新鲜黄花菜内含有一种对人体有毒的成分——秋水仙碱,是水溶性物质,这种毒物经胃肠吸收后,会在人体内转变成为毒性更强的二秋水仙碱,引起机体中毒反应。秋水仙碱人口服致死量按体重计为每千克8～65mg,食用鲜黄花菜100g即可引起中毒。因此,新鲜黄花菜必须经过加工才能食用。食用干黄花菜不会引起中毒,因为黄花菜在干制过程中,所含的秋水仙碱已被破坏。

2）中毒症状

鲜黄花菜中毒常发生在每年的七八月黄花菜生长成熟季节。中毒者会出现嗓子发干、恶心、呕吐、腹痛、腹泻、头痛、头晕等症状,严重者会出现血尿、便血,若不及时抢救还可致死。

3）预防措施

食用鲜黄花菜时,一是烹调前一定要焯洗后充分浸泡、加热煮熟,将秋水仙碱破坏除去后,才能保证食用安全;二是采摘后先晒干再食用,可保证安全。

二、真菌毒素和霉变食品食物中毒

真菌毒素和霉变食品食物中毒是由于食入含有产毒霉菌产生的大量霉菌毒素的食物所引起的食物中毒。

(一) 霉变甘蔗食物中毒

甘蔗在收割以后,若储存时间较长、运输不当,则容易造成霉菌生长,尤其是未完全成熟的甘蔗,含糖量低,更容易变质。霉变甘蔗质地较软,外皮失去光泽,并可见各种颜色霉菌生长;内瓤部呈浅色或深褐色,可有霉点,嗅之有霉味和酒糟味或酸味。

霉变甘蔗中污染的霉菌为甲菱孢霉菌,其所产生的3-硝基丙酸毒素是一种神经毒物质,主要损害中枢神经系统,死亡率较高。中毒重症病人多为儿童,严重者1~3天内死亡,幸存者常常留有终身残废的后遗症。

霉变甘蔗中毒潜伏期短,最短仅十几分钟,中毒症状最初为一时性消化道功能紊乱,恶心、呕吐、腹疼、腹泻、黑便,随后出现神经系统症状,如头昏、头疼、眼黑和复视。重者可出现阵发性抽搐;抽搐时四肢强直,屈曲内旋,手呈鸡爪状,眼球向上偏向凝视,瞳孔散大,继而进入昏迷。患者可死于呼吸衰竭,幸存者则留下严重的神经系统后遗症,导致终生残废。

预防措施包括:①甘蔗必须成熟后收割,因不成熟的甘蔗容易霉变;②甘蔗应随割随卖,不要存放;③甘蔗在储存过程中应防止霉变,存放时间不要过长,并定期对甘蔗进行感官检查,已霉变的甘蔗禁止出售;④加强预防甘蔗霉变中毒的教育工作,不买不吃霉变甘蔗。

(二) 赤霉病麦食物中毒

麦类、玉米等谷物被镰刀菌种侵染引起的赤霉病是一种世界性病害,除造成严重减产外,谷物中含有的有毒代谢产物可引起人畜中毒。赤霉病麦食物中毒是真菌性食物中毒的一种,在我国长江中、下游地区较为多见,东北和华北地区也有发生。

赤霉病麦引起中毒的有毒成分为赤霉病麦毒素,该毒素对热稳定,一般烹调不能去毒。进食量越多发病率越高,发病程度越重。

潜伏期一般为0.5~2h,短者10~15min,长者4~7h。主要症状有:胃部不适,恶心、呕吐、头痛、头晕、腹痛、腹泻等,还可有无力、口干、流涎,少数患者有时有醉酒似的表现,面部潮红,所以又有"醉谷病"之称。

预防措施主要有:制定粮食中赤霉病麦毒素的限量标准,加强粮食卫生管理;加强田间管理和储存期的粮食防霉管理;去除或减少粮食中的病麦颗粒或毒素,如分离病变、碾磨去皮等。

(三) 霉变甘薯食物中毒

甘薯因储藏不当,造成霉菌污染使甘薯局部变硬,表面塌陷呈黑褐色斑块,变苦进而腐烂称为黑斑病。长黑斑的甘薯不论生食或熟食都可引起中毒,毒性物质可能是甘薯酮、甘薯醇、甘薯宁等肝脏毒素,也可能还与1—甘薯醇和4—甘薯醇等毒性物质有关。

变质甘薯食物中毒的潜伏期短者几小时~1天,长者连续食用2个月才发病,大多在食后10~30天。主要中毒症状有:胃部不适、恶心、呕吐、腹痛、腹泻,个别出现便秘,较重者还有头晕、头痛、心悸、口渴、肌肉痉挛、视物不清,甚至复视、幻视,个别出现高热、神志不清、昏迷、肺水肿至死亡。目前还没有特效药治疗。

有效预防霉变甘薯中毒的措施:做好甘薯的收获及储藏工作,避免薯块及薯皮破损而受病菌污染;定期检查储藏甘薯,发现黑斑病及时剔除;食用甘薯前应去除黑斑及腐烂部分。

【知识链接】黄变米中毒

黄变米是由于稻谷收获未及时干燥,水分含量过高,储存过程中被真菌污染后发生霉变所致。由于霉变米呈黄色,故也称为"黄粒米"或"沤黄米"。根据污染霉菌的不同,黄变米可分为三种,即黄绿青霉黄变米、桔青霉黄变米和岛青霉黄变米。黄变米不但失去食用价值,而且含有大量黄变米毒素,如黄绿青霉素、黄天精、岛青霉毒素、桔青毒素等,人食用后则发生中毒。

中毒表现:不同种类的黄变米毒素产生的临床症状不同,其中的黄绿青霉素为神经毒物质,可产生神经毒素,因此黄绿青霉黄变米中毒,表现以中枢神经麻痹为主,最初是肌力弱,以后对称性下肢瘫痪,渐及全身,严重者发生呼吸麻痹。岛青霉产生的黄天精和岛青霉毒素引起的黄变米中毒,主要侵犯肝脏,引起脂肪变性,最后演变为肝硬化。桔青霉黄变米对肾脏毒性大,中毒后有肾脏肿大及肾脏功能障碍等。

预防措施:干燥、低温、厌氧是防止霉变的主要措施,其中以保持干燥最为重要。黄变米肉眼可辨认,挑一把黄变米能闻出一股特殊臭味,故少量的黄变米可以检出。

第三节 化学性食物中毒

化学性食物中毒是指食用了被有毒有害化学物质污染的食品、被误认为是食品及食品添加剂或营养强化剂的有毒有害化学物质、添加了非食品级的或伪造的或禁止使用的食品添加剂和营养强化剂的食品、超量使用了食品添加剂的食品或营养素发生了化学变化的食品等所引起的食物中毒。

一、亚硝酸盐食物中毒

1. 食物中亚硝酸盐的来源和中毒原因

蔬菜中常含有较多的硝酸盐,特别是当大量施用含硝酸盐的化肥或土壤中缺钼时,可增加植物中硝酸盐的蓄积,并且有许多蔬菜能从土壤中浓集更多的硝酸盐,如芹菜、大白菜、韭菜、萝卜和菠菜等。凡利于某些硝酸盐还原菌生长和繁殖的各种因素(温度、水分、pH值和渗透压等)都可促进硝酸盐还原为亚硝酸盐。蔬菜如果存放温度较高,在细菌及酶的作用下,其中亚硝酸盐的含量即将有明显的增高。蔬菜在腌制过程中,亚硝酸盐的含量也将随温度升高而增加。食盐浓度为5%时,温度高达37℃,所产生的亚硝酸盐亦愈多;10%的盐水次之,15%的盐水则温度在15~20℃,亚硝酸盐的含量均无明显变化。在腌菜过程中,最初2~4天,亚硝酸盐含量有所增加;7~8天,含量最高,至9天后,则趋于下降。所以食盐浓度在15%以下时,初腌制的蔬菜(8天以内),易于引起中毒。煮熟的蔬菜放在不清洁的容器中,如温度较高,存放过久,亚硝酸盐的含量也可增高。某些沙门氏菌和大肠杆菌等含有硝酸盐还原酶,从而产生亚硝酸盐,所以有时细菌性食物中毒和亚硝酸盐中毒可以同时发生。个别地区的井水,含硝酸盐较多(一般称"苦井"水),如用这种水煮粥,并在不卫生的条件下存放过久,通过还原作用而使亚硝酸盐含量增加。用此水煮粥或蔬菜,再加微生物污染和繁殖条件适宜,极易引起中毒。在食品加工时,常用硝酸盐或亚硝酸盐作为某些肉、鱼加工品的发色剂,使腌制肉、鱼呈现肉红色。如加入数量过多,并被还原为亚硝酸盐,亦可引起中毒。

亚硝酸盐亦可在体内形成。当胃肠道功能紊乱、贫血、患肠道寄生虫病及胃酸浓度降低时,可使胃肠道内硝酸盐还原菌大量繁殖。如再大量食用硝酸盐含量较高的蔬菜,即可使肠道内亚硝酸盐形成速度过快、数量过多以及机体不能及时将亚硝酸盐分解为氨。此种亚硝酸盐大量被吸收后,即可引起中毒,通常称为肠原性青紫症。儿童健康情况较差或胃肠功能紊乱时,最易出现,多为散在性发生。亚硝酸盐中毒量为0.3~0.58g,致死量为3g。

2. 中毒机理

当亚硝酸盐大量进入血液时,能将血红蛋白中二价铁离子氧化为三价铁离子,正常血红蛋白就转变为高铁血红蛋白,失去带氧的能力。高铁血红蛋白大量增加,形成高铁血红蛋白症。最初,皮肤黏膜青紫,如20%的血红蛋白转变为高铁血红蛋白,则造成机体组织的缺氧症状。中枢神经系统对缺氧最为敏感,可引起呼吸困难、循环衰竭以及中枢神经系统的损害。另外,亚硝酸盐有松弛平滑肌的作用,特别是小血管的平滑肌易受到影响,故中毒时,可造成血管扩张,血压下降。

3. 中毒表现

大量食用青菜引起的亚硝酸盐中毒,潜伏期为1~3h,甚至可长达20h。中毒的主要症状为口唇、指甲以及全身皮肤出现紫绀等组织缺氧表现,并有头晕、头痛、心率加速、嗜睡、烦躁不安、呼吸急促恶心、呕吐、腹痛和腹泻等症状。严重者可有心率减慢、心律不齐、昏迷和惊厥,常死于呼吸衰竭。纯亚硝酸盐化学物中毒,容易出现循环系统的一些变化,如四肢发冷、心跳加快和血压下降,重病例可发生循环衰竭及肺水肿等现象。

4. 预防措施

硝酸盐及亚硝酸盐主要来自蔬菜,在蔬菜的收获和运输过程中,应避免严重损伤,存放地点应干燥、通风和阴凉,避免长时间高温下堆放。已腐烂变质的蔬菜不许出售。蔬菜煮熟后,不要在高温下长时间存放,并注意容器和环境卫生,防止微生物污染。在某些特殊情况下,较集中地大量食用叶菜时,切碎后,可先用沸水预煮 3~5min,然后再烹调食用。腌菜必须腌透,至少腌制半个月以上再行食用,并应注意食盐用量和适宜的存放条件。

苦水地区应进行水质处理。在必须食用"苦井"水时,应避免水长时间保温后烹煮饭菜;不可将剩余饭菜在室温下长时间存放。肉、鱼类制品在加工中,如必须使用硝酸盐时,应按规定使用范围和剂量使用,同时还要加强硝酸盐和亚硝酸盐的保管,防止误食。

二、农药中毒

农药种类繁多,全世界农药实际生产和使用的品种有很多种,农药对防治作物的病虫害、杂草危害以及控制人畜传染病都起着重要的作用。但是广泛大量使用农药也造成对食品的污染。由于农药使用、存放、运输、保管不当污染食物引起中毒的事例屡见不鲜,此外也有因误食而中毒的。

1984 年我国停止使用有机氯农药以后,有机磷农药上升为最主要的一类农药,占全部农药用量的 80%~90%。有机磷农药中毒在农药引起的食物中毒中也占有较大的比例。现以有机磷农药中毒为代表予以介绍。

1. 中毒原因

主要是有机磷农药污染食物引起中毒,如装过有机磷农药的空瓶,未彻底洗净便盛放酱油、酒、油等食物,或在运输过程中车辆受到有机磷农药污染,没有彻底洗净便装运食物,或刚喷过有机磷农药的蔬菜、瓜果等立即供应市场等。也有误食中毒的。有机磷农药毒性不一,一次口服致死量:对硫磷(1605)为 0.1g,敌百虫为 25g,马拉硫磷(4049)为 60g。

2. 中毒症状

潜伏期 0.5~10h,头晕、头痛、腹痛、流涎、痉挛、呼气有大蒜味,重者惊厥、昏迷、肺水肿及呼吸突然停止而死。

3. 预防措施

(1) 加强农药管理,必须专人、专库、专柜保存。严禁农药与食物一起存放或装运。装运农药的车、船用后必须彻底洗刷。

(2) 不得用盛过有机磷农药的容器盛放食物。

(3) 严格遵守农药使用的有关规定。严禁将刚喷过有机磷农药的水果、蔬菜等供应市场。

三、酸败油脂中毒

食用油长期储存可出现"哈喇"气味和味道。大量食用"哈喇"油或食用了用其炸制的面制食品可引起中毒。食用油储存过程中,在光、热及细菌作用下,油中的甘油三酯分解为甘油和脂肪酸,后者可进一步氧化成为过氧化物、酮类、醛类等,所产生的多种物质混合出现"哈喇"味。形成的有毒物质对胃肠道有刺激作用,也可引起神经系统及肝脏损害。

1. 中毒症状

进食后可很快出现胃部不适,口腔、食道等多有呛辣烧灼感。但严重表现一般出现在进食后数小时至10余小时,出现恶心、呕吐、腹胀、剧烈腹痛、水样腹泻等,可引起脱水,多伴有头痛、头晕、关节和肌肉酸痛等。有些患者还可出现体温增高现象,在39~40℃之间。

中毒后要立即停止食用"哈喇"油,口服活性炭50g,同时多饮水。一般1~2天即可恢复,重者3~4天痊愈。如出现严重的消化道症状或其他表现者要及时到医院就诊。

2. 预防措施

(1) 油脂最好储藏在绿色容器内,严禁与铜、铁等金属接触,放置在温度低、光线暗、干燥的环境中,存放时间不宜过长。

(2) 不食用酸败油脂及其制品,以及含油脂量较高的酸败变质食品,如香肠、咸肉、肉松、鱼干、桃仁、花生米、油炸食品、桃酥、饼干、糕点等。

四、毒鼠强中毒

1. 中毒原因

毒鼠强又名没鼠命、四二四、三步倒、闻到死,化学名四亚甲基二砜四氨。轻质粉末。熔点250~254℃。在水中溶解度约0.25mg/mL,微溶于丙酮,不溶于甲醇和乙醇。在稀的酸和碱中稳定(浓度至0.1N)。在255~260℃分解,但在持续沸水溶液中加热分解,放出氮、硫的氧化物烟雾。可经消化道及呼吸道吸收,不易经完整的皮肤吸收。

本品对中枢神经系统,尤其是脑干有兴奋作用,主要引起抽搐。本品对γ-氨基丁酸有拮抗作用,主要是由于阻断γ-氨基丁酸受体所致,此作用为可逆性的。

2. 中毒症状

目前多数中毒案例为口服中毒。轻度中毒表现头痛、头晕、乏力、恶心、呕吐、口唇麻木、酒醉感。重度中毒表现为突然晕倒,癫痫样大发作,发作时全身抽搐、口吐白沫、小便失禁、意识丧失。

3. 预防措施

近几年南京、广东、四川相继发生毒鼠强中毒事件,其中南京死亡42人。毒鼠强属高毒急性毒性类毒鼠药,国家明令禁止使用急性毒性药物作为毒鼠剂,现没有正规厂家生产与登记。市场上销售的毒鼠强多属于假冒厂名、滥设商品名出售的劣品,危害很大。应严格加强生产、销售管理。

本章小结

本章主要介绍了食物中毒的概念、分类及特点。重点讲述了造成细菌性食物中毒、有毒动植物食物中毒、真菌毒素和霉变食品食物中毒、化学性食物中毒的原因、污染途径、对人体的危害及其预防措施。

基本知识训练

1. 葡萄球菌肠毒素中毒典型的症状是( )。
   A. 剧烈呕吐　　B. 腹痛、腹泻　　C. 发热　　D. 神经系统症状
2. 食用河豚发生食物中毒是由于( )引起的。
   A. 河豚腐败变质　　　　　　B. 河豚含有的组胺
   C. 河豚中的毒素　　　　　　D. 海水被"三废"污染
3. 肉毒梭菌毒素食物中毒是由( )引起的。
   A. 肉毒梭菌　　　　　　　　B. 肉毒杆菌
   C. 肉毒梭菌产生的外毒素　　D. 肉毒梭菌产生的内毒素
4. 引起蜡样芽孢杆菌食物中毒最常见的食物是( )。
   A. 米饭、米粉　　B. 水果　　C. 蛋类　　D. 腐败肉类
5. 金黄色葡萄球菌肠毒素中毒是由( )引起的。
   A. 金黄色葡萄球菌污染的食物
   B. 金黄色葡萄球菌肠毒素污染的食物
   C. 化脓性球菌污染的食物
   D. 金黄色葡萄球菌在肠道内大量繁殖
6. 属于有毒动植物中毒的是( )。
   A. 毒蕈中毒　　　　　　　　B. 化学性食物中毒
   C. 砷污染食品而引起食物中毒　D. 细菌性食物中毒
7. 常见的食物中毒是( )。
   A. 毒蕈中毒　　　　　　　　B. 化学性食物中毒

C. 砷污染食品而引起食物中毒　　D. 细菌性食物中毒

8. 食物中毒与其他急性疾病最本质的区别是(　　)。
    A. 潜伏期短　　　　　　　　B. 很多人同时发病
    C. 急性胃肠道症状为主　　　　D. 病人曾进食同一批某种食物
9. 在河豚中河豚毒素含量最高的器官是(　　)。
    A. 肝脏　　　B. 卵巢　　　C. 皮肤　　　D. 血液
10. 麻痹性贝类中毒是由(　　)引起的。
    A. 石房蛤毒素　B. 肉毒毒素　C. 肠毒素　　D. 溶血毒素
11. 氰甙含量最多的是(　　)。
    A. 桃仁　　　B. 甜杏仁　　C. 木薯　　　D. 苦杏仁
12. 下列哪种属食物中毒的范畴?(　　)
    A. 伤寒　　　　　　　　　　B. 甲型肝炎
    C. 肉毒中毒　　　　　　　　D. 暴饮暴食性胃肠炎
13. 引起组胺中毒的鱼类为(　　)。
    A. 河豚鱼　　　　　　　　　B. 青皮红肉鱼海产鱼
    C. 红肉鱼　　　　　　　　　D. 内陆湖泊鱼
14. 副溶血性弧菌属食物中毒的中毒食品主要是(　　)。
    A. 奶类　　　B. 畜禽肉类　　C. 海产品　　D. 粮豆类

复习思考题

1. 什么叫食物中毒?有何特征?
2. 引起细菌性食物中毒的原因主要是什么?如何预防?
3. 常见的真菌毒素和霉变食品食物中毒有哪些?如何预防?
4. 引起食物中毒的亚硝酸盐来源是什么?
5. 食物中毒如何分类?
6. 细菌性食物中毒与化学性食物中毒有何区别?
7. 常见的动植物性食物中毒有哪些?试举例说明。

第八章　中医饮食调补学

【知识教学目标】
通过本章的学习,要求学生能够了解中医饮食调补学的概念、起源与发展,掌握食物的合理搭配及饮食调补的基本原则和主要饮食调补法则,重点掌握饮食调补学的中医药基础理论,包括"食药同源"学说、饮食物的四气理论、饮食物的五味学说、食物归经理论、"以脏补脏"学说、"发物"忌口论、饮食宜忌的整体辨证观等基本内容。

【能力培养目标】
通过本章的学习,要求学生能运用中医饮食调补学的基础知识来具体分析生活实践中的饮食滋补及养生问题,学会合理搭配食物并提高饮食调补的能力。

中医中药学是祖国医学的主要组成部分。中医药发展中历来有医食同源之称,几千年来,为我们中华民族的繁荣昌盛、防病治病做出了贡献。由于我国有辽阔的陆地和海域,植物、动物和矿物等食物很丰富,分类繁多。人们在日常生活中,不断运用,不断认识,不断总结,并成为独特的饮食调补理论。

第一节　饮食调补学的概念和内容

中医饮食调补学是在中医药学领域及食疗本草学基础上充实、发展、创立的一门新学科,是在中医药理论指导下,研究食物的性能、食物与健康的关系,并利用食物维护健康、防治疾病的科学。它是中华民族一份宝贵的科学文化遗产,是祖国医学重要组成部分,历史悠久,是通过几千年来,人民大众经历了无数次的亲身生活实践和历代医家长期的医疗临床实践逐渐总结发展而形成的,它积累了许许多多医药学家、养生学家、儒家、道家、佛家以及广大民众的宝贵经验,尤其是历史上的医学家们根据中国传统医学理论,把这些饮食宜忌的丰富经验不断上升到食医理论的高度来认识和完善。可以说,祖国医学理论是中国传统饮食宜忌理论的基础,其中包含了"食药同源"学说、饮食物的四气理论、饮食物的五味学说、食物归经理论、"以脏补脏"学说、"发物"忌口论、饮食宜忌的整体辩证观等内容,在维护人体身体健康、防病治病中发挥其作用。

中医饮食调补学的基本内容可见于有关食疗本草之类的书籍,其次则散见于某些医书或中医临床书籍中,如《本草求真》中所记载"食物入口,等于药之治病,同为一理",说明了"食疗"或"食治"。意思是指利用食物来维护人的身体健康,辅助药物防病治病。

饮食调补离不开食物的性能和应用。食疗本草学则主要是研究各种食物的性能和应用的学科,并涉及有关医学知识。如唐代孙思邈《千金要方》"食治"一卷既分类介绍了果实、蔬菜、谷米、鸟兽及虫鱼的性能、应用,又在卷绪论中论述了食疗的意义、原则和饮食宜忌。又如《伤寒杂病论》、《肘后备急方》、《外台秘要》、《古今医统大全》等书籍,均有饮食调补学的论述。饮食调补学历史悠久,逐渐被当今人们所重视,中医药和营养家们也在逐步开始从各方面进行研究和利用,使饮食调补学在维护人体身体健康、防病治病中发挥越来越大的作用。

第二节 饮食调补学的起源与发展

"民以食为天",食物是人们生活必不可少的物质。人体生命活动必须依靠摄取食物来维持。人类为了生活与健康,必须寻找食物,并进一步认识食物,探索食物维护健康以及治疗疾病的作用。

自夏朝(公元前 21 世纪—公元前 16 世纪)发明了发酵酿酒后,到了殷商朝代,我国酿酒和酒的应用已经非常普遍。酒除了供饮用外,还广泛用于医药。医用汤液在当时也从烹调中产生出来,可见此时中医饮食调补已经萌芽。西周时期,宫廷里就有了专管饮食调补官职的"食医",专做帝王的饮食调补保健工作,膳食的制作已向多样化发展,饮食调补的理论随着饮食调补经验和知识的积累,也逐渐产生。战国时期(公元前 2 世纪)我国第一部医学专著《黄帝内经》中,除了系统地阐述了人体生理、病理以及疾病诊断和预防等问题外,还对饮食调补提出不少正确的论述。如《素问·五常政大论》曰:"谷肉果菜,食养尽之"。它既说明了用药的同时辅以食疗的重要性,又说明了各类食物都需要摄取。此外,《黄帝内经》中还论述了脏腑生理特性和食物的性味关系,以及对饮食性味的选择与配合等,为饮食调补学确定了基本原则。如《五脏生成篇》指出:"色味当五脏,白当肺,辛;赤当心,苦;青当肝,酸;黄当脾,甘;黑当肾,咸。"又指出:"是故多食咸,则脉凝泣而变色;多食苦,则皮槁而毛拔;多食辛,则筋急而爪枯;多食酸,则肉胝皱而唇揭;多食甘,则骨痛而发落。此五味之所伤也。故心欲苦,肺欲辛,肝欲酸,脾欲甘,肾欲咸,此五味之所合五脏之气也。"

东汉末年产生了现存最早的药学专著《神农本草经》,原书已佚,现存的各版本是经明清以来学者考订、辑佚、整理而成。全书共三卷,载药 315 种,是汉以前药学知识和经验的总结,书中记述了药学的基本理论,如四气五味,有毒无毒,配伍法变、服药方法及丸、散、膏、酒等剂型,为中药学和饮食调补学的发展奠定了初步基础。书中收载了能补益强身、防老抗衰的食物,如薏苡仁、枸杞子、大枣、茯苓、鸡、雁脂肪、蜜、藕、莲子、火麻仁、葡萄等。当时著名的医学家张仲景还创造了许多饮食调补方,如当归生姜羊肉汤、猪肝汤、桂枝汤等。并指出用桂枝汤治疗外感风寒、表虚自汗时,除了热桂枝汤外,还嘱食热稀粥助药力发汗方法。这就是很好的饮食调补方法。

魏晋南北朝时期,用饮食物防病治病的知识有明显增长。如晋·葛洪《肘后备急方》所记载的许多简、便、验方中,属于饮食调补性质的不少,对饮食卫生与禁忌的记载也较详细。南朝·陶弘景著《本草经集注》,充分注意了食物的特殊性。在分类上,他把果、菜、米等食物与草、木等并列。在该书"诸病通用药"中列有食物的也不少见。如在"大腹水肿"项下就列举了海藻、昆布、小豆、大豆、苦瓜、鲤鱼、鲫鱼等,在"消渴"项下列举了白茅根、冬瓜、牛乳、马乳、小麦等,对中医调补学都有重大的贡献。

唐代饮食调补学有很大的发展,并形成了独立的学问。如《唐本草》记载用肝治夜盲症。《本草拾遗》记录人胞作为强壮补剂。《千金方》指出羊的甲状腺和鹿的甲状腺治甲状腺病。医药学家孙思邈的《千金要方》首先将"食治"立为专篇,并指出:"安身之本,必资于食……食能排邪而安脏腑,悦神爽志以资气血。若能用食平疴,释情遗疾病,可谓良工。"强调在一般情况下,应把食疗放在首位。其后孟诜的《食疗本草》、李珣的《海药本草》等著作,对饮食调补做了专门的研究,扩大了药物和饮食的研究范围和应用形式,进一步丰富了中医饮食调补学的内容。

宋末至金元时期,随着医学的发展,出现了各具特色的医学流派,其中有代表性的是刘完素、张从正、李东垣、朱丹溪。各医家以食物防治疾病已很普遍。如《太平圣惠方》、《圣济总录》专门设有"食治"门,所载食疗方均有百首以上。而陈直的《养老奉亲书》还专门记述了老年疾病的调补疗法,以及大多比较简便的饮食调补方。元代的饮食调补学有了新的发展。专著以吴瑞的《日用本草》、贾铭的《饮膳正要》最有价值,记录了不少回、蒙民族的饮食调补方药,并首次记载了用蒸馏法制酒,并明确指出注意日常食物合理调配和添加适当的药物,以达至健康强身、防病治病之目的。

明代由于药学和饮食调补学的发展,载入"本草"中的食物也大为增加。如李时珍的《本草纲目》所载谷、菜、果、鳞、介、禽、兽等食物就有500种左右,各种食物的应用多附有验方。有关饮食调补学的著作也较多,如卢和的《食物本草》、宁源的《食鉴本草》和吴禄的《食品集》等,均有其代表性。

清代饮食调补学已得到医家的普遍重视,著作亦多。如沈李龙的《食物本草会纂》、王士雄的《随息居饮食谱》、章穆的《调疾饮食辨》、袁枚的《随园食单》等,都很有价值,内容涉及面广,既有基础知识方面的,也有应用方面的;既有用于防病治病的,也有用于日常生活的。

新中国成立后,在党的中医政策的鼓舞下,中医药事业蓬勃发展,随着我国人民群众生活水平不断提高,对饮食调补、饮食的营养、饮食防病治病都十分重视,饮食调补文化和理论被越来越重视和加以研究,饮食调补著作可以说遍地可见,如陈泂传的《果蔬疗法大全》,张穗坚的《中国药用动物》,李振琼的《中国药用蔬菜》和《中国药用水果》,张树生、傅景华的《中华养生药膳大全》,谢国材的《中国药用花卉》等著作。这些著作都比较全面地论述了食物的性味、功效、主治、临床应用、用法用量和注意事项等,并对常见病、多发病进行辩证施食,收到较好的临床疗效,深受广大群众的欢迎。整理、发展、提高中医饮食调补学,让它为人类健康、长寿服务,这是每一个中医工作者光荣而繁重的任务。

第三节 饮食调补学的中医药基础理论

一、"药食同源"学说

药食同源即食物既可以食用,也可以药用,一些食物不但能补养身体,解决饥饿,还能医治一些简单的病症。也有一些既能治病,又具有食养作用的中草药,至今仍被视为药食兼用之品。我国东汉时期的《神农本草经》记载:"上品120种为君,主养命以应天,无毒,多服久服不伤人,欲轻身益气不老延年者,本上经。中品125种为臣,主养性以应人,无毒有毒,斟酌其宜,欲遏病补虚羸者,本中经。下品125种为佐使,主治病以应地,多毒不可久服,欲除寒热邪气,破积聚愈积者,本下经。"在上品之中,就有大枣、葡萄、酸枣、海蛤、瓜子等22种食品,中品内有干姜、海藻、赤小豆、龙眼肉、粟米、螃蟹等19种常食之物,下品也有9种可食物品。这就是"药食同源"的缘故。所以从广义角度来讲,食物也是药物,它不仅与药物一样来源于大自然,同时很多食物也有四气五味的特性,也能治疗疾病。如大枣、百合、莲子、山药、茯苓、白扁豆、山楂、生姜、葱白、肉桂等,这些食物也常被医家当作中药来使用。如枸杞子、冬虫夏草、薏仁米、金银花、西洋参这些中药,也常被人们当作食品来服用。

由于某些食物与药物兼用,因此,食物也有性味归经之分,有着良好的食疗、食养的效果,所以历代医家常把食物的功用主治与药物等同起来,甚至一味食物当作一首名方来使用。例如,牛肉作为食品能补脾胃,益气血,古代医家就把牛肉的功效与中药黄芪划上等号。《韩氏医通》记载:"黄牛肉补气,与绵黄芪同功。"羊肉甘温,益气补虚,名医李东垣认为:"补可去弱,人参、羊肉之属是也,"将羊肉之功与人参并列。近代也有学者将海参、狗肉的功用比作红参、海参,《五杂俎》云:"其性温补,足敌人参,故曰海参。"把甲鱼、鸭肉、燕窝的作用喻为西洋参,将鸡肉(或乌骨鸡)的功效比作党参等。清代医家张璐在《本经逢原》中说:"西瓜解太阳、阳明中暍及热病大渴,故有天生白虎汤之称。"这是将一味西瓜比作清热名方"白虎汤"。清代名医王孟英曾说:"甘蔗,榨浆名为天生复脉汤。"这是将一味甘蔗汁的功用比作益气滋阴的名方"复脉汤"。梨甘寒生津,润燥止渴,《随息居饮食谱》云:"绞汁服,名天生甘露饮"。"药食同源"学说可以加深人们对食性的进一步理解,是对传统饮食宜忌观深一层的认识。

二、饮食物的四气理论

中药有四气五味及归经之说，食物也是药物，因此，食物也有寒热温凉、辛甘酸苦咸以及食物归经的理论。

所谓四气又称四性，即寒性、凉性、温性和热性，连同不寒不凉的平性，即五性。

中医认为能够治疗热症的药物，大多属于寒性或凉性；能够治疗寒症的药物，大多是温性或热性。即凡具有清热、解毒、凉血、泻火、攻下等作用而能治疗热症的药物或食物，多属寒性或凉性；凡具有祛寒、温里、助阳、补气、补血等作用而能治疗寒症的药物或食物，多属热性或温性。《神农本草经》云："疗寒以热药，疗热以寒药。"《素问·至真要大论》云："寒者热之，热者寒之。"同理，凡热性或温性的饮食物，适宜寒症或阳气不足之人服食；凡属寒性或凉性食品，只适宜热症或阳气旺盛者使用。或者说，寒症病人或阳气不足者，忌吃寒凉性食品；热症患者或阴虚之人，忌吃温热性食物。寒与凉，温与热，是区别其程度的差异，温次于热，凉次于寒。温热性的饮食物多具有温补散寒壮阳的作用，寒凉性食品一般具有清热泻火、滋阴生津的功效。平性食品是指性质比较平和的饮食物。

了解和掌握食物之性，是掌握和熟练运用饮食宜忌原理的基础。清代医学家黄宫绣说："食物虽为养人之具，然亦于人脏腑有宜、不宜。食物入口，等于药之治病同为一理，合则于人脏腑有宜，而可却病卫生；不合则于人脏腑有损，而即增病促死。"凡寒性或凉性食品，如绿豆、芹菜、菊花脑、马兰头、枸杞头、柿子、梨子、香蕉、冬瓜、丝瓜、西瓜、鸭肉、金银花、胖大海等，都具有清热、生津、解暑、止渴的作用，对热性病症或者阳气旺盛、内火偏重者为宜。反之，对虚寒体质，阳气不足之人则忌食。同理，食品中的羊肉、狗肉、雀肉、辣椒、生姜、茴香、砂仁、肉桂、红参、白酒等热性或温性食物，多有温中、散寒、补阳、暖胃等功效，对阳虚怕冷、虚寒病症，食之为宜，热性病及阴虚火旺者忌食之。

此外，食性还要与四时气候相适应，《素问·六元正纪大论》云："用凉远凉，用寒远寒，用温远温，用热远热，食宜同法，此其道也。"这就是说，寒凉季节要少吃些寒凉性食品，炎热季节要少吃些温热性食物，饮食宜忌要随四季寒暑而变。这就是中医学的"天人相应"观。总而言之，食性犹如药性，饮食要根据食物之性，结合身体素质、疾病性质、四时气温变化而灵活掌握，合理选择，科学搭配。

三、饮食物的五味学说

1. 五味

五味就是饮食物的辛、甘、酸、苦、咸五种味，实际上还有淡味、涩味，习惯上把淡附于甘味,把涩附于咸味。

2. 五味的作用和功效

不同的味有不同的作用和功效。

(1) 辛味:能宣散,能行气,通血脉,具有发汗、散结、行气、止痛的作用,适宜有外感表症或风寒湿邪者服食。近代研究认为辛味可促进胃肠蠕动,增强消化液分泌,增强淀粉酶的活性,促进血液循环和新陈代谢,并有祛散风寒、疏通经络的功能。如外感风寒感冒者,宜吃具有辛辣味的生姜、葱白等食品,以宣散外寒,对寒凝气滞的胃痛、腹痛、痛经之人,宜吃辣椒、茴香、砂仁、桂皮等辛辣食品以行气散寒止痛;风寒湿痹患者宜饮用辛辣的白酒或药酒,借以辛散风寒、温通血脉。

(2) 甘味:能补、能缓、能和,具有调补人体气血、阴阳、缓急止痛、和中的作用。凡气虚、血虚、阴虚、阳虚以及五脏虚羸者,适宜多吃味甘之品。甘味虽能补充气血,又能消除肌肉紧张和解毒,但若过吃甜食易发胖,是很多心血管疾病如动脉硬化症的诱因,故这类患者及糖尿病人,又当忌吃甜物。

(3) 酸味:有收敛、固涩作用,适宜久泄、久痢、久咳、久喘、多汗、虚汗、尿频、遗精、滑精等遗泄患者食用。酸味还能增进食欲、健脾开胃、增强肝脏功能,提高钙、磷吸收率。但过食酸物,又会导致消化功能紊乱。

(4) 苦味:能泻、能燥、能降,具有清热、泻火、燥湿、泻下、降气的作用,适宜热症、湿症病人服食。例如,苦瓜味苦性寒,用苦瓜炒菜,佐餐食用,取其苦能清泄之力,达到清热、明目、解毒、泻火的效果,适宜热病烦渴、中暑、目赤、疮疡疖肿者服食。再如茶叶,苦甘而凉,也具有清泄的功效,适宜夏日饮用,有清利头目、除烦止渴、消食化痰的好处。

(5) 咸味:能软、能下,具有软坚散结、滋阴潜降的作用。凡结核、便秘者宜食之。具有咸味的食物,多为海产品及某些肉类。如海蜇味咸,有清热、化痰、消积、润肠的作用,对痰热咳嗽、痰咳、小儿积滞、大便燥结者,食之最宜。海带味咸,有软坚化痰作用,适宜痰火结核者服食。常食之物猪肉,味咸,除能滋阴外,也能润燥,同样适宜热病津伤、燥咳、便秘之人食用。清代名医王孟英说:"治液干难产,津枯血夺,火灼燥渴,干嗽便秘:猪肉煮汤,吹去油饮。"这些都是咸能润下软坚的效果。

3. 五味与五脏的关系

中医五味学说还包含五味与五脏的密切关系。如《素问·宣明五气篇》说:"五味所入,酸入肝,辛入肺,苦入心,咸入肾,甘入脾。"《灵枢·五味论》还说:"五味入于口也,各有所走,各有所病。肝病禁辛,心病禁咸,脾病禁酸,肾病禁甘,肺病禁苦。"祖国医学理论认为,肺主气,心主血脉,肝主筋,脾主肉,肾主骨,饮食五味用之适宜,对人体则有益,若因过分偏嗜则可发生疾病。或在五脏有病之时,也应适当调整饮食五味。《灵枢·五味论》中说:"酸走筋,多食之令人癃;咸走血,多食之令人渴,辛走气,多食之令人洞心;苦走骨,多食之令人变呕;甘走肉,多食之令人悗心。"《素问·宣明五气篇》也说:"辛走气,气病无多食辛;咸走血,血病无多食咸;苦走骨,骨病无多食苦;甘走肉,肉病无多食甘;酸走筋,筋病无多食酸。"如不注意或不重视这些宜忌原则,强行多食,百病由生,正如《素问·五脏生成篇》中所说:"是故多食咸,则脉凝气而变色;多食苦则皮槁而毛拔;多食辛则筋急爪枯;多食酸则肉胝皱而唇揭;多食甘则骨痛而发落,此五味之所伤也。"由此可见,饮食物的五味,直接关系到人体的健康长寿。

另外辩证用药或用膳时,对五味要有所选择,辛能散气,气虚不宜用辛;甘能助湿,中满不宜用甘;苦能燥湿,津液不足慎用苦;酸能敛涩,余邪未尽慎用酸;咸多滋润,脾胃虚寒等忌用。同时饮食物的五味宜忌,还要与食物的四气、归经相结合,考虑季节变化、病情性质和身体素质等。祖国传统医学的食物五味理论,正是指导传统饮食宜忌的重要依据,五味调和,脏腑得益,人体健康;五味偏嗜,或不遵宜忌,将导致五脏失调,形成疾病。

四、食物归经理论

中医对饮食物的认识,要比近代医学营养学对食物的认识不仅历史悠久,而且要全面深刻得多。除了上述食物性味学说之外,食物归经理论也同样表明了中医对食物调理养生的认识更加深入而科学。慢性病患者可能体会到,当有肺虚咳喘之时,有经验的老中医往往建议病人经常吃些百合、山药、白果、燕窝、银耳、猪肺或冬虫夏草等补品,而不会叫你去吃桂圆肉、栗子、莲子、大枣等,这是因为前者食物皆入肺经,能养肺补肺润肺,后者皆不入肺经,食之于肺无补;肾虚腰痛腰酸之人,老中医多半劝食栗子、胡桃、芝麻、山药、桑葚、猪腰、枸杞子、杜仲等,也不会介绍去吃百合、龙眼肉、大枣、银耳、人参等补品,这同样是因为前者都能入肾经而补肾壮腰,后者皆不入肾经,非补肾之物,食之腰酸腰痛无补。这就是中医所说的食物归经理论。

食物归经,是指饮食对于机体各部位的特殊作用,即指某种食物对某些脏腑经络发挥着主要或特殊作用,是指食疗的适应范围。食物对人体所起的作用,有它一定的适应范围。如寒性食物,虽同样具有清热作用,但其适应范围,或偏于清肝热,或偏于清肺热,各有所专。同为补物,也有补肺、补脾、补肾等不同。以清热泻火食物为例,一般都属寒性或凉性食品,但有的偏于清肺热,有的偏于清心火,有的偏于清肝热。如梨子、香蕉、柿子、桑葚、芹菜、莲心、猕猴桃等,均为寒凉食物,但梨子、柿子偏于清肺热,香蕉偏于清大肠热,桑葚偏于清肝虚之热,芹菜偏于清肝火,莲心偏于清心热,猕猴桃偏于清肾虚膀胱热。这都是由于归经不同。同为补益食品,猪心、龙眼肉、柏子仁、小麦则入心补心,养心安神,心悸失眠者宜之。山药、扁豆、糯米、粳米、大枣等入脾胃经,故能健脾养胃,脾虚便溏者宜之。

食物同药物一样,有一药归两经或三经,也有一食归两经或三经。如山药能归肺经、脾经和肾经,故凡肺虚、脾虚及肾虚之人均宜食之。桑葚归肝经和肾经,肝肾阴虚者宜之。莲子一物入心、脾、肾三经,故心虚失眠多梦、脾虚久泻带下、肾虚遗精早泄者,均宜食之。

五、"以脏补脏"学说

中医以及民间习惯运用动物的内脏来调理补养人体内脏虚弱之症,如以肺补肺,以心补心,以肾补肾、以脑补脑等,已经有了相当悠久的历史。

唐代医学家兼养生学家孙思邈发现动物的内脏和人体的内脏无论在组织形态还是在生理功能上都十分相似,他在长期临床实践中,积累了丰富的食养食疗经验,创立了"以脏补脏"和"以脏治脏"的理论。例如,肾主骨,他就利用羊骨粥来治疗肾虚怕冷;肝开窍于目,他又发明了以羊肝来治疗夜盲雀目;男子阳痿、肾阳不足,他就运用鹿肾医治阳痿。

自孙思邈以后,许多医家又发展了"以脏补脏"的具体运用,不少重要的医学著作中都记载了行之有效的以脏补脏疗法。如宋《太平圣惠方》介绍用羊肺羹治疗消渴病,《圣济总录》用羊脊羹治疗下元虚冷。元《饮膳正要》介绍用羊肉脯治疗脾胃久冷,不思饮食。明代李时珍主张"以骨入骨,以髓补髓。"清代王孟英介绍以猪大肠配合槐花治疗痔疮。

中医认为肾主骨,骨生髓,西医则认为骨能造血,现代医家叶橘泉教授介绍治疗血小板减少性紫癜及再生障碍性贫血,就是以生羊胫骨 1~2 根,敲碎后同红枣、糯米一同煮粥食用。

根据"以脏补脏"的理论,结合现代科学技术,运用越来越广,越加深入。例如,采取新鲜或冷冻的健康牛羊肝脏加工制成的肝浸膏,治疗肝病及各类贫血。将猪胃黏膜加工制成的胃膜素,有保护人胃黏膜的作用,可治疗胃或十二指肠溃疡。用动物睾丸制成的睾丸片,可治性功能减退症。采用猪、牛、羊的胎盘制成的胚宝片,对神经衰弱、发育不良者均宜服食。也有动物内脏提取的多酶片,内含淀粉酶、胰酶、胃蛋白酶等,治疗因消化酶缺乏引起的消化不良等症。更有从动物的内分泌腺中提取出的促性腺素、促皮质素、雌激素、雄激素、甲状腺素、胰岛素等,研制成各种激素类制剂,治疗内分泌紊乱、性功能低下症。所有这些,都是对古代"以脏补脏"理论的进一步发展运用,而且逐渐揭示并证实了"以脏补脏"学说的科学道理。

六、"发物"忌口论

【小贴士】相传,明太祖朱元璋为了谋害其手下大将徐达,就趁他患有"发背"之时,命太监送去一只老肥鹅。徐达心里明白,这是太祖要我的性命,但圣命难违,只好将鹅全部吃下,不久就病情恶化身亡了。"发背"是指发于背脊部的一种疗疮,相当于现代医学的急性蜂窝织炎。从中医的理论来说,此病多由湿热火毒蕴积、气血瘀滞而成。老鹅乃肥腻之品,易生痰湿。明代李时珍认为:"鹅,气味俱厚,发风发疮。"故徐达吃鹅后易使痰湿郁而化热动火,使之毒之邪更加旺盛,并四处扩散,以致形成"疔毒走黄",病情恶化而死。此事暂且不去考证是否属实,但在日常生活中,因服食"发物"而使病情加剧或使旧病复发者,的确屡见不鲜,这是事实。

所谓"发物",是指动风生痰、发毒助火助邪之品,容易诱发旧病,加重新病,也就是说在日常生活中,因服食"发物"而使病情加剧或使旧病复发。"发物"的范围较广,有的甚至扩大化了。根据民间习俗和《随息居饮食谱》等一些文献资料归纳起来,常见的发物有猪头肉、鸡肉、鸡蛋、驴肉、牛肉、羊肉、狗肉、鹅肉、鹅蛋、鸭蛋、野鸡肉等肉类;有鲤鱼、鳟鱼、鲚鱼、白鱼、黄鱼、乌贼鱼、鲳鱼、鲫鱼、鲈鱼、鲟鱼、鲸鱼、章鱼、比目鱼、鲦鱼、带鱼、鳙鱼、黄鳝、蚌肉、虾子、蟹等水产类;有香椿头、芫荽、芥菜、菠菜、豆芽、茄子、茭白、韭菜、竹笋、南瓜、香覃、蘑菇等蔬菜;有杏子、李子、桃子、银杏、芒果、杨梅、樱桃、荔枝、甜瓜等瓜果;有葱、椒、姜、蒜之类辛辣刺激性调味食品;还有菜油、酒酿、白酒、豌豆、大豆、豆腐、豆腐乳、蚕蛹等;有时还将荤腥膻臊之类食品一概视为发物,特别是在患有疮疡肿毒,或慢性湿疹皮炎之类皮肤病人以及过敏性疾患者,发物忌口更显得重要。

发物之所以会导致旧病复发或加重病情,归纳起来有3种可能性。一是上述这些动物性食品中含有某些激素,会促使人体内的某些机能亢进或代谢紊乱。如糖皮质类固醇超过生理剂量时可以诱发感染扩散、溃疡出血、癫痫发作等,引起旧病复发。二是某些食物所含的异性蛋白成为过敏原,引起变态反应性疾病复发。如海鱼虾蟹往往引起皮肤过敏者荨麻疹、湿疹、神经性皮炎、脓疱疮、牛皮癣等顽固性皮肤病的发作。豆腐乳有时也会引起哮喘病复发。三是一些刺激性较强的食物,如酒类、葱蒜等辛辣刺激性食品对炎性感染病灶,极易引导起炎症扩散、疔毒走黄。这就是中医所说热症实症忌吃辛辣刺激性发物的道理。

七、饮食宜忌的整体辩证观

中国传统医学显著的特点是整体观念和辩证论治,在饮食宜忌方面,也应体现这两个特点。

1. 整体观念

所谓整体观念,有两层含义:

第一层含义是指人是一个完整的机体,其各个组织器官之间在结构上紧密联系,在功能活动上密切协调,在病理变化上相互影响。绝不可只看局部,不看整体。比如,在生理上,肝开窍于目,瞳仁属肾,肝肾同源,肾水滋肝木。在功能上,肝藏血,肾藏精,目得血而能视。在病理上,肝肾不足,容易形成目暗雀盲。所以,虽然是夜盲雀目、视物昏花的眼睛局部病症,在饮食宜忌上则宜吃具有补益肝肾、养肝明目作用的猪肝、鸡肝、桑葚、枸杞子、首乌粉、黑芝麻等食品,而忌吃辛辣香燥、助火伤阴的刺激性食物。

第二层含义是人与自然界同为一个整体,人体的内环境时时处处受到外界自然环境变化的影响,这又叫做"天人相应"观。具体地说,人受到春夏秋冬四季气候、东南西北地理变化,以及生存条件状况、饮食风俗习惯等因素的影响,这在饮食宜忌方面,同样也要综合考虑,因时因地制宜。比如,炎夏之季,适宜服食清凉、生津、止渴除烦、解暑的食物,忌吃温热上火、辛辣肥腻、香燥损阴食品。到了寒冷的冬季,又宜多吃温补助阳之物,忌吃生冷大寒之品。北方天寒,宜吃温暖;南方多火,宜吃清淡。这些就是饮食宜忌的整体观。

2. 辩证论治

所谓辩证论治,是指既要了解食物的性味归经及功用,又要考虑到自己身体素质、性别年龄、疾病属性而有针对性地选择饮食的宜忌。这就是因人因病,辨证择食,这就叫饮食宜忌的辩证观。

举例来说,凡属阴虚体质者,宜吃具有滋阴生津作用的清补食物,忌吃香燥温热的上火温补食品。而阳虚体质适宜吃温热补火的温补食物,忌吃大寒生冷的损阳食品。健康女性在月经期间切忌服食寒性凉性食物各种冷饮,男性阳痿之人又适宜吃些温补壮阳之品。最常见的感冒患者,若属风寒感冒,则适宜吃些辛温散寒的生姜、葱白、红糖等食物,属风热感冒时适宜吃些绿豆、薄荷、菊花脑、荷叶、金银花等凉性食品。

第四节 食物的合理搭配

食物的搭配是否正确、对人的养生健身非常重要,正确搭配食物是治疗疾病不可缺少的一个环节,只有食物的搭配合理,才能发挥食物在防治疾病中的作用,提高临床疗效,减轻病人的痛苦。为了能正确应用食物,必须注意如下几方面:

一、食物的配伍

在一般情况下,食物多采用单独食用,但为了增强食物的食疗效果和可食性,以及营养保健作用,也常常把不同的食物搭配起来应用。食物的这种搭配关系,称食物的配伍。食物之间或食物与药物通过配伍,由于相互影响的结果,使原有性能有所变化,因而可产生不同的效果,即有不同的配伍关系。如同本草学中所说的相须、相使、相畏、相杀、相恶、相反配伍关系。根据食疗的具体情况,也可以概括为以下4个方面。

1. 相须相使

即性能基本相同、某一方面性能相似的食物配合,能够不同程度地增强原有食疗功效和可食性。如当归、生姜、羊肉汤中,温补气血的羊肉与补血止痛的当归配伍,可增强补虚散寒止痛之功;与生姜配伍可增强温中散寒效果,同时还可去羊肉的腥膻味以增强其可食性。又如二鲜饮中,鲜藕与白茅根均能凉血止血,相互配伍可增强清热凉血、止血的功效,亦较可口。又如菠菜猪肝汤,菠菜与猪肝均能养肝明目,相互配伍可增强补肝明目之功效,长于治疗肝虚目昏,或夜盲症等。

2. 相畏相杀

即当两种食物同用时,一种食物的毒性或副作用能被另一种食物降低或消除。在这种相互作用的关系中,前者对后者来说是相畏,而后者对前者来说是相杀。如经验认为大蒜可防治蘑菇中毒;橄榄解河豚、鱼、蟹引起的轻微中毒;蜂蜜、绿豆解乌头、附子毒等均属于这种配伍关系。此外,本草记载及民间流传中,这方面的例子颇多,但均有待研究证实。

3. 相恶

即两种食物同用后,由于相互牵制,而使原有的功能降低甚至丧失。产生这种配伍关系的食物其性能基本上是相反的,如食银耳、百合、梨之类养阴生津润燥的食物,又食辣椒、生姜、胡椒等,则前者的功能会被减弱。又如食羊肉、牛肉、狗肉之类温补气血的食物,又食绿豆、鲜萝卜、西瓜等,前者的温补功能也会相应减弱。在日常饮食中,这类典型不协调的食物,同时出现在食谱里的情况很少。但是各地习俗不同,而且人们有时可能进食多种食物,所以有时也可能遇到这种情况。

4. 相反

即两种食物同时用时,能产生毒性反应或明显的副作用。据前人记载有蜂蜜反生葱、蟹等;如药食合用,则有海藻反甘草、鲫鱼反厚朴等,但均有待进一步证实。从人们长期饮食经验来看,食物相反的配伍关系极为少见。

总之,在多数情况下,食物通过配伍后,不仅可以增强原有的功效,而且还可以产生新的功效。因此,使用配伍食物较之单一食物有更大的食疗价值和较广的适应范围。此外也可改善食物的色、香、味、形,增强其可食性,提高人们的食欲。这是配伍的优越性,也是食物应用的较高形式。

根据以上食物配伍的不同关系,在实际应用中,可以决定食物配伍宜忌。相须相使的配伍关系,能够增强食物的功效,又可增强其可食性,这正是食疗所希望达到的效果。因此,是食物配伍中最常用的一种,应当充分加以利用。相畏、相杀的配伍关系,对于使用少数有毒性或副作用的食物是有意义的,这也是配伍中常用的,但不如相须相使者常用。相恶、相反的配伍关系,因能削弱食物的功效或可能产生毒副作用,都是对于食疗不利的,故应当注意避免使用。

此外,还应当指出,一些地区喜欢在做菜时加生姜、葱、胡椒、花椒、辣椒等佐料,如果佐料与食物的性能相反,一概不能认为是相恶的配伍。如凉拌蔬菜时加入姜、葱或花椒、辣椒一类佐料,因实际上用量较少,主要可起到开胃、美食、增进食欲的作用。

二、平衡膳食

主要可从平衡膳食和偏食有害两方面来加以说明。

1. 平衡膳食

所谓平衡膳食是指膳食的种类及其所含的营养成分,要种类齐全、数量充足、比例适当,使膳食中所供给的营养与机体的需要能保持平衡。

日常膳食是由多种食物组成的,平衡膳食要求各种食物在膳食中种类、数量都应有适当的比重。早在《黄帝内经》就对平衡膳食有了较完整而科学的论述。如《素问·脏器法时论》说:"五谷为养,五果为助,五畜为益,五菜为充。"这一论述不仅指出了平衡膳食所应包括的食物种类,还阐明了各类食物在平衡膳食中所占的地位。根据唐代王冰所注,五谷为粳米、小豆、麦、大豆及黄黍;五果为桃、李、杏、栗、枣;五畜为牛、羊、猪、犬、鸡;五菜为葵、藿、薤、葱、韭等。这说明在我国很早以前,人们摄取食物就是多种多样的。粮食谷物、动物类及蔬菜、水果等类食物在膳食中都应有适当的比例。只有通过平衡膳食,人体获得全面的营养,使气血旺盛,脏腑安和,才可以保持充沛的精力。

2. 偏食有害

食物多样化,使其饮食的五味得当,荤、素食协调,寒、热、温、凉适度,才有利于健康。若饮食有所偏嗜则可能导致人体脏腑功能失调,阴阳偏盛衰。某些营养物质摄入过多,也会影响人体健康。

饮食的寒热也不宜有偏嗜,如《灵枢·师传》说:"饮食者,热无灼灼,寒无沧沧。"《金匮要略》也指出:"服食节其冷热……不遗形体有衰。"都说明了饮食不能偏嗜寒或热。如果过食寒凉,贪食生冷瓜果,日久则损伤脾胃阳气,导致脾胃虚弱,寒湿内生,而发生腹痛、泄泻等病。若妇女偏食生冷,则可造成寒湿滞于胞宫,引起痛经、月经不调等病。若过食辛温燥热,则可使胃肠积热,出现口渴、腹满胀痛、便秘等症。同时,饮食也不宜温度过高。据现代医学认为进食温度过高,可能诱发食道癌。

总之,饮食偏嗜会造成人体阴阳失衡,脏腑功能受损,或某些营养不足,或某些营养过剩等不良后果。所以应当纠正偏食的不良习惯。

三、合理利用食物

合理利用食物是食物应用中一个具体问题。在日常膳食或食疗中,合理利用食物主要有合理选择食物、合理烹调加工、采用适当的食品类型等。

合理选择食物是合理利用中的首要问题。如果食物种类选择得当,又具有相应的食疗性能,加之合理搭配,就能符合人体健康的需要,同时又能达到一定的治疗目的。反之,就可能对人体健康不利或引起某些疾病,而达不到食疗的目的。例如心神不安之人,应选择养心安神的食物,如小麦、黄花菜、百合、莲子、大枣、猪心、鸡蛋、牡蛎等食物。

合理烹调加工食物也很重要,它可以减少食物中营养的损失;同时通过合理烹调使食物增强其可食性,又易于为人体所消化吸收。如煮米饭时不宜淘米次数过多,不宜搓洗,水温不宜过高;煮饭时如有米汤,亦应食用。如蔬菜类食物则应取材新鲜,宜先洗后切,不宜用水浸,切后不宜久置,做菜时加入适当的佐料以增加食物的色香味,为减少维生素 C 的损失,炒菜时宜急火快炒。能带皮吃的瓜果及蔬菜可不去皮。又如动物性食物一般难于消化,因此烹调时应烧熟。如老人、儿童食用时,宜煮烂,以利于消化吸收。如做面食应少用油炸,不加或少加苏打,忌用酵母发面等。

此外,采用适当的食品类型也是必不可少的。如防治感冒宜采用辛味或芳香食物作浸泡剂,用沸水浸泡即可;若煎汤,不宜煎煮过久,以免香气挥发,失去解表功效。又如脾胃病往往采用粥食,以利于调理脾胃。若虚症宜补益,可采用补益类食物炖汤、蒸食、熬膏或浸酒等。总之,应根据生活习惯及疾病的具体情况采用相应的食品类型。

第五节　饮食调补的基本原则

整体观和辨证论治是中医学的显著特点,是临床思维的基本原则。建立在中医药理论基础上的饮食调补学,遵循整体观和辨证施食的原则。

一、饮食调补的整体观

整体观认为,人体是一个有机的整体,人体与自然环境也是一个有机的整体。

进行饮食调补时,应注意协调人体内部、人体与自然环境间的关系,保持、稳定人体内外环境的统一性。

1. 调整阴阳

机体阴阳双方的协调统一,维系着人体的生理活动。疾病的发生和演变,归根结蒂是阴阳的相对平衡受到破坏。"阴盛则阳病,阳盛则阴病","阴虚则热","阳虚则寒"是疾病的基本病机。饮食调补采用补偏救弊、损有余补不足的方法,目的在于调整阴阳、恢复机体阴阳的动态平衡。如阳热亢盛易于耗伤阴液的病症,饮食调补采用清热保津法,选食五汁饮、芹菜粥、绿豆粥等,是泻阳以和阴。如阳虚不能制阴、阴寒偏盛的病症,饮食调补采用温经散寒法,选食当归生姜羊肉汤、核桃炒韭菜、羊肉羹等,是补阳以制阴。饮食调补总是围绕调整阴阳,维系阴阳平衡而合理配制膳食。

2. 协调脏腑

脏腑之间、脏腑与躯体之间是一个统一的整体。脏腑病变可以反映到躯体某一局部,局部病变可以体现某一脏腑病变。一个脏腑发生病变,会影响其他脏腑的功能。饮食调补时应协调脏腑之间、整体与局部之间的关系,恢复机体相互间的生理平衡。如视物昏花的病症,为肝血不足表现于目,饮食调补采用滋补肝肾法,选食猪肝炒枸杞苗、猪肝羹等;口舌生疮的病症,为心胃火旺反映于口舌,饮食调补采用清心泻火法,选食灯心粥、竹叶芦根茶等。这些都是协调脏腑、统一整体与局部关系的例证。又如肺的病变,可能是本脏受邪发病,亦可能是它脏病变所致。肺本脏为病,饮食调补应宣肺降逆,选食姜糖饮等;因肝火亢盛,木火刑金者,应泻肝火为主,选食菊花茼蒿饮等;因脾虚生痰,痰湿壅肺者,应健脾燥湿为主,选食枳术饭等;肾阴虚不能滋肺者,应滋肾润肺为主,选食百合枸杞羹等。头痛耳鸣、面红目赤、烦燥易怒等肝阳上亢的病症,既可食菊花饮、芹菜粥等以清肝潜阳,也可食山药粥、益脾饼等预护中土,以免木旺克脾;又可食桑葚膏、猪肾羹等滋肾水以涵肝木;或食竹叶粥、灯心饮等泻心火,以达实则泻其子的目的。同样,其他脏腑的病变,也可根据脏腑间的相互关系,选择适当的食物以协调它们之间的平衡,以收到不同程度的饮食调补效果。

3. 适应气候

四时气候的变化,对人体的生理功能、病理变化均产生一定的影响。故应用饮食调补时,应注意气候特点。春季气候转温,万物生发,机体以肝主疏泄为特征,饮食应以补肝疏散为主,可选食韭菜炒猪肝、桑菊薄荷饮等;夏季炎热酷暑,万物蒸荣,腠理开泄,机体以心喜凉为特征,饮食应以消暑生津为主,可选食绿豆粥、荷叶粥等;秋季凉爽干燥,万物肃杀,机体以肺主收敛为特征,饮食应平补润肺,可选食柿饼、银耳羹等;冬季气候寒冷,万物收藏,机体以肾脏阳气内藏为特征,饮食应补肾温阳,如选食羊肉羹、狗肉汤等。对于疾病辨证施食时,也应注意季节气候特点。如春夏感冒,应选食桑菊薄荷饮、荷叶粥辛凉食品;秋冬感冒,又应选食生姜红糖茶、葱豉粥等辛温解表食品。所以饮食调补应适应气候,因时制宜。

4. 照顾地域

我国地域辽阔,不同地区由于地势高低、气候条件及生活习惯各异,人的生理活动和病变特点也不尽相同,所以进行饮食调补时,应照顾不同地域分别配制膳食。如我国东南沿海地区,气候温暖潮湿,居民易感湿热,宜食清淡除湿的食物;西北高原地区,气候寒冷干燥,居民易受寒伤燥,宜食温阳散寒或生津润燥的食物。又如感冒病,在西北宜用葱豉粥、姜糖苏叶饮等解表,在东南地区宜选食干葛粥、桑菊薄荷饮等解表。各地区口味习惯不同,如山西、陕西多喜吃酸;云贵川等喜欢辛辣;江浙等地则喜吃甜咸味;东北、华北各地又喜吃咸与辛辣;沿海居民喜吃海味;

西北居民喜吃乳酪等。在选择食物配料和调味时应予以兼顾。

5. 因人制宜

人们的生理特征、气血盛衰是随年龄变化的,饮食调补应根据年龄特征而配制膳食。儿童生机旺盛,稚阴稚阳,易伤食罹虫,饮食应健脾消食,选食淮山粥、蜜饯山楂等,慎食温热峻补食物。老年人生机减退,气血不足,阴阳渐衰,饮食宜易消化而补益,如选食琼玉膏、羊脏羹等,慎食难于消化及寒凉等食物。体质的差异,使膳食有宜凉宜温、宜补不宜补的不同。阳盛阴虚之体,饮食宜凉,宜食养阴食品,如银耳羹、法制黑豆、羊蜜膏等,慎食温热补阴食物。阳虚阴盛之体,饮食宜温,宜食补阳食物,如羊肉羹、狗肉汤等,慎食寒凉伤阳食物。气虚之体食宜补气,如人参粥、益脾饼等。血虚之体食宜补血,如玉灵膏、当归生姜羊肉羹等。性别的不同,男女生理各有特点,配制膳食时应注意男女的区别。妇女有经孕产乳,屡伤于血,血偏不足而气偏有余,平时应食以补血为主的膳食。在经期、妊娠期宜食鸡子羹、阿胶糯米粥等养血补肾食物,慎食苋菜粥、当归生姜羊肉汤等滑利动血食物。如因脾虚白带过多,宜食山药粥、益脾饼等健脾除湿的食物。产后应考虑气血亏虚及乳汁不足等,宜选食归参鳝鱼羹、归参炖母鸡、葱炖猪蹄等益气血、通乳汁的食物。

二、辨证施食

辨证论治认为,疾病是动态变化的,随着病因、体质、气候等因素的变化,一种病可能出现不同的症状,不同的病可能出现相同的症状。根据不同病症的需要而分别配制膳食的原则,称为辨证施食。

1. 同病异食

指相同的疾病,因症的不同而食用不同的饮食。如胃脘痛,因病因、体质、生活环境、治疗经过的不同,可表现为不相同的症,选择的膳食也就有区别。饮食所伤,应食山楂糕、萝卜粥等以消食和胃;寒伤胃阳,应食高粱姜粥等温胃止痛;肝气犯胃,应食梅花粥,饮佛手酒、玫瑰花茶等疏肝和胃;脾胃虚寒,宜食鱼羹、大麦汤等健脾温胃;胃阴不足,宜食沙参粥、益胃汤等养阴益胃。又如麻疹,系小儿感受麻毒后的常见传染病,随着病理的演变经过,出现初、中、末三期不同症的变化,饮食也应辨证配制。初期症见麻疹未透,宜食荸荠酒酿等发表透疹;中期症见肺热壅盛,宜食石膏粥等清热解毒;后期余热未尽,肺胃阴伤症,宜饮甘蔗茅根汁等养阴清热。

2. 异病同食

指不同的疾病,如果出现相同的症,可选食相同的饮食。如患久泻、脱肛、便血、崩漏、子宫下垂等,这些不同疾病,在各自发展过程中,可出现同一病理过程,表现为相同的中气下陷症,都可选用参苓粥、归芪鸡等升提中气饮食。

同病异食与异病同食,是辨证论治在饮食调补学上的体现,它们都是根据疾病的本质,有针对性地选择饮食,故辨证施食是提高食疗效果的基本原则。

第六节　饮食调补的主要法则

选择具有不同性能的食物,或能通过食物与中药配伍,经过烹调加工,可以制成体现中医不同法则的饮食。主要饮食调补法则有补益肺气法、补脾气法、补血法、滋阴法、补肾气法、补肾阴法、益胃生津法和润燥生津法。

一、补益肺气法

选用补益肺气的食物,或补益肺气的中药与食物配伍,经烹调加工制成饮食,治疗肺气虚症的方法,称为补益肺气法。如选用大枣、饴糖、蜂蜜、鸡肉和人参、党参、黄芪,制成补虚正气粥、芪参糖等,用于肺虚气弱症,症见喘息短气、语声低怯、易感冒汗出等。

二、补脾气法

1. 补益脾气法

选用补益脾气的食物,或补益脾气的中药与食物配伍,经烹调加工制成饮食,治疗脾虚症的方法,称为补益脾气法。如选用糯米、大枣、猪肚、鸡肉、鹌鹑和党参、白术、山药等,制成大枣粥、山药面等,用于脾虚症,症见精神困顿、四肢无力、食少便溏等。

2. 益气升陷法

选用补益元气的食物,或补气升阳的中药与食物配伍,经烹调加工制成饮食,治疗气虚下陷症的方法,称为益气升陷法。如选用鸡肉、羊肉、鸽肉、大枣、糯米和人参、党参、黄芪、升麻等,制成归芪鸡、人参粥等,用于气短声怯、大便滑泄、脱肛、子宫下垂、胃下垂、崩漏带下等属中气下陷者。

3. 益气摄血法

选用益气摄血的食物,或益气摄血的中药与食物配伍,经烹调加工制成饮食,治疗气不摄血症的方法,称为益气摄血法。如选用花生、大枣、龙眼肉、墨鱼和黄芪、三七等,制成花生红枣糖、归芪鸡等,用于气不摄血症,症见吐血、便血、齿衄、肌衄、崩漏等。

4. 健脾除湿法

选用健脾除湿的食物,或健脾除湿的中药与食物配伍,经烹调加工制成饮食,治疗脾虚湿滞症的方法,称为健脾除湿法。如选用莲子、芡实、薏苡仁、赤小豆、扁豆、鲫鱼、鳝鱼和茯苓、白术等,制成莲子猪肚汤、赤小豆鲤鱼汤等,用于脾虚水湿不运症,症见面浮身重、四肢肿满、肠鸣泄泻等。

三、补血法

1. 益气生血法

选用具有益气生血功效的食物,或补气养血中药与食物配伍,经烹调加工制成饮食,治疗气血两虚症的方法,称为益气生血法。如选用胡萝卜、菠菜、花生、大枣、龙眼肉、鸡肉、猪肝、羊肉和黄芪、当归等,制成归参鳝鱼羹、济生当归羊肉汤等,用于气血两虚症,症见面色苍白、爪甲无华、眩晕心悸等。

2. 补血养心法

选用补血养心安的食物,或具补血养心功效的中药与食物配伍,经烹调加工制成饮食,治疗血不养心症的方法,称为补血养心法。如选用龙眼肉、荔枝肉、猪心、鸡肉和人参、当归、酸枣仁、茯苓等,制成玉灵膏、蜜饯姜枣龙眼、归参炖猪心等,用于心血不足症,症见心悸怔忡、健忘失眠等。

3. 补血养肝法

选用补血养肝的食物,或补血养肝的中药与食物配伍,经烹调加工制成饮食,治疗肝血不足症的方法,称为补血养肝法。如选用胡萝卜、菠菜、猪肝、鸡肝和枸杞子、桑葚、何首乌、当归等,制成猪肝炒枸杞苗、枸杞当归葡萄酒等,用于肝血亏虚症,症见视物昏花、眩晕胁痛、手足麻木等。

四、滋阴法

1. 滋阴熄风法

选用滋养肝阴、平肝熄风的食物,经烹调加工制成饮食,对阴虚风动症有良好的调养作用,称为滋阴熄风法。如选用桑葚、黑豆、鳖肉、牡蛎肉、鸡蛋黄和龟板、鳖甲、白芍等,制成小定风珠羹、阿胶鸡子黄汤等,用于肝阴不足、虚风内动,症见手足蠕动、筋脉拘急、头目眩晕等。

2. 滋阴清热法

选用滋阴清热的食物,或滋阴清热的中药与食物配伍,经烹调加工制成饮食,对阴虚阳盛有很好的调养作用,称为滋阴清热法。如选用梨、藕、龟肉、鳖肉、牛乳、鸡蛋黄和生地黄、龟板、枸杞子、桑葚等,制成生地鸡、清炖乌龟、百合枸杞鸡蛋汤等,用于阴虚火盛症,症见五心烦热、骨蒸潮热、盗汗而颧红等。

五、补肾气法

选用温补肾气的食物,经烹调加工制成饮食,对肾气虚弱有很好的调养作用,称为温补肾气法。如选用核桃仁、栗子、韭菜等,用于肾气虚症,症见腰膝酸软,畏寒肢冷、夜尿清长、阳痿遗精等。

六、补肾阴法

1. 肾滋阴法

选用补肾滋阴的食物,经烹调加工制成饮食,对肾阴不足、精血亏虚症有很好的调养作用,称为补肾滋阴法。如选用芝麻、黑豆、枸杞子、桑葚、牛乳、猪肾等,制成枸杞炒腰花、双耳汤、法制黑豆等,用于肾虚亏损症,症见眩晕耳鸣、腰膝酸软、潮热盗汗、消渴遗精等。

2. 填精补髓法

选用填精补髓的食物,经烹调加工制成饮食,对精髓不足症有很好的调养作用,称为填精补髓法。如选用芝麻、黑豆、龟肉、海参、淡菜、猪脊髓、羊脊髓和肉苁蓉、鹿茸、枸杞子等,制成羊蜜膏、圣济猪肾羹等,用于肾精亏虚症,症见腰脊酸痛、足膝痿软、须发早白、虚羸少气、发育迟缓等。

七、益胃生津法

选用养胃阴、生津液的食物,经烹调加工制成饮食,对胃阴虚亏或津枯肠燥有很好的调养作用,称为益胃生津法。如选用梨、甘蔗、荸荠、藕、牛乳、芝麻、蜂蜜或麦冬、石斛等,制成五汁饮、益胃汤等,用于胃阴不足症,症见口渴口燥、咽干、大便燥结等。

八、润燥生津法

选用润燥生津、滋养肺阴的食物,经烹调加工制成饮食,对阴虚肺燥症有很好的调养作用,称为润燥生津法。如选用梨、百合、藕、荸荠、柿、枇杷、蜂蜜、冰糖、猪肺、牛乳和沙参、麦冬等,制成雪羹汤、蜜饯雪梨、银耳百合羹等,用于肺燥阴伤症,症见鼻干、咽喉干痛、干咳无痰,或痰中带血以及肌肤干燥等。

本 章 小 结

中医饮食调补学是在中医药理论指导下,研究食物的性能、食物与健康的关系,并利用食物维护健康、防治疾病的一门科学。本章介绍了中医饮食调补学的概念、起源与发展;饮食调补学的中医药基础理论,包括"食药同源"学说、饮食物的四气理论、饮食物的五味学说、食物归经理论、"以脏补脏"学说、"发物"忌口论、饮食宜忌的整体辨证观等;同时还介绍了食物的合理搭配及饮食调补的基本原则和主要饮食调补法则。因此,我们应学会合理运用中医饮食调补学的基础知识来具体分析生活实践中的饮食滋补及养生问题,学会科学合理地搭配食物,提高饮食调补的能力。

基本知识训练

1. 四气,又称四性,是指(　　)。
   A. 寒性、凉性、温性和热性　　B. 寒性、凉性、温性和平性
   C. 寒性、凉性、平性和热性　　D. 平性、凉性、温性和热性
2. 下面何种食品是寒性或凉性食品?(　　)
   A. 狗肉　　　　B. 鸭肉　　　　C. 红参　　　　D. 肉桂
3. 饮食物的五味学说是指哪五味?(　　)
   A. 辛、甘、酸、苦、涩　　　　B. 淡、甘、酸、苦、咸
   C. 辛、甘、酸、苦、咸　　　　D. 涩、甘、酸、苦、咸
4. "以脏补脏"学说是指(　　)。
   A. 以肺补肺,以心补心,以肾补肾,以脑补脑等
   B. 以头补头,以脚补脚,以心补心,以肾补肾等
   C. 以肺补肺,以心补心,以头补头,以脚补脚等
   D. 以肺补肺,以头补头,以脚补脚,以肝补肝等
5. 食物的配伍可概括为(　　)。
   A. 相须相使,相畏相杀,相恶,相反
   B. 相须相使,相反相杀,相恶,相反
   C. 相同相使,相畏相杀,相恶,相反
   D. 相同相使 相反相杀,相恶,相反
6. "五谷为养,五果为助,五畜为益,五菜为充"中的五畜是指(　　)。
   A. 牛、羊、猪、犬、鸡　　　　B. 牛、马、猪、犬、鸡
   C. 牛、马、猪、鸡、鸭　　　　D. 牛、羊、猪、犬、鸭
7. "五谷为养,五果为助,五畜为益,五菜为充"中的五谷是指(　　)。
   A. 粳米、小米、麦、大豆及黄黍　　B. 粳米、小豆、麦、大豆及黄黍
   C. 粳米、小米、麦、大豆及黄黍　　D. 粳米、小米、小豆、麦及大豆
8. 饮食调补的整体观是(　　)。
   A. 调整阴阳、协调机体、适应气候、照顾地域、因人制宜
   B. 调整阴阳、协调脏腑、适应气候、照顾地域、因人制宜
   C. 调整阴阳、协调机体、适应气候、因人制宜
   D. 调整阴阳、适应气候、照顾地域、因人制宜

复习思考题

1. 何谓中医饮食调补学?
2. 饮食调补学的中医药基础理论包含哪几方面?
3. 食物的合理搭配应注意什么?
4. 饮食调补的基本原则是什么?

第九章　国内外食品营养与卫生安全的监督管理

【知识教学目标】

通过本章的学习,使学生了解国内外有关食品营养的政策与法规,了解HACCP的概念以及管理方法、特点,掌握食品卫生的原则及标准、餐饮业食品卫生制度、《中华人民共和国食品安全法》对食品安全标准的要求以及禁止经营的食品种类、市场准入标志的作用及实施GMP、HACCP的意义。

【能力培养目标】

通过本章的学习,要求学生能通过国内外有关食品营养的政策与法规的学习,应用目前我国食品安全法规和管理制度,加强食品营养与卫生安全监督与管理的意识。

第一节　国内外有关食品营养的政策与法规

一、我国有关食品营养政策和法规

长期以来,我国的卫生政策"重临床,轻预防",现在正是采取措施预防和控制营养相关疾病的时期。如果不及时采取措施,再过10年、20年,营养相关慢性病的发病率及死亡率将迅速增加,不仅影响国民的健康,而且还会严重影响经济的发展。

我国近10年颁布了有关营养工作的计划、纲要和行动方案,但由于没有立法保证,在实施过程中遇到了很多困难。

1991年3月,李鹏总理代表中国政府签署了《儿童生存、保护和发展世界宣言》及《执行九十年代儿童生存、保护和发展世界宣言行动文件》两个文件,并作出庄严承诺。1992年,卫生部陈敏章部长代表我国政府对《世界营养宣言》和《世界营养行动计划》两个文件作出承诺。这些具有国际公法性质文件的签署表明我国政府对全民营养健康水平改善与提高的重视。但相应地也要求我国履行承诺,尽早地进行营养立法工作,以保障营养改善工作的深入进行。

1997年国务院颁布了《中国营养改善行动计划》。制定营养法规可以对全国的营养改善工作起到统管的作用。例如,可保证营养监测制度和工作的开展,定期进行全国营养调查,了解全体国民的营养状况和食物摄入情况;可以促进和监管营养标签、学生营养餐、学生奶及营养人才培养、使用和考核等工作的进行。

2002年举办的"香山科学会议"主题为"营养立法、营养与健康及社会发展"。在2003年中华人民共和国第十届全国人大代表大会第一次会议和中国人民政治协商会议第十届全国委员会第一次会议上,由多个代表团作为正式提案提出营养立法的建议。2004年初,46名专家联名写信给温家宝总理呼吁营养立法,经批示后国务院法制办、卫生部政策法规司和疾控司召集营养与食品科学方面的专家及相关食品企业的代表举行了多次营养立法研讨会,就营养立法的必要性开展了广泛深入的讨论,递交了提案《建设小康社会,营养必须立法》,并致信温家宝总理,呼吁尽早立法。温家宝总理批示"首先颁布中国营养条例,待时机成熟后,颁布中国营养法"。受卫生部的委托,中国营养学会承担了改革工作。中国营养学会第六届理事成立了"政策法规委员会",并于2004年10月30日召开了第一次工作会议。2005年,中国营养学会牵头起草的《中国营养条例》递交卫生部。

二、其他国家有关食品与营养的政策和法规

1. 美国

美国于1943年通过立法,专门拨款开展学生餐和学生奶计划;1946年颁布《学校午餐法》;1966年颁布《美国学校早餐法》和《儿童营养法》;1994年通过《膳食补充剂健康教育法》,将膳食补充品、健康与教育法案正式批准为法律;1997年还出台了《特殊牛奶项目规划》。另外,还出台过《学生奶行动计划》、《妇女婴幼儿童特殊营养补充规划》和《儿童夏季食物供应规划》等。

美国的食品卫生标准包括3方面的内容:

(1) 食品的特征性规定,规定了食品的定义、主要的食物成分和其他可作为食物成分的原料及用量。美国食品和药品管理局定了400种食品的特征性规定。

(2) 质量规定,包括一般质量要求与健康相关质量要求,如食品与营养要求等。

(3) 装量规定,是对定型包装食品的规定,其目的是保护消费者的健康权益。同时美国食品标准的此类规定有别于我国的食品卫生标准,这是因为美国《食品法》的立法目的不但强调保护消费者的健康权益,同时也保护消费者的经济权益,而我国的《食品安全法》只适用于健康保护。

2. 日本

在20世纪40年代后期日本经济极其困难的情况下,为了改善国民营养状况,日本政府先后颁布了一系列的营养相关法律。如1947年颁布了《营养师法》,1948年颁布了《食品安全法》,1949年颁布了《糕点卫生师法》,1952年通过了《营养改

善法》,1954年政府制定了《学校供餐法》和《奶牛业与肉牛业改进法》,1966年颁布了《厨师法》,2005年7月实施了《食育基本法》。

在法律保障下,日本在战后经济极端困难的情况下大力发展奶牛业,增加牛奶产量,推广学校营养午餐,有效地改善了国民的营养状况和身体素质。目前,共有3.75万所小学的1280多万小学生饮用学生奶,占学生总数的99%,这些措施对于增强日本国民体质起到了决定性的作用。20世纪50年代以后日本人的体质不断改善,1931年日本18岁男青年的平均身高为161.8cm,女青年平均身高为151.2cm。1960—1975年,日本青少年男性和女性的身高每10年增长10 cm和6cm,到了1985年日本18岁男女青年的身高分别达到171.8cm和157.8cm,得到明显改善。

日本通过50多年的国民营养改善,使国民的营养状况和体质得到了普遍的提高。如今,日本的国民营养状况普遍提高,平均身高和智力明显改善,被西方学者誉为"人类体质发展的奇迹"。日本国民营养状况和体质的改善与较早建立和完善的营养相关法律有非常密切的关系。

3. 其他国家

芬兰于1943年通过法律,规定免费为7~18岁学生提供牛奶,所有学校每天为学生提供200ml牛奶与午餐同时饮用。

1979年,肯尼亚总统曾发布关于开展学生饮用奶计划的法令,其目的是改善学龄前儿童的营养健康,提高他们的入学率、出勤率和学习成绩。目前,该国约有670万城乡小学生和学龄前儿童受益。

泰国人原来没有喝牛奶的习惯。1985年人均牛奶消费量只有2L/年。泰国政府下决心改变这种状态,由于国王的重视与倡导,在总理府办公室下设"全国喝奶运动委员会",由一位部长担任主席。在全国范围内开展大规模的喝奶运动,建立4万个牛奶配送中心,推动了学生奶的普及。1992年有20万学龄前儿童和小学生参加,1998年猛增到580万人,人均奶消费量从1985年的2L增加到1999年的20L。小学生营养不良率从1990年的19%下降到10%,身高和体重增加,体质加强。

1994年南非总统曼德拉在国情咨文中宣布"在需要营养餐计划的每一所小学校中都要实施"。南非把学生餐和学生奶纳入政府"一体化营养计划"中实施,1997—1998年度共有14569所小学的500万学生参加。

沙特阿拉伯于1995年成功地召开了"学生营养状况研讨会",会议就学生营养问题提出一系列建议,由教育部签发,并发布了新的管理条例,奶和奶制品取代了软饮料,"一杯奶"成为学校营养教育的座右铭。1997年估计有1500万L奶分发到学校。

世界上各个国家的食物营养政策和法规均在不同的历史时期为提高人类的身

体素质起着关键性的作用。

第二节　我国食品安全法规和管理制度

我国食品安全法规和管理制度包含法规、管理办法、标准和规范等，主要有以下几类。

一、食品安全法

《食品安全法》全文共十章一百零四条，对法律制定的目的、适用范围、食品卫生、卫生监督管理、法律责任等都作了明确的规定，重要的有以下几个方面（全部条款见附录一）：

（1）国家实行食品卫生监督制度，并对监督的内容和监督体制作了规定。
（2）凡在中华人民共和国领域内从事食品生产经营的，都必须遵守本法。
（3）对违法者（含食品卫生监督人员）将受到处罚，直至追究刑事责任。

二、食品安全法规

食品安全法规是由国务院制定的行政法规或由省、市、自治区人大常委会批准施行的地方性法规，如四川省人大常委会通过的《四川省食品安全法实施办法》，这些法规不得与宪法和《食品安全法》相抵触，这种法规的法律效力低于《食品安全法》，高于其他规章制度。

三、食品卫生规章和管理办法

规章和管理办法属政令性质，是国务院卫生行政部门或地方人民政府颁布的规章、办法、程序、条例、实施细则，如卫生部制定的《食品卫生行政处罚办法》、《学生集体用餐卫生监督办法》、《食品卫生监督程序》、《保健食品管理办法》和《街头食品卫生管理暂行办法》。

四、食品卫生监督制度

《食品安全法》第二条规定国家实行食品卫生监督制度。食品卫生监督制度是由国家来实行的，是在企业自身管理的基础上，通过卫生行政部门依法履行食品卫生监督来具体实现的。

食品卫生监督制度还包括社会监督制度。《食品安全法》第五条规定："国家鼓励和保护社会团体和个人对食品卫生的社会监督。"我国食品卫生社会监督包括3个部分，即新闻部门的监督、社会团体的监督和公民个人的监督。

五、食品卫生许可制度

食品卫生许可制度是依法管理食品卫生的重要一环。依据我国《食品安全法》的规定,食品卫生许可的范围和内容主要包括以下几个方面:

(1)食品生产经营企业的新建、扩建、改建工程设计审查及工程验收必须有卫生行政部门参加,卫生行政部门对上述工程选址和设计情况进行卫生审查,对符合卫生要求的工程设计和工程验收做出卫生许可的决定。

(2)食品从业人员必须取得健康证后方可参加工作。食品从业人员应在卫生行政部门指定的卫生防疫或医疗单位进行健康检查,每年一次,合格后领取健康证方可上岗从事食品相关工作,这就是健康许可制度。

(3)食品生产经营者必须取得食品卫生许可证后方可从事食品生产和经营活动。

(4)利用食品新资源生产的食品,生产经营企业在投入生产前,必须按规定程序报请许可生产经营。

(5)保健食品必须报卫生部审查批准后方可生产经营。

(6)用于食品和食品用工具、设备的洗涤剂、消毒剂必须经卫生行政部门批准,未取得省级以上卫生行政部门审查批准的,不得用于食品、食品用工具、设备的洗涤或消毒。

(7)《食品广告管理办法》的规定。食品生产经营者发布食品广告之前,应报请地级以上卫生行政部门审查,取得《食品广告证明》后,方可发布食品广告。

六、食品生产经营者的法定义务与责任

《食品安全法》明确规定了食品生产经营单位和人员应当履行的法定义务。

(一)食品生产经营者的义务

1. 食品生产经营单位的义务

(1)取得食品卫生许可。

(2)保证食品的卫生和安全。

(3)加强自身的食品卫生管理。

(4)接受卫生行政部门和食品卫生监督员依法实施的监督检查。

2. 食品生产经营人员的义务

(1)接受健康检查和食品卫生知识培训。

(2)按照规定的生产工艺规范和岗位要求加工或经营食品。

(3)保持个人卫生。

(4)不加工、不销售不符合食品卫生标准或卫生要求的食品。

（二）食品生产经营者的权利

根据《食品安全法》以及有关法律的规定，食品生产经营者享有的权利主要表现在以下两个方面。

1. 有要求卫生行政部门公开办事依据、办事程序、办事结果的权利

除法律、法规规定不能公开的事项外，卫生行政部门应当公开办事依据、办事程序及办事结果。没有公开的食品生产经营者有权要求公开，拒不公开，可以请求上级卫生行政部门专栏公开。

2. 有依法保护自身合法权益的权利

（1）有权要求卫生行政部门及食品卫生监督员对其索取的技术资料予以保密。

（2）对食品卫生监督员滥用职权、玩忽职守、营私舞弊的行为有权控告。

（3）对卫生行政部门作出的行政处罚不服的，有权申请复议或向人民法院起诉。

（4）对卫生行政部门和食品卫生监督员违法行使食品卫生监督职权而造成财产损害的，有权要求赔偿。

（三）违法生产经营食品的法律责任

合法的食品生产经营活动受到法律保护，违法的食品生产经营活动应受到法律的制裁。根据《食品安全法》以及有关法律的规定，对违法的食品生产经营者，应视其违法行为的事实、性质、情节以及社会危害程度追究以下法律责任。

1. 行政法律责任

（1）给予食品卫生行政处罚。

（2）给予治安管理行政处罚。

2. 民事法律责任

根据《食品安全法》，违反《食品安全法》规定，造成食物中毒事故或者其他食源性疾患的，或者因其他违法行为给他人造成损害的，应当依法承担民事赔偿责任。

3. 刑事法律责任

根据《食品安全法》规定，对生产经营不符合卫生标准的食品造成严重食物中毒事故或其他危害的，或者在生产经营的食品中掺入有害的非食品原料的，应依法追究刑事责任。另外，《食品安全法》还规定，以暴力威胁方法阻碍食品卫生监督管理人员依法执行公务的，要追究刑事责任。

【知识衔接】新《食品安全法》与原《食品卫生法》之比较

《食品安全法》经过四审、横跨三年、历时一年多，2009年2月28日获全国人大常委会审议通过。2009年6月1日起取代《食品卫生法》开始实施，从"卫生"到"安全"，两个字的改变，表明从中国食品安全监管观念到监管模式的改变。新法

一些亮点引人关注：

《食品安全法》规定：国务院设立食品安全委员会，其工作职责由国务院规定。国务院卫生行政部门承担食品安全综合协调职责，负责食品安全风险评估、食品安全标准制定、食品安全信息公布、食品检验机构的资质认定条件和检验规范的制定，组织查处食品安全重大事故。国务院质量监督、工商行政管理和国家食品药品监督管理部门依照本法和国务院规定的职责，分别对食品生产、食品流通、餐饮服务活动实施监督管理。

《食品安全法》规定：国务院卫生行政部门应当对现行的食用农产品质量安全标准、食品卫生标准、食品质量标准和有关食品的行政标准中强制执行的标准予以整合，统一公布为食品安全国家标准。同时，除食品安全标准外，不得制定其他的食品强制性标准。

《食品安全法》规定：国家建立食品安全风险监测制度，对食源性疾病、食品污染以及食品中的有害因素进行监测。国家建立食品安全风险评估制度，对食品、食品添加剂中生物性、化学性和物理性危害进行风险评估。

《食品安全法》明确规定：食品安全监督管理部门对食品不得实施免检。县级以上质量监督、工商行政管理、食品药品监督管理部门应当对食品进行定期或者不定期的抽样检验。

《食品安全法》规定：国家建立食品召回制度。食品生产者发现其生产的食品不符合食品安全标准，应当立即停止生产，召回已经上市销售的食品，通知相关生产经营者和消费者，并记录召回和通知情况。法律还规定，食品经营者发现其经营的食品不符合食品安全标准，应当立即停止经营，通知相关生产经营者和消费者，并记录停止经营和通知情况。

《食品安全法》第96条规定：违反本法规定，造成人身、财产或者其他损害的，依法承担赔偿责任。生产不符合食品安全标准的食品或者销售明知是不符合食品安全标准的食品，消费者除要求赔偿损失外，还可以向生产者或者销售者要求支付价款十倍的赔偿金。

《食品安全法》第97条还规定：应当承担民事赔偿责任和缴纳罚款、罚金，其财产不足以同时支付时，先承担民事赔偿责任。

"　　　"

《食品安全法》规定：社会团体或者其他组织、个人在虚假广告中向消费者推荐食品，使消费者的合法权益受到损害的，与食品生产经营者承担连带责任。

《食品安全法》将声称具有特定保健功能的食品纳入监管范围。针对企业擅自生产保健食品、进行虚假宣传、夸大功能、误导公众的行为实行严格监管。保健食品不得对人体产生急性、亚急性或者慢性危害，标签、说明书不得涉及疾病预防、治疗功能，内容必须真实，应当载明适宜人群、不适宜人群、功效成分或者标志性成分及其含量等，产品的功能和成分必须与标签、说明书相一致。

《食品安全法》规范了食品添加剂的生产和应用，国家对食品添加剂的生产实行许可制度，食品添加剂应当在技术上确有必要且经过风险评估证明安全可靠，方可列入允许使用的范围；不得在食品生产中使用食品添加剂以外的化学物质和其他可能危害人体健康的物质。

七、食品卫生标准

食品卫生标准是指对食品中具有安全、营养和保健功能意义的技术要求及其检验方法和评价规程所作的规定，是分析和判断是否符合有关卫生要求的主要技术手段和依据，有国家、地方、行业和企业四个层次的卫生标准。

八、我国餐饮业企业、食品业企业的卫生管理制度

（一）饮食行业的卫生设施要求

1. 通风换气设备

应保持足够的换气量，及时驱除生产性蒸气、油烟，保持空气新鲜。

2. 照明设备

采用自然照明，窗户面积与地面面积比例不少于 $1:6$。若人工照明，照明度设计要恰当，照明要均匀，避免闪烁，照明源本身要便于清洁，安装在保护罩内，以免发生破碎，污染食品。

3. 防尘、防鼠、防蝇设施

食品制售必须在室内，冷菜、冰淇淋、蛋糕应在密封门窗的室内制作。食品应遮盖，防止积尘。食品操作间应安装纱门、纱窗或风幕等防蝇设施。

4. 消毒设施

每个饮食企业必须有相应工具、器具、餐具、容器、餐具洗刷消毒间，消毒间要有洗、刷、冲、消毒4道工序的设备和足够的储藏室。

5. 污水、污物处理设备

要求管道通畅,口颈适合,并有存放垃圾、废弃物的垃圾箱或垃圾桶,密封存放,及时清运。

6. 食品机械、容器及用具

应无毒无害、耐腐蚀,尽可能采用不锈钢、陶瓷、玻璃及无毒材料制品。

(二) 饮食业的各项卫生制度

1. 食品采购、运输卫生制度

(1) 采购食品的车辆要专用,车辆容器要清洁卫生,生熟分开。运输中要防蝇防尘,防止污染。

(2) 不得采购腐败、霉变、有异味、生虫、污秽不洁或《食品安全法》所规定的禁止经营的食品。

(3) 装卸食品时,食品不能直接接触地面,不在马路上堆放直接入口食品。

(4) 采购食品来源要清楚,从国外或外埠采购的食品,必须索取进口口岸或当地县以上卫生机构检验合格证,肉类制品要有检疫合格证,标明检验率。

(5) 运送直接入口的食品,应用密闭的专用容器盛装。食品上车后,要加锁密闭,并要车不离人。所有运输车辆必须防尘、防晒、防蝇、防雨。

2. 食品储藏保管卫生制度

(1) 食品入库要验收、登记。验收时要检查食品的质量、卫生状况、数量、票记(要与食品批号相符),登记食品的保质期,并注意以下几点:

① 不收有腐败变质、霉变、有臭味、生虫、污秽不洁的食品。

② 黄鳝、甲鱼、黑鱼、河蟹、青蟹、各种贝类,凡是已死的拒收。

③ 过去没有食用过的水产品、野味、蘑菇等,经检查验收后,对人体无害的方可验收入库。

④ 验收用的工具、容器做到生熟分开。

(2) 储存的食品应隔墙离地,按入库的先后次序、生产日期分类分架,生熟分开,排列整齐,挂牌存放。做到主食、副食、原料、半成品分库存放,没条件分库的,要分类上架,防止交叉污染。库内不得存放变质、有异味、污秽不洁或超过保质期的食品。

(3) 放粮食等干杂食品库要通风良好,温湿度低,门窗、地面、货架清洁整齐,无蝇无鼠,无蟑螂和其他昆虫。存放酱油、糖、碱、副食调料要做到容器中物见本色,无油垢,无虫蛀。

(4) 冷库应达到应有的温度,熟食品库要保持在 $-4℃$ 左右,黄油要保存在 $-15 \sim -10℃$ 冰库内。有外包装的熟食不准进熟食库。生鱼、肉类库短期(几天)保存则需要在 $-10 \sim -6℃$,长期保存(一个月以上)时,冷藏的温度要在 $-18℃$ 以下。有条件的单位应在冷库外建预冷间,食品必须预冷后再进入低温库内。

(5) 库房内无私人物品,无有毒有害物品和杂物。食品储存过程中应采取保质措施,切实做好质量检查和质量预报工作,及时处理有变质征兆的食品。

3. 食品粗加工卫生制度

(1) 不加工已变质或有异味的蔬菜、肉、鱼、蛋、禽等半成品。

(2) 加工用的刀、墩、菜板、绞肉机、洗菜池、盒、盘等用具、容器,用后要洗刷干净,定位存放,并定期消毒,达到刀无锈,墩无霉,炊事机械无污秽、无异味,菜筐、菜池无泥垢、无残渣,并要做到荤素分开加工。废弃物要放在垃圾桶内部积压、不暴露、及时处理。

(3) 各种蔬菜要择洗干净,无虫,无杂物,无泥沙。蔬菜要先洗后切,对发芽土豆要挖去芽眼,削去发绿的皮肉。

(4) 鸡、鸭、鱼、肉、头、蹄、下水等食品要做到随进随加工,掏净、剔净、洗净,并及时冷藏。绞肉不带血,不带毛,不带皮,不带淋巴结。鲜活水产品加工要立即烹调食用。

(5) 允许生食的水产品和半成熟肉食品,在粗加工时要制定专门的卫生管理办法,限制食用品种,严格卫生制度,防止食物中毒。

4. 热菜烹调卫生制度

(1) 不使用不符合卫生标准的原材料,对不能充分加热烹调的菜肴挑选要精,操作过程要严格防止污染,半成品二次烹调时要做到烧透煮透。

(2) 调料要符合卫生要求,盛装调料的容器要清洁卫生,使用后加盖。使用食品添加剂要符合《食品添加剂管理办法》,尽可能少用或者不用。不得以掩盖食品腐败变质或伪造等为目的而使用食品添加剂。

(3) 煎炸食用油多次高温使用后,凡颜色变深具有异味的油脂要废弃。

(4) 品尝食品要用专用工具,剩余食品要妥善保管,食用前要再次加热。

(5) 锅、勺、铲、碗、盒、抹布等用具、容器做到生熟分开,用后洗净,定位存放保洁,配菜盘要有标志。

5. 主食、面点间卫生制度

(1) 不使用生虫、霉变、有异味、污染不洁的米、面、黄油、果酱、果料等原料,面点用的禽蛋要先洗净消毒后方可使用。

(2) 糕点生产应不断改进工艺,逐步提高机械化、自动化水平,生产、加工、储存、销售使用的工具、机械、包装材料应符合卫生要求,使用前后应洗刷消毒,经常保持清洁。食品盖被要专用,有里外标志,保持清洁。

(3) 使用发酵粉要准确无误,面肥(引子)不得变质、发霉,点心模子认真洗刷,保持清洁,做馅用的肉、蛋、水产品、蔬菜等要符合卫生要求。

(4) 主食、糕点等以销定产。存放糕点应有专库,做到通风、干燥、防尘、防蝇、防鼠、防毒。奶油、含水分较大和带馅的糕点放入冰箱内保存,并做到生熟分开。

(5) 加工直接入口的面点用具、工作台、容器等要专用,制作人员应穿戴干净工作服、帽、围裙,操作前应彻底洗手消毒。

6. 冷荤间卫生制度

（1）配制冷荤做到专人、专室、专工具、专消毒、专冷藏。卫生设备要齐全,切配时要做到二次更衣,换专用工作服及鞋、帽。非本室人员不准入冷荤间,室内不准吸烟。操作人员要保持手掌和工作服的清洁卫生。非直接入口食品和加工生肉的工具、容器不准进入冷荤间。

（2）使用外进的动物性熟食品要验收登记,保证卫生质量。制作、经营熟肉制品应以销定产,以销进货,勤做快销。保存、销售冷荤都要冷藏,放置时间超过24h的肉制品,食用前要加热处理。

（3）凉菜,如黄瓜、西红柿、海蜇、粉皮、水果等,做到洗净消毒后食用。

（4）凉拌素菜（如扁豆）要煮熟,烫透,豆制品做到熟透后再制作冷荤。

（5）动物性熟肉的制、销、冷藏做到生熟分开。专用的刀、墩、菜板、抹布等用具、容器使用前要洗刷消毒。

7. 餐具洗刷消毒卫生制度

（1）坚持洗消工序,即去残渣、洗涤剂洗刷、净水冲、热力消毒4道工序。消毒温度达到90℃以上1min,感官检查为光、洁、涩、干;药物消毒要达到规定的消毒浓度和时间,感官检查为光、亮、涩、干。

（2）消毒后备用餐具、茶具、酒具应有专柜储存,摆放整齐有序,碗柜防尘,无杂物,无油垢。

（3）洗碗机要保持干净,热力洗消用水、蒸气要达到规定的温度。洗碗机专用,用后洗刷干净,无残渣。桌面、地面清洁无污物。

（4）废弃物专用容器盛放,做到不暴露、不积压、不外溢。

（5）西餐用的刀、叉、勺以及玻璃酒杯、水杯等洗消后要用消毒的专用擦布擦拭,达到光亮无水痕。

8. 餐厅卫生制度

（1）餐厅的温度、湿度、噪声、色调都要符合公共场所的卫生要求和顾客生理、心理要求。

（2）餐厅的地面、墙壁、门窗、灯具、桌椅等要清洁整齐,室内无有害昆虫、老鼠,餐桌上调料容器及其他物品清洁卫生,定期消毒。酱油、醋要每日更换。

（3）消毒的餐布、餐纸在专台折叠,工作人员在操作前要把双手洗净消毒。台布要一餐一换,小毛巾要一用一消。

（4）餐厅酒吧出售的酒水要符合卫生要求,瓶外部干净无泥污。不出售颜色不正、味道不正、质量不佳和过期的酒水。

（5）餐厅出售的食品,服务人员要进行最后一道"关"的感觉检查,不卖质量不佳、品种不符、数量不符、含有杂质异物的食品。

9. 个人卫生制度

（1）要坚持"四勤",即勤洗手,剪指甲;勤洗澡理发;勤换洗衣服被褥;勤换洗工作服。

(2) 仪容仪表符合要求,按规定着装,不戴戒指、耳环、项链。男性不留长发和大鬓角,女性头发不披肩,化妆淡而大方。

(3) 操作时不吸烟,不做有碍服务和卫生的动作,如抓头发、剪指甲、掏耳朵、伸懒腰、剔牙、打哈欠等。

(4) 每年必须进行健康检查,新员工及临时工上岗也必须进行体检,取得健康证和培训证后方可参加工作。

(5) 凡患有痢疾、伤寒、病毒性肝炎(包括病毒携带者)、活动性肺结核、化脓性或渗出性皮肤病者,应及时停止操作食品工作进行治疗,经医生证明已治愈无传染性后,才能恢复工作。

10. 卫生管理档案制度

(1) 有专人负责、专人保管。

(2) 档案应每年进行一次整理。

(3) 档案内容:卫生申请基础资料、卫生机构、各项制度、各种记录、个人健康、卫生知识培训、索证资料、餐具消毒自检记录、检验报告等。

(三) 食品生产企业的卫生管理制度

1. 从业人员健康检查制度

(1) 食品生产人员每年必须进行健康检查,不得超期使用健康证明。

(2) 新参加工作的从业人员、实习工、实习学生必须取得健康证明后上岗,杜绝先上岗后查体的事情发生。

(3) 食品卫生管理人员负责组织本单位从业人员的健康检查工作,建立从业人员卫生档案,督促"五病"人员调离岗位,并对从业人健康状况进行日常监督管理。

(4) 凡患有痢疾、伤寒、病毒性肝炎等消化道传染病以及其他有碍食品卫生疾病的,不得参加接触直接入口食品的生产经营。

(5) 当观察到以下症状时,应规定暂停接触直接入口食品的工作或采取特殊的防护措施:腹泻;手外伤、烫伤;皮肤湿疹、长疖子;咽喉疼痛;耳、眼、鼻溢液;发热;呕吐。

2. 从业人员卫生知识培训制度

(1) 食品生产人员必须接受食品卫生法律法规和食品卫生知识培训并经考核合格后,方可从事食品生产经营工作。

(2) 认真制定培训计划,在卫生行政部门的指导下定期组织管理人员、从业人员参加食品卫生知识、职业道德和法律、法规的培训以及卫生操作技能培训。

(3) 新参加工作的人员包括实习工、实习生必须经过培训、考试合格后方可上岗。

(4) 培训方式以集中讲授与自学相结合,定期考核,不合格者离岗学习一周,待考试合格后再上岗。

（5）建立从业人员卫生知识培训档案，将培训时间、培训内容、考核结果记录归档，以备查验。

3. 食品用具设备清洗消毒制度

（1）车间内必须有用于工、器具和固定设备消毒的设施，并保持齐全有效，设施本身及使用过程中不得对食品产生不良影响。

（2）在工作前后及工作中必须按规定进行清洁、消毒（要有记录）。所用的清洁消毒方法应有效又不影响食品的卫生。用化学方法进行消毒时，应检查消毒剂的配制记录及使用条件，连续使用的消毒剂，应定期检查其浓度。用热水消毒时，水温应达到80℃以上。

（3）加工操作台、机械设备、工器具应经常清洗，不得有锈蚀，并保持清洁。经消毒处理后的设备、工器具、操作台必须再用饮用水彻底冲洗干净，除去残留物后方可接触产品。

4. 生产车间卫生制度

（1）车间工作人员应保持良好的个人卫生，勤洗澡、换衣、理发，不得留长指甲和涂指甲油；进入车间前应洗手消毒，在过脚池中浸脚，穿戴清洁的工作服和工作帽；车间内严禁存放个人生活用品和生产无关的杂物；严禁饮食、吸烟和随地吐痰。

（2）车间生产人员和进入车间的其他有关人员遇下列情况之一时必须洗手：开始工作之前；上厕所以后；处理被污染的原材料之后；从事与生产无关的其他活动之后；在从事操作期间也应勤洗手。

（3）车间工作人员（含新参加工作人员）必须持有效健康证明后方可上岗操作；生产人员患有有碍食品的传染性疾病（痢疾、伤寒、病毒性肝炎、活动性肺结核、化脓性或渗出性皮肤病等），或手有外伤等情况，必须立即调离食品加工岗位。

（4）在工作前后及工作中必须按规定对加工操作台、机械设备、工器具进行清洁、消毒（要有记录）。

（5）生产车间和其他场所的废弃物，必须随时清除，并及时清理出厂，废弃物存放的容器及场地应及时清洗消毒。

（6）车间内的更衣室、工间休息室等公共场所，应经常整理和清扫，必要时进行消毒，以保持其清洁。

（7）厂房、设备、排水系统、废物排放系统和其他机械设施，必须保持良好状态。在正常情况下每年至少进行一次全面检修。车间应做到整洁、空气新鲜，无明显水气、积水。

（8）每天工作结束后（或必要时），必须彻底清洗加工场地的地面、墙壁、排水沟，必要时进行消毒。

5．产品检验制度

（1）检验室独立封闭,有专（兼）职检验人员。检验室负责人应确保检验设备正常运转。

（2）产品质量检验前应检查受检样的状况及数量是否符合要求。

（3）产品按批检验,同一包装规格相同质量的产品为一批。做到生产一批,检验一批,合格后方可出厂销售。

（4）检验应严格按照国家规定的检验依据、抽样方法、检验项目和判定准则进行。

（5）成品包装检验:是否严密不漏、标签标识清晰牢固、包装重量适宜等,外包装是否符合国家有关规定。

6．卫生检查制度

（1）制定定期或不定期卫生检查计划,将全面检查与抽查、问查相结合,主要检查各项制度的贯彻落实情况。

（2）卫生管理人员负责各项卫生管理制度的落实,每天在操作加工时段至少检查一次卫生,检查各岗是否有违反制度的情况,发现问题,及时指导改进,并做好卫生检查记录备查。

（3）各岗负责人应跟随检查、指导,严格从业人员卫生操作程序,逐步养成良好的个人卫生习惯和卫生操作习惯。

（4）单位卫生管理人员每周1~2次全面现场检查,对发现的问题及时反馈,并提出限期改进意见,做好检查记录。

（5）检查中发现的同一类问题经两次提出仍未改进的,严格按有关规定处理。

7．食品生产单位卫生管理制度

（1）生产场区周围保持清洁,无污染源。

（2）原材料要符合卫生要求,盛装原材料的容器要定期清洗,原材料与成品分开,材料库有防鼠、防虫设施。

（3）进入生产车间前必须洗手消毒,在过脚池中浸脚后方可进入车间。

（4）生产车间不得带入或存放个人生活用品,工作人员工作时不准吸烟、吃食物。

（5）生产车间有照明、通风、防尘、防蝇、防鼠设施;并设密闭垃圾容器,垃圾、杂物随时清理。

（6）进入车间后工作人员必须穿戴整洁的工作衣、裤、帽,工作服要定期清洗。

（7）生产人员（包括临时工）每年进行健康体检和知识培训,取得健康证后方可上岗。

（8）生产设备、工具、容器在使用前彻底清洗消毒,用后要清洗。

（9）产品检验合格后要按品种、批次分类存放,先进先出,产品要与地面、墙壁有一段距离。

(10) 仓库有防鼠、防虫、防湿设施。

第三节　国内外食品安全管理体系

一、世界卫生组织规则中与食品有关的条款

世界卫生组织(WHO)要求各成员国应遵守关贸总协定(GATT)1994年乌拉圭回合谈判达成的"应减少农产品关税"的有关协议,但由于对人类健康的关注,WHO在《卫生和植物卫生法规应用协议(SPS协议)》和《贸易技术壁垒协议(TBT协议)》中规定:各成员国根据各国国民的健康需要制定各自的涉及健康与安全的食品标准。我国可利用这一规则维护我国主权,从技术上促进我国食品国际贸易。

《中华人民共和国加入议定书》第14条卫生与植物卫生措施:"中国应在加入后30天内向WHO通知其所有有关卫生和植物卫生措施的法律、法则及其他措施,包括产品范围及相关国际标准、指南和建议。"SPS协议是各国利用非关税壁垒保护本国利益的重要措施,但必须有充分的科学依据,因此,加快建立和完善相关标准、规范和程序是十分重要的。

二、食品质量安全市场准入制度(QS)

(一) QS简介

国家质量监督检验检疫总局从2002年起启动了食品质量安全市场准入制度,相关的供货企业必须在获得食品生产许可证、得到市场准入资格后,才能把所生产的货品投放集贸市场、超市和商店销售。这是我国食品安全方面与国际接轨所采取的一项重大措施。

1. QS的起源、实施现状及发展

我国在食品上实行食品质量安全市场准入制度,主要是借鉴美国以立法强制实施食品GMP认证。我国是世界第二个强制实行食品质量安全认证的国家。

自2001年国家建立市场准入制度至今,食品质量安全市场准入制度一直是逐步推进的。各类食品先后被分为三阶段纳入无证查处范围。

第一阶段:自2004年1月1日起,我国先后在大米、食用植物油、小麦粉、酱油和醋5类食品行业中实行食品质量安全市场准入制度,QS这个与食品质量安全密不可分的标志已深入人心。

第二阶段:国家质检总局决定自2005年1月1日起,对糖果制品、茶叶、葡萄酒及果酒、啤酒、黄酒、酱腌菜、蜜饯、炒货食品、蛋制品、可可制品、焙炒咖啡、水产加工品、淀粉及淀粉制品共13类食品实施食品质量安全市场准入制度。

第三阶段:国家质检总局决定自 2006 年 9 月 1 日起,对 28 大类食品中的糕点、豆制品、蜂产品、果冻、挂面、鸡精调味料、酱类食品实施食品质量安全市场准入制度。

到目前为止,已对所有 28 大类食品实施了市场准入制度,完成了对所有加工食品的全面覆盖。通过全国产品质量和食品安全专项整治工作,到 2007 年年底,食品生产加工企业已百分之百取得食品生产许可证。对未取得食品生产许可证而生产销售食品的违法行为的查处,是巩固此次专项整治成果、保证食品质量安全市场准入制度实施的一个重要环节,也是保证食品安全的重要措施。

在加强食品质量与安全管理的同时,食品包装的质量与卫生安全也越来越受到重视,今后食品包装也将实施市场准入制度。

2. 市场准入的概念

所谓市场准入,是指允许货物劳务和资本参与市场的程度。食品质量安全市场准入制度规定:具备规定条件的生产者才允许进行生产经营活动,具备规定条件的食品才允许生产销售。实行食品质量安全市场准入制度是一种政府行为,是一项行政许可制度,一种监管制度。

(二) QS 对食品安全的控制

1. 食品质量安全市场准入标志

对实施食品生产许可制度的产品实行市场准入标志制度。对检验合格的食品要加印(贴)市场准入标志,没有加贴标志的食品不准进入市场销售。这便于餐饮业采购人员识别和监督,便于有关行政执法部门监督检查,也有利于促进供货单位提高对食品质量安全的责任感。

食品市场准入标志由"质量安全"的英文 Quality Safety 字头"QS"和"质量安全"中文字样组成。标志的主色调为蓝色,字母"Q"与"质量安全"四个中文字样为蓝色,字母"S"为白色。该标志的式样、尺寸及颜色都有具体的制作要求,使用时可根据需要按比例放大或缩小,但不得变形、变色。加贴(印)有"QS"标志的食品,即意味着该食品符合了质量安全的基本要求。

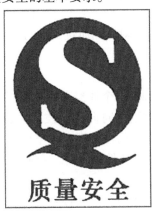

市场准入标志属于质量标志，有4个方面的作用：

（1）表明本产品取得食品生产许可证。

（2）表明本产品经过出厂检验。

（3）供货单位明示本产品符合食品质量安全的基本要求。

（4）政府通过对食品市场准入标志的监督管理，有利于购置识别，有利于保护消费者的合法权益。

食品市场准入标志是供货企业按照国家有关规定，对其产品质量进行自我声明的一种表达形式。贴（印）有"QS"标志的食品，在质量保证期内，非消费者使用或者保管不当而出现质量问题的，由生产者、销售者根据各自的义务，依法承担相应的民事责任。因此，供货企业在取得食品市场准入许可以后，会不断强化企业的内部管理，不断增强质量意识，为市场提供合格安全的食品。

2. 食品质量安全市场准入制度

市场准入是为了防止资源配置低效或过度竞争，它具体通过政府有关部门对市场主体的登记、发放许可证、发放执照等方式，来对食品生产市场加以掌握和管理。

食品质量安全市场准入制度包括3项具体制度：

（1）对食品生产企业实施生产许可证制度。对于具备基本生产条件、能够保证食品质量安全的企业，发放《食品生产许可证》，准予生产获证范围内的产品；未取得《食品生产许可证》的企业不准生产食品。这就从生产条件上保证了企业能生产出符合质量安全要求的产品。

（2）对企业生产的食品实施强制检验制度。未经检验或经检验不合格的食品不准出厂销售。对于不具备自检条件的生产企业强令实行委托检验。这项规定适合我国企业现有的生产条件和管理水平，能有效地把住产品出厂安全质量关。

（3）对实施食品生产许可制度的产品实行市场准入标志制度。对检验合格的食品要加印（贴）市场准入标志（QS标志），没有加贴QS标志的食品不准进入市场销售。这样做，便于广大消费者识别和监督，便于有关行政执法部门监督检查，同时，也有利于促进生产企业提高对食品质量安全的责任感。

（三）QS认证程序

1. 申请阶段

从事食品生产加工的企业（含个体经营者），应按规定程序获取生产许可证。新建和新转产的食品企业，应当及时向质量技术监督部门申请食品生产许可证。省级、市（地）级质量技术监督部门在接到企业申请材料后，在15个工作日内组成审查组，完成对申请书和资料等文件的审查。企业材料符合要求后，发给《食品生产许可证受理通知书》。

企业申报材料不符合要求的，企业从接到质量技术监督部门的通知起，在20

个工作日内补正,逾期未补正的,视为撤回申请。

2. 审查阶段

企业的书面材料合格后,按照食品生产许可证审查规则,在40个工作日内,企业要接受审查组对企业必备条件和出厂检验能力的现场审查。现场审查合格的企业,由审查组现场抽封样品。审查组或申请取证企业应当在10个工作日内(有特殊规定的除外),将样品送达指定的检验机构进行检验。

经必备条件审查和发证检验合格而符合发证条件的,地方质量技术监督部门在10个工作日内对审查报告进行审核,确认无误后,将统一汇总材料在规定时间内报送国家质检总局。

国家质检总局收到省级质量技术监督部门上报的符合发证条件的企业材料的,在10个工作日内审核批准。

3. 发证阶段

经国家质检总局审核批准后,省级质量技术监督部门在15个工作日内,向符合发证条件的生产企业发放食品生产许可证及其副本。

三、良好生产规范(GMP)

(一)概念

GMP是英文Good Manufacture Practice的缩写,即食品良好生产规范,是为保障食品安全、质量而制定的贯穿食品生产全过程一系列措施、方法和技术要求。它要求食品生产企业应具备良好的生产设备、合理的生产过程、完善的质量管理和严格的检测系统,确保最终产品的质量符合标准。

GMP是生产过程质保体系的一种,1963年用于美国的药品生产,我国已制定《保健食品良好生产规范》。

GMP可分为3种类型:

(1)国家政府机构颁布的GMP,我国在药品和保健食品方面已由政府颁布了GMP。

(2)行业组织制定的GMP。

(3)食品企业自定的GMP。

(二)GMP在食品安全方面的国内外应用情况

GMP原较多应用于制药工业,现许多国家将其用于食品工业,制定出相应的GMP法规。美国最早将GMP用于工业生产,1969年FDA发布了食品制造、加工、包装和保存的良好生产规范,简称GMP或FGMP基本法,并陆续发布各类食品的GMP。目前,美国已立法强制实施食品GMP。GMP自20世纪70年代初在美国提出以来,已在全球范围内的不少发达国家和发展中国家得到认可并采纳。1969年,世界卫生组织向全世界推荐GMP。1972年,欧洲共同体14个成员国公布了

GMP 总则。日本、英国、新加坡和很多工业先进国家引进食品 GMP。日本厚生省于 1975 年开始制定各类食品卫生规范。我国已颁布药品生产 GMP 标准，并实行企业 GMP 认证，使药品的生产及管理水平有了较大程度的提高。我国食品企业质量管理规范的制定开始于 20 世纪 80 年代中期。从 1988 年开始，我国先后颁布了 17 个食品企业卫生规范，重点对厂房、设备、设施和企业自身卫生管理等方面提出卫生要求，以促进我国食品卫生状况的改善，预防和控制各种有害因素对食品的污染。

1998 年，卫生部颁布了《保健食品良好生产规范》(GB17405-1998) 和《膨化食品良好生产规范》(GB17404-1998)，这是我国首批颁布的食品 GMP 强制性标准。同以往的"卫生规范"相比，最突出的特点是增加了品质管理的内容，对企业人员素质及资格也提出了具体要求，对工厂硬件和生产过程管理及自身卫生管理的要求更加具体、全面、严格。近期，卫生部还组织制定了乳制品、熟肉制品、饮料、蜜饯及益生菌类保健食品等企业的 GMP，并拟陆续发布实施。我国台湾地区也于 1988 年全面强制实施药品 GMP，于 1989 年推行食品良好生产规范。

【小贴士】GMP 的由来

1962 年，FDA 颁布了世界上第一部 GMP。

1969 年，WHO 建议各成员国的药品生产采用 GMP 制度。

1969 年，FDA 制定《食品制造、加工包装及储存的良好工艺规范》。

1998 年，我国卫生部发布了国家标准《保健食品良好生产规范》和《膨化食品良好生产规范》，为我国首批颁布的食品 GMP。

(三) GMP 的主要内容

1. 人员的要求

人是生产中最重要的因素，包括对人员素质、学历、培训等方面的具体要求。

2. 企业设计和设施的要求

包括对企业选址环境、内部布局、空间、地面、屋顶、墙壁、门窗、排污、通风、给水、照明、设备、工具等的详细的要求。

3. 质量管理要求

包括管理机构、职责、人员、程序及生产过程的质量管理。

4. 其他要求

包括对储存、运输、标识、卫生管理、售后处理、检查等的具体要求。

(四) 实施 GMP 的意义

(1) 确保食品质量。

(2) 促进食品企业质量管理的科学化和规范化，推动食品加工行业整体质量管理水平的提高。

(3) 有利于食品产品进入国际市场。

（4）提高卫生行政部门对食品企业进行监督检查的水平。

（5）弘扬先进，带动落后，优胜劣汰，促进食品企业的公平竞争。

四、危害分析与关键控制点系统（HACCP）

（一）概述

HACCP 是英文 Hazard Analysis and Critical Control Point 的缩写，翻译为"危险分析和关键点控制方法"或"危险分析和关键控制点"。HACCP 在 20 世纪 70 年代初产生于美国，美国 Pilobury 公司为满足美国航空航天局生产一种"100% 不含有致病微生物和病毒的宇航食品"的要求而提出和实施了此办法。

HACCP 是一个世界公认的、系统的预防方法，通过预测和预防而不是依赖终末产品的监督和检验来消除微生物化学和物理危害。

HACCP 的基本含义是：为防止食物中毒或其他食源性疾病的发生，对食品生产加工过程中造成食品污染发生或发展的各种危险因素进行系统和全面的分析；在此基础上，确定能有效地预防、减轻或消除各种危险的关键控制点，并在关键控制点上对危害因素进行控制，同时监测控制效果并进行校正和补充。它的出现，使人们对食品卫生质量的关注由最终产品转向了整个生产过程。

联合国粮农组织（FAO）和世界卫生组织（WHO）竭力向各国推广 HACCP 系统，还特别制定了发展中国家应如何应用 HACCP 的建议和工作策略。我国逐步实施和推广 HACCP 系统的意义主要有两方面：一是保证食物安全卫生，保障人民身体健康；二是提高我国出口食品的质量水平，促进国际食品贸易，因为许多发达国家要求其进口食品必须实施 HACCP 方法系统管理。目前，我国许多食品加工企业和大型餐饮企业已引入 HACCP。2002 年 12 月中国认证机构国家认可委员会正式启动对 HACCP 体系认证机构的认可试点工作，开始受理 HACCP 认可试点申请。

【小贴士】HACCP 体系的由来与发展

1959 年，HACCP 由美国承担开发宇航食品的 Pillsbury 公司率先提出。

1971 年，HACCP 概念在美国国家食品保护会议上公布。

1973 年，FDA 将之应用于低酸罐头食品生产。

1973—1984 年，HACCP 的应用停滞。

1985 年，美国国家科学院（NAS）就 HACCP 方法的有效性发表了评价结果，并推荐扩大 HACCP 在食品行业的应用。

1988 年，国际食品微生物标准委员会在其第 4 卷出版物中介绍了食品安全和质量中的 HACCP，从此 HACCP 概念国际化。

1989 年，美国国家食品微生物标准咨询委员会提出了食品生产的 HACCP 原则。

1991 年，CAC 制定了 HACCP 应用指南。

1993年,CAC 20届会议通过HACCP原则和应用指南。

1997年,CAC颁发了新版《HACCP体系及应用指南》。

1999年,WHO公布了小型、欠发达企业实施HACCP的策略。

(二) HACCP方法的基本内容

HACCP方法是一个系统管理办法,它由以下几部分构成:

危害分析→确定关键控制点→制定控制措施与标准→监测措施→校正或补充控制措施→验证HACCP系统。

(1) 危害分析,是HACCP系统方法的基本内容和关键步骤,对既往资料进行分析、现场实地观测、实验采样检测等方法,对食品生产过程中食品污染发生发展的各种因素进行系统的分析,发现和确定食品中的有害污染物,以及影响其发生发展的各种因素。

造成食品污染发生发展的最常见危害是:①食品原料和加工过程的微生物污染;②动植物天然含有的有毒成分进入食品;③重金属、食品添加剂、农药及杀虫剂对食品造成的化学性污染;④控制微生物生长繁殖所需条件的措施是否有效,如温度和时间、食品酸化程度、发酵时间、腌制食品的盐浓度和腌制时间、食品中含有冷凝水、真空包装形成的厌氧环境不充分等。

(2) 关键控制点(CCP),是指能对一个或多个危害因素实施控制措施的环节,它们可能是食品生产加工过程中的某一操作方法或流程,也可能是食品生产加工的某一场所或设备。

关键控制点的确定主要取决于:①食品加工过程中可能存在的危害种类及其严重性和危险性;②在食品加工过程中,产品经过的生产加工过程;③食品的生产方式。

(3) 制定控制措施与标准。

(4) 监测措施,包括监测方法和监测程序。

(5) 校正或补充控制措施:对未达到控制标准的控制措施进行修订和替代。

(6) 验证HACCP系统:确认HACCP系统是否正常进行。

(三) HACCP体系与常规质量控制模式的区别

1. 常规质量控制模式运行特点

对于食品安全控制原有惯常做法:监测生产设施运行与人员操作的情况,对成品进行抽样检验,包括理化、微生物、感官等指标。传统监控方式有以下不足:

(1) 常用抽样规则本身存在误判风险,而且食品涉及单个易变质生物体,样本个体不均匀性十分突出,误判风险难以预料。

(2) 按数理统计为基础的抽样检验控制模式,必须做大量成品检验,费用高、周期长。

(3) 检验技术水平虽然很高,但可靠性仍是相对的。

(4) 消费者希望无污染的自然状态的食品,检测结果符合标准规定的危害物质的限量不能消除对食品安全的疑惑。

2. HACCP控制体系的特点

HACCP作为科学的预防性食品安全体系,具有以下特点:

(1) HACCP是预防性的食品安全保证体系,但它不是一个孤立的体系,必须建立在良好操作(GMP)和卫生标准操作程序(SSOP)的基础上。

(2) 每个HACCP计划都反映了某种食品加工方法的专一特性,其重点在于预防,设计上防止危害进入食品。

(3) HACCP不是零风险体系,但使食品生产最大限度趋近于"零缺陷"。可用于尽量减少食品安全危害的风险。

(4) 恰如其分地将食品安全的责任首先归于食品生产商及食品销售商。

(5) HACCP强调加工过程,需要工厂与政府的交流沟通。政府检验员通过确定危害是否正确来验证工厂的HACCP实施情况。

(6) 克服传统食品安全控制方法(现场检查和成品测试)的缺陷,当政府将力量集中于HACCP计划制定和执行时,对食品安全的控制更加有效。

(7) HACCP可使政府检验员将精力集中到食品生产加工过程中最易发生安全危害的环节上。

(8) HACCP概念可推广延伸应用到食品质量的其他方面,控制各种食品缺陷。

(9) HACCP有助于改善企业与政府、消费者的关系,树立食品安全的信心。

上述诸多特点根本在于HACCP是使食品生产厂或供应商从以最终产品检验为主要基础的控制观念转变为建立从收获到消费,鉴别并控制潜在危害,保证食品安全的全面控制系统。

(四) 实施HACCP的意义

(1) 能有效保证食品的卫生安全性,防止食源性疾病的发生,保障国民健康。

(2) 提高我国出口食品的质量水平,满足国际食品贸易中一贯重视生产过程质量控制的基本要求,促进我国食品出口创汇。

(3) 更新食品生产企业的质量控制意识,提高食品生产企业的质量控制技术水平。

本 章 小 结

"民以食为天,食以安为先",食品质量问题是保护人类健康、提高人类生活质量的重要课题。为了对消费者身体健康负责,我国政府十分重视食品生产与经营的卫生管理,于2009年2月28日通过了《中华人民共和国食品安全法》,从而把食品卫生管理工作纳入了法制管理的轨道。食品卫生监督制度是我国行政监督的一部分,具有法律性、权威性、强制性和普遍的约束力,主要由各级卫生行政部门代表政府实施监督执法;它是为了保证食品安全、防止食品污染和有害因素对人体的危害、保障人民身体健康,由各级卫生行政部门在其管辖范围内依据食品安全法和相关法规对食品生产、储存、运输、销售等过程的卫生执法活动。同时,我国还引进了国外食品安全管理体系,如HACCP体系、GMP体系等,从而促进我国食品的国际贸易。

基本知识训练

1. 世界卫生组织简称( )。
   A. GATT　　　　　B. WHO　　　　　C. HACCP　　　　　D. GMP
2. 联合国粮农组织简称( )。
   A. FAO　　　　　B. WHO　　　　　C. SPS　　　　　D. TBT
3. 《中华人民共和国食品安全法》是( )起施行的。
   A. 1995年10月30日　　　　　B. 2009年2月28日
   C. 2009年3月28日　　　　　D. 2009年6月1日
4. 食品生产经营人员每年必须进行健康检查;新员工及临时工上岗也必须进行体检,取得健康证后方可参加工作;以下不能从事烹饪加工和餐饮销售、服务工作的人员有( )。
   A. 乙型肝炎患者　　　　　B. 活动性肺结核
   C. 伤寒　　　　　D. 以上各项
5. 食品粗加工卫生制度中,不允许( )。
   A. 荤素分开加工　　　　　B. 蔬菜先洗后切
   C. 绞肉带血　　　　　D. 刀无锈
6. 根据饮食行业的卫生设施要求,照明设备若采用自然照明,窗户面积与地面面积比例不少于( )。
   A. 1∶3　　　　　B. 1∶4　　　　　C. 1∶6　　　　　D. 1∶10

复习思考题

1. 简述QS的概念及认证程序。
2. 简述GMP的概念及主要内容。
3. 简述HACCP的概念以及管理方法、特点。

附录1 中华人民共和国食品安全法

(2009年2月28日第十一届全国人民代表大会常务委员会第七次会议通过，2009年2月28日中华人民共和国主席令第9号公布)

第一章 总 则

第一条 为保证食品安全，保障公众身体健康和生命安全，制定本法。

第二条 在中华人民共和国境内从事下列活动，应当遵守本法：

（一）食品生产和加工（以下称食品生产），食品流通和餐饮服务（以下称食品经营）；

（二）食品添加剂的生产经营；

（三）用于食品的包装材料、容器、洗涤剂、消毒剂和用于食品生产经营的工具、设备（以下称食品相关产品）的生产经营；

（四）食品生产经营者使用食品添加剂、食品相关产品；

（五）对食品、食品添加剂和食品相关产品的安全管理。

供食用的源于农业的初级产品（以下称食用农产品）的质量安全管理，遵守《中华人民共和国农产品质量安全法》的规定。但是，制定有关食用农产品的质量安全标准、公布食用农产品安全有关信息，应当遵守本法的有关规定。

第三条 食品生产经营者应当依照法律、法规和食品安全标准从事生产经营活动，对社会和公众负责，保证食品安全，接受社会监督，承担社会责任。

第四条 国务院设立食品安全委员会，其工作职责由国务院规定。

国务院卫生行政部门承担食品安全综合协调职责，负责食品安全风险评估、食品安全标准制定、食品安全信息公布、食品检验机构的资质认定条件和检验规范的制定，组织查处食品安全重大事故。

国务院质量监督、工商行政管理和国家食品药品监督管理部门依照本法和国务院规定的职责，分别对食品生产、食品流通、餐饮服务活动实施监督管理。

第五条 县级以上地方人民政府统一负责、领导、组织、协调本行政区域的食品安全监督管理工作，建立健全食品安全全程监督管理的工作机制；统一领导、指挥食品安全突发事件应对工作；完善、落实食品安全监督管理责任制，对食品安全监督管理部门进行评议、考核。

县级以上地方人民政府依照本法和国务院的规定确定本级卫生行政、农业行政、质量监督、工商行政管理、食品药品监督管理部门的食品安全监督管理职责。有关部门在各自职责范围内负责本行政区域的食品安全监督管理工作。

上级人民政府所属部门在下级行政区域设置的机构应当在所在地人民政府的统一组织、协调下,依法做好食品安全监督管理工作。

第六条 县级以上卫生行政、农业行政、质量监督、工商行政管理、食品药品监督管理部门应当加强沟通、密切配合,按照各自职责分工,依法行使职权,承担责任。

第七条 食品行业协会应当加强行业自律,引导食品生产经营者依法生产经营,推动行业诚信建设,宣传、普及食品安全知识。

第八条 国家鼓励社会团体、基层群众性自治组织开展食品安全法律、法规以及食品安全标准和知识的普及工作,倡导健康的饮食方式,增强消费者食品安全意识和自我保护能力。

新闻媒体应当开展食品安全法律、法规以及食品安全标准和知识的公益宣传,并对违反本法的行为进行舆论监督。

第九条 国家鼓励和支持开展与食品安全有关的基础研究和应用研究,鼓励和支持食品生产经营者为提高食品安全水平采用先进技术和先进管理规范。

第十条 任何组织或者个人有权举报食品生产经营中违反本法的行为,有权向有关部门了解食品安全信息,对食品安全监督管理工作提出意见和建议。

第二章 食品安全风险监测和评估

第十一条 国家建立食品安全风险监测制度,对食源性疾病、食品污染以及食品中的有害因素进行监测。

国务院卫生行政部门会同国务院有关部门制定、实施国家食品安全风险监测计划。省、自治区、直辖市人民政府卫生行政部门根据国家食品安全风险监测计划,结合本行政区域的具体情况,组织制定、实施本行政区域的食品安全风险监测方案。

第十二条 国务院农业行政、质量监督、工商行政管理和国家食品药品监督管理等有关部门获知有关食品安全风险信息后,应当立即向国务院卫生行政部门通报。国务院卫生行政部门会同有关部门对信息核实后,应当及时调整食品安全风险监测计划。

第十三条 国家建立食品安全风险评估制度,对食品、食品添加剂中生物性、化学性和物理性危害进行风险评估。

国务院卫生行政部门负责组织食品安全风险评估工作,成立由医学、农业、食品、营养等方面的专家组成的食品安全风险评估专家委员会进行食品安全风险评估。

对农药、肥料、生长调节剂、兽药、饲料和饲料添加剂等的安全性评估,应当有食品安全风险评估专家委员会的专家参加。

食品安全风险评估应当运用科学方法,根据食品安全风险监测信息、科学数据以及其他有关信息进行。

第十四条 国务院卫生行政部门通过食品安全风险监测或者接到举报发现食品可能存在安全隐患的,应当立即组织进行检验和食品安全风险评估。

第十五条 国务院农业行政、质量监督、工商行政管理和国家食品药品监督管理等有关部门应当向国务院卫生行政部门提出食品安全风险评估的建议,并提供有关信息和资料。

国务院卫生行政部门应当及时向国务院有关部门通报食品安全风险评估的结果。

第十六条 食品安全风险评估结果是制定、修订食品安全标准和对食品安全实施监督管理的科学依据。

食品安全风险评估结果得出食品不安全结论的,国务院质量监督、工商行政管理和国家食品药品监督管理部门应当依据各自职责立即采取相应措施,确保该食品停止生产经营,并告知消费者停止食用;需要制定、修订相关食品安全国家标准的,国务院卫生行政部门应当立即制定、修订。

第十七条 国务院卫生行政部门应当会同国务院有关部门,根据食品安全风险评估结果、食品安全监督管理信息,对食品安全状况进行综合分析。对经综合分析表明可能具有较高程度安全风险的食品,国务院卫生行政部门应当及时提出食品安全风险警示,并予以公布。

第三章　食品安全标准

第十八条 制定食品安全标准,应当以保障公众身体健康为宗旨,做到科学合理、安全可靠。

第十九条 食品安全标准是强制执行的标准。除食品安全标准外,不得制定其他的食品强制性标准。

第二十条 食品安全标准应当包括下列内容:

(一)食品、食品相关产品中的致病性微生物、农药残留、兽药残留、重金属、污染物质以及其他危害人体健康物质的限量规定;

(二)食品添加剂的品种、使用范围、用量;

(三)专供婴幼儿和其他特定人群的主辅食品的营养成分要求;

(四)对与食品安全、营养有关的标签、标识、说明书的要求;

（五）食品生产经营过程的卫生要求；
（六）与食品安全有关的质量要求；
（七）食品检验方法与规程；
（八）其他需要制定为食品安全标准的内容。

第二十一条 食品安全国家标准由国务院卫生行政部门负责制定、公布，国务院标准化行政部门提供国家标准编号。

食品中农药残留、兽药残留的限量规定及其检验方法与规程由国务院卫生行政部门、国务院农业行政部门制定。

屠宰畜、禽的检验规程由国务院有关主管部门会同国务院卫生行政部门制定。

有关产品国家标准涉及食品安全国家标准规定内容的，应当与食品安全国家标准相一致。

第二十二条 国务院卫生行政部门应当对现行的食用农产品质量安全标准、食品卫生标准、食品质量标准和有关食品的行业标准中强制执行的标准予以整合，统一公布为食品安全国家标准。

本法规定的食品安全国家标准公布前，食品生产经营者应当按照现行食用农产品质量安全标准、食品卫生标准、食品质量标准和有关食品的行业标准生产经营食品。

第二十三条 食品安全国家标准应当经食品安全国家标准审评委员会审查通过。食品安全国家标准审评委员会由医学、农业、食品、营养等方面的专家以及国务院有关部门的代表组成。

制定食品安全国家标准，应当依据食品安全风险评估结果并充分考虑食用农产品质量安全风险评估结果，参照相关的国际标准和国际食品安全风险评估结果，并广泛听取食品生产经营者和消费者的意见。

第二十四条 没有食品安全国家标准的，可以制定食品安全地方标准。

省、自治区、直辖市人民政府卫生行政部门组织制定食品安全地方标准，应当参照执行本法有关食品安全国家标准制定的规定，并报国务院卫生行政部门备案。

第二十五条 企业生产的食品没有食品安全国家标准或者地方标准的，应当制定企业标准，作为组织生产的依据。国家鼓励食品生产企业制定严于食品安全国家标准或者地方标准的企业标准。企业标准应当报省级卫生行政部门备案，在本企业内部适用。

第二十六条 食品安全标准应当供公众免费查阅。

第四章 食品生产经营

第二十七条 食品生产经营应当符合食品安全标准，并符合下列要求：
（一）具有与生产经营的食品品种、数量相适应的食品原料处理和食品加工、

包装、储存等场所,保持该场所环境整洁,并与有毒、有害场所以及其他污染源保持规定的距离;

(二)具有与生产经营的食品品种、数量相适应的生产经营设备或者设施,有相应的消毒、更衣、盥洗、采光、照明、通风、防腐、防尘、防蝇、防鼠、防虫、洗涤以及处理废水、存放垃圾和废弃物的设备或者设施;

(三)有食品安全专业技术人员、管理人员和保证食品安全的规章制度;

(四)具有合理的设备布局和工艺流程,防止待加工食品与直接入口食品、原料与成品交叉污染,避免食品接触有毒物、不洁物;

(五)餐具、饮具和盛放直接入口食品的容器,使用前应当洗净、消毒,炊具、用具用后应当洗净,保持清洁;

(六)储存、运输和装卸食品的容器、工具和设备应当安全、无害,保持清洁,防止食品污染,并符合保证食品安全所需的温度等特殊要求,不得将食品与有毒、有害物品一同运输;

(七)直接入口的食品应当有小包装或者使用无毒、清洁的包装材料、餐具;

(八)食品生产经营人员应当保持个人卫生,生产经营食品时,应当将手洗净,穿戴清洁的工作衣、帽;销售无包装的直接入口食品时,应当使用无毒、清洁的售货工具;

(九)用水应当符合国家规定的生活饮用水卫生标准;

(十)使用的洗涤剂、消毒剂应当对人体安全、无害;

(十一)法律、法规规定的其他要求。

第二十八条 禁止生产经营下列食品:

(一)用非食品原料生产的食品或者添加食品添加剂以外的化学物质和其他可能危害人体健康物质的食品,或者用回收食品作为原料生产的食品;

(二)致病性微生物、农药残留、兽药残留、重金属、污染物质以及其他危害人体健康的物质含量超过食品安全标准限量的食品;

(三)营养成分不符合食品安全标准的专供婴幼儿和其他特定人群的主辅食品;

(四)腐败变质、油脂酸败、霉变生虫、污秽不洁、混有异物、掺假掺杂或者感官性状异常的食品;

(五)病死、毒死或者死因不明的禽、畜、兽、水产动物肉类及其制品;

(六)未经动物卫生监督机构检疫或者检疫不合格的肉类,或者未经检验或者检验不合格的肉类制品;

(七)被包装材料、容器、运输工具等污染的食品;

(八)超过保质期的食品;

(九)无标签的预包装食品;

（十）国家为防病等特殊需要明令禁止生产经营的食品；

（十一）其他不符合食品安全标准或者要求的食品。

第二十九条 国家对食品生产经营实行许可制度。从事食品生产、食品流通、餐饮服务，应当依法取得食品生产许可、食品流通许可、餐饮服务许可。

取得食品生产许可的食品生产者在其生产场所销售其生产的食品，不需要取得食品流通的许可；取得餐饮服务许可的餐饮服务提供者在其餐饮服务场所出售其制作加工的食品，不需要取得食品生产和流通的许可；农民个人销售其自产的食用农产品，不需要取得食品流通的许可。

食品生产加工小作坊和食品摊贩从事食品生产经营活动，应当符合本法规定的与其生产经营规模、条件相适应的食品安全要求，保证所生产经营的食品卫生、无毒、无害，有关部门应当对其加强监督管理，具体管理办法由省、自治区、直辖市人民代表大会常务委员会依照本法制定。

第三十条 县级以上地方人民政府鼓励食品生产加工小作坊改进生产条件；鼓励食品摊贩进入集中交易市场、店铺等固定场所经营。

第三十一条 县级以上质量监督、工商行政管理、食品药品监督管理部门应当依照《中华人民共和国行政许可法》的规定，审核申请人提交的本法第二十七条第一项至第四项规定要求的相关资料，必要时对申请人的生产经营场所进行现场核查；对符合规定条件的，决定准予许可；对不符合规定条件的，决定不予许可并书面说明理由。

第三十二条 食品生产经营企业应当建立健全本单位的食品安全管理制度，加强对职工食品安全知识的培训，配备专职或者兼职食品安全管理人员，做好对所生产经营食品的检验工作，依法从事食品生产经营活动。

第三十三条 国家鼓励食品生产经营企业符合良好生产规范要求，实施危害分析与关键控制点体系，提高食品安全管理水平。

对通过良好生产规范、危害分析与关键控制点体系认证的食品生产经营企业，认证机构应当依法实施跟踪调查；对不再符合认证要求的企业，应当依法撤销认证，及时向有关质量监督、工商行政管理、食品药品监督管理部门通报，并向社会公布。认证机构实施跟踪调查不收取任何费用。

第三十四条 食品生产经营者应当建立并执行从业人员健康管理制度。患有痢疾、伤寒、病毒性肝炎等消化道传染病的人员，以及患有活动性肺结核、化脓性或者渗出性皮肤病等有碍食品安全的疾病的人员，不得从事接触直接入口食品的工作。

食品生产经营人员每年应当进行健康检查，取得健康证明后方可参加工作。

第三十五条 食用农产品生产者应当依照食品安全标准和国家有关规定使用农药、肥料、生长调节剂、兽药、饲料和饲料添加剂等农业投入品。食用农产品的生产企业和农民专业合作经济组织应当建立食用农产品生产记录制度。

县级以上农业行政部门应当加强对农业投入品使用的管理和指导,建立健全农业投入品的安全使用制度。

第三十六条　食品生产者采购食品原料、食品添加剂、食品相关产品,应当查验供货者的许可证和产品合格证明文件;对无法提供合格证明文件的食品原料,应当依照食品安全标准进行检验;不得采购或者使用不符合食品安全标准的食品原料、食品添加剂、食品相关产品。

食品生产企业应当建立食品原料、食品添加剂、食品相关产品进货查验记录制度,如实记录食品原料、食品添加剂、食品相关产品的名称、规格、数量、供货者名称及联系方式、进货日期等内容。

食品原料、食品添加剂、食品相关产品进货查验记录应当真实,保存期限不得少于二年。

第三十七条　食品生产企业应当建立食品出厂检验记录制度,查验出厂食品的检验合格证和安全状况,并如实记录食品的名称、规格、数量、生产日期、生产批号、检验合格证号、购货者名称及联系方式、销售日期等内容。

食品出厂检验记录应当真实,保存期限不得少于二年。

第三十八条　食品、食品添加剂和食品相关产品的生产者,应当依照食品安全标准对所生产的食品、食品添加剂和食品相关产品进行检验,检验合格后方可出厂或者销售。

第三十九条　食品经营者采购食品,应当查验供货者的许可证和食品合格的证明文件。

食品经营企业应当建立食品进货查验记录制度,如实记录食品的名称、规格、数量、生产批号、保质期、供货者名称及联系方式、进货日期等内容。

食品进货查验记录应当真实,保存期限不得少于二年。

实行统一配送经营方式的食品经营企业,可以由企业总部统一查验供货者的许可证和食品合格的证明文件,进行食品进货查验记录。

第四十条　食品经营者应当按照保证食品安全的要求储存食品,定期检查库存食品,及时清理变质或者超过保质期的食品。

第四十一条　食品经营者储存散装食品,应当在储存位置标明食品的名称、生产日期、保质期、生产者名称及联系方式等内容。

食品经营者销售散装食品,应当在散装食品的容器、外包装上标明食品的名称、生产日期、保质期、生产经营者名称及联系方式等内容。

第四十二条　预包装食品的包装上应当有标签。标签应当标明下列事项:

(一)名称、规格、净含量、生产日期;

(二)成分或者配料表;

（三）生产者的名称、地址、联系方式；

（四）保质期；

（五）产品标准代号；

（六）储存条件；

（七）所使用的食品添加剂在国家标准中的通用名称；

（八）生产许可证编号；

（九）法律、法规或者食品安全标准规定必须标明的其他事项。

专供婴幼儿和其他特定人群的主辅食品，其标签还应当标明主要营养成分及其含量。

第四十三条 国家对食品添加剂的生产实行许可制度。申请食品添加剂生产许可的条件、程序，按照国家有关工业产品生产许可证管理的规定执行。

第四十四条 申请利用新的食品原料从事食品生产或者从事食品添加剂新品种、食品相关产品新品种生产活动的单位或者个人，应当向国务院卫生行政部门提交相关产品的安全性评估材料。国务院卫生行政部门应当自收到申请之日起六十日内组织对相关产品的安全性评估材料进行审查；对符合食品安全要求的，依法决定准予许可并予以公布；对不符合食品安全要求的，决定不予许可并书面说明理由。

第四十五条 食品添加剂应当在技术上确有必要且经过风险评估证明安全可靠，方可列入允许使用的范围。国务院卫生行政部门应当根据技术必要性和食品安全风险评估结果，及时对食品添加剂的品种、使用范围、用量的标准进行修订。

第四十六条 食品生产者应当依照食品安全标准关于食品添加剂的品种、使用范围、用量的规定使用食品添加剂；不得在食品生产中使用食品添加剂以外的化学物质和其他可能危害人体健康的物质。

第四十七条 食品添加剂应当有标签、说明书和包装。标签、说明书应当载明本法第四十二条第一款第一项至第六项、第八项、第九项规定的事项，以及食品添加剂的使用范围、用量、使用方法，并在标签上载明"食品添加剂"字样。

第四十八条 食品和食品添加剂的标签、说明书，不得含有虚假、夸大的内容，不得涉及疾病预防、治疗功能。生产者对标签、说明书上所载明的内容负责。

食品和食品添加剂的标签、说明书应当清楚、明显，容易辨识。

食品和食品添加剂与其标签、说明书所载明的内容不符的，不得上市销售。

第四十九条 食品经营者应当按照食品标签标示的警示标志、警示说明或者注意事项的要求，销售预包装食品。

第五十条 生产经营的食品中不得添加药品，但是可以添加按照传统既是食品又是中药材的物质。按照传统既是食品又是中药材的物质的目录由国务院卫生行政部门制定、公布。

第五十一条　国家对声称具有特定保健功能的食品实行严格监管。有关监督管理部门应当依法履职,承担责任。具体管理办法由国务院规定。

声称具有特定保健功能的食品不得对人体产生急性、亚急性或者慢性危害,其标签、说明书不得涉及疾病预防、治疗功能,内容必须真实,应当载明适宜人群、不适宜人群、功效成分或者标志性成分及其含量等;产品的功能和成分必须与标签、说明书相一致。

第五十二条　集中交易市场的开办者、柜台出租者和展销会举办者,应当审查入场食品经营者的许可证,明确入场食品经营者的食品安全管理责任,定期对入场食品经营者的经营环境和条件进行检查,发现食品经营者有违反本法规定的行为的,应当及时制止并立即报告所在地县级工商行政管理部门或者食品药品监督管理部门。

集中交易市场的开办者、柜台出租者和展销会举办者未履行前款规定义务,本市场发生食品安全事故的,应当承担连带责任。

第五十三条　国家建立食品召回制度。食品生产者发现其生产的食品不符合食品安全标准,应当立即停止生产,召回已经上市销售的食品,通知相关生产经营者和消费者,并记录召回和通知情况。

食品经营者发现其经营的食品不符合食品安全标准,应当立即停止经营,通知相关生产经营者和消费者,并记录停止经营和通知情况。食品生产者认为应当召回的,应当立即召回。

食品生产者应当对召回的食品采取补救、无害化处理、销毁等措施,并将食品召回和处理情况向县级以上质量监督部门报告。

食品生产经营者未依照本条规定召回或者停止经营不符合食品安全标准的食品的,县级以上质量监督、工商行政管理、食品药品监督管理部门可以责令其召回或者停止经营。

第五十四条　食品广告的内容应当真实合法,不得含有虚假、夸大的内容,不得涉及疾病预防、治疗功能。

食品安全监督管理部门或者承担食品检验职责的机构、食品行业协会、消费者协会不得以广告或者其他形式向消费者推荐食品。

第五十五条　社会团体或者其他组织、个人在虚假广告中向消费者推荐食品,使消费者的合法权益受到损害的,与食品生产经营者承担连带责任。

第五十六条　地方各级人民政府鼓励食品规模化生产和连锁经营、配送。

第五章　食品检验

第五十七条　食品检验机构按照国家有关认证认可的规定取得资质认定后,方可从事食品检验活动。但是,法律另有规定的除外。

食品检验机构的资质认定条件和检验规范,由国务院卫生行政部门规定。

本法施行前经国务院有关主管部门批准设立或者经依法认定的食品检验机构,可以依照本法继续从事食品检验活动。

第五十八条 食品检验由食品检验机构指定的检验人独立进行。

检验人应当依照有关法律、法规的规定,并依照食品安全标准和检验规范对食品进行检验,尊重科学,恪守职业道德,保证出具的检验数据和结论客观、公正,不得出具虚假的检验报告。

第五十九条 食品检验实行食品检验机构与检验人负责制。食品检验报告应当加盖食品检验机构公章,并有检验人的签名或者盖章。食品检验机构和检验人对出具的食品检验报告负责。

第六十条 食品安全监督管理部门对食品不得实施免检。

县级以上质量监督、工商行政管理、食品药品监督管理部门应当对食品进行定期或者不定期的抽样检验。进行抽样检验,应当购买抽取的样品,不收取检验费和其他任何费用。

县级以上质量监督、工商行政管理、食品药品监督管理部门在执法工作中需要对食品进行检验的,应当委托符合本法规定的食品检验机构进行,并支付相关费用。对检验结论有异议的,可以依法进行复检。

第六十一条 食品生产经营企业可以自行对所生产的食品进行检验,也可以委托符合本法规定的食品检验机构进行检验。

食品行业协会等组织、消费者需要委托食品检验机构对食品进行检验的,应当委托符合本法规定的食品检验机构进行。

第六章　食品进出口

第六十二条 进口的食品、食品添加剂以及食品相关产品应当符合我国食品安全国家标准。进口的食品应当经出入境检验检疫机构检验合格后,海关凭出入境检验检疫机构签发的通关证明放行。

第六十三条 进口尚无食品安全国家标准的食品,或者首次进口食品添加剂新品种、食品相关产品新品种,进口商应当向国务院卫生行政部门提出申请并提交相关的安全性评估材料。国务院卫生行政部门依照本法第四十四条的规定作出是否准予许可的决定,并及时制定相应的食品安全国家标准。

第六十四条 境外发生的食品安全事件可能对我国境内造成影响,或者在进口食品中发现严重食品安全问题的,国家出入境检验检疫部门应当及时采取风险预警或者控制措施,并向国务院卫生行政、农业行政、工商行政管理和国家食品药品监督管理部门通报。接到通报的部门应当及时采取相应措施。

第六十五条 向我国境内出口食品的出口商或者代理商应当向国家出入境检验检疫部门备案。向我国境内出口食品的境外食品生产企业应当经国家出入境检验检疫部门注册。

国家出入境检验检疫部门应当定期公布已经备案的出口商、代理商和已经注册的境外食品生产企业名单。

第六十六条 进口的预包装食品应当有中文标签、中文说明书。标签、说明书应当符合本法以及我国其他有关法律、行政法规的规定和食品安全国家标准的要求,载明食品的原产地以及境内代理商的名称、地址、联系方式。预包装食品没有中文标签、中文说明书或者标签、说明书不符合本条规定的,不得进口。

第六十七条 进口商应当建立食品进口和销售记录制度,如实记录食品的名称、规格、数量、生产日期、生产或者进口批号、保质期、出口商和购货者名称及联系方式、交货日期等内容。

食品进口和销售记录应当真实,保存期限不得少于二年。

第六十八条 出口的食品由出入境检验检疫机构进行监督、抽检,海关凭出入境检验检疫机构签发的通关证明放行。

出口食品生产企业和出口食品原料种植、养殖场应当向国家出入境检验检疫部门备案。

第六十九条 国家出入境检验检疫部门应当收集、汇总进出口食品安全信息,并及时通报相关部门、机构和企业。

国家出入境检验检疫部门应当建立进出口食品的进口商、出口商和出口食品生产企业的信誉记录,并予以公布。对有不良记录的进口商、出口商和出口食品生产企业,应当加强对其进出口食品的检验检疫。

第七章 食品安全事故处置

第七十条 国务院组织制定国家食品安全事故应急预案。

县级以上地方人民政府应当根据有关法律、法规的规定和上级人民政府的食品安全事故应急预案以及本地区的实际情况,制定本行政区域的食品安全事故应急预案,并报上一级人民政府备案。

食品生产经营企业应当制定食品安全事故处置方案,定期检查本企业各项食品安全防范措施的落实情况,及时消除食品安全事故隐患。

第七十一条 发生食品安全事故的单位应当立即予以处置,防止事故扩大。事故发生单位和接收病人进行治疗的单位应当及时向事故发生地县级卫生行政部门报告。

农业行政、质量监督、工商行政管理、食品药品监督管理部门在日常监督管理中发现食品安全事故,或者接到有关食品安全事故的举报,应当立即向卫生行政部门通报。

发生重大食品安全事故的,接到报告的县级卫生行政部门应当按照规定向本级人民政府和上级人民政府卫生行政部门报告。县级人民政府和上级人民政府卫生行政部门应当按照规定上报。

任何单位或者个人不得对食品安全事故隐瞒、谎报、缓报,不得毁灭有关证据。

第七十二条　县级以上卫生行政部门接到食品安全事故的报告后,应当立即会同有关农业行政、质量监督、工商行政管理、食品药品监督管理部门进行调查处理,并采取下列措施,防止或者减轻社会危害:

(一)开展应急救援工作,对因食品安全事故导致人身伤害的人员,卫生行政部门应当立即组织救治;

(二)封存可能导致食品安全事故的食品及其原料,并立即进行检验;对确认属于被污染的食品及其原料,责令食品生产经营者依照本法第五十三条的规定予以召回、停止经营并销毁;

(三)封存被污染的食品用工具及用具,并责令进行清洗消毒;

(四)做好信息发布工作,依法对食品安全事故及其处理情况进行发布,并对可能产生的危害加以解释、说明。

发生重大食品安全事故的,县级以上人民政府应当立即成立食品安全事故处置指挥机构,启动应急预案,依照前款规定进行处置。

第七十三条　发生重大食品安全事故,设区的市级以上人民政府卫生行政部门应当立即会同有关部门进行事故责任调查,督促有关部门履行职责,向本级人民政府提出事故责任调查处理报告。

重大食品安全事故涉及两个以上省、自治区、直辖市的,由国务院卫生行政部门依照前款规定组织事故责任调查。

第七十四条　发生食品安全事故,县级以上疾病预防控制机构应当协助卫生行政部门和有关部门对事故现场进行卫生处理,并对与食品安全事故有关的因素开展流行病学调查。

第七十五条　调查食品安全事故,除了查明事故单位的责任,还应当查明负有监督管理和认证职责的监督管理部门、认证机构的工作人员失职、渎职情况。

第八章　监督管理

第七十六条　县级以上地方人民政府组织本级卫生行政、农业行政、质量监督、工商行政管理、食品药品监督管理部门制定本行政区域的食品安全年度监督管理计划,并按照年度计划组织开展工作。

第七十七条 县级以上质量监督、工商行政管理、食品药品监督管理部门履行各自食品安全监督管理职责,有权采取下列措施:

(一)进入生产经营场所实施现场检查;

(二)对生产经营的食品进行抽样检验;

(三)查阅、复制有关合同、票据、账簿以及其他有关资料;

(四)查封、扣押有证据证明不符合食品安全标准的食品,违法使用的食品原料、食品添加剂、食品相关产品,以及用于违法生产经营或者被污染的工具、设备;

(五)查封违法从事食品生产经营活动的场所。

县级以上农业行政部门应当依照《中华人民共和国农产品质量安全法》规定的职责,对食用农产品进行监督管理。

第七十八条 县级以上质量监督、工商行政管理、食品药品监督管理部门对食品生产经营者进行监督检查,应当记录监督检查的情况和处理结果。监督检查记录经监督检查人员和食品生产经营者签字后归档。

第七十九条 县级以上质量监督、工商行政管理、食品药品监督管理部门应当建立食品生产经营者食品安全信用档案,记录许可颁发、日常监督检查结果、违法行为查处等情况;根据食品安全信用档案的记录,对有不良信用记录的食品生产经营者增加监督检查频次。

第八十条 县级以上卫生行政、质量监督、工商行政管理、食品药品监督管理部门接到咨询、投诉、举报,对属于本部门职责的,应当受理,并及时进行答复、核实、处理;对不属于本部门职责的,应当书面通知并移交有权处理的部门处理。有权处理的部门应当及时处理,不得推诿;属于食品安全事故的,依照本法第七章有关规定进行处置。

第八十一条 县级以上卫生行政、质量监督、工商行政管理、食品药品监督管理部门应当按照法定权限和程序履行食品安全监督管理职责;对生产经营者的同一违法行为,不得给予二次以上罚款的行政处罚;涉嫌犯罪的,应当依法向公安机关移送。

第八十二条 国家建立食品安全信息统一公布制度。下列信息由国务院卫生行政部门统一公布:

(一)国家食品安全总体情况;

(二)食品安全风险评估信息和食品安全风险警示信息;

(三)重大食品安全事故及其处理信息;

(四)其他重要的食品安全信息和国务院确定的需要统一公布的信息。

前款第二项、第三项规定的信息,其影响限于特定区域的,也可以由有关省、自治区、直辖市人民政府卫生行政部门公布。县级以上农业行政、质量监督、工商行政管理、食品药品监督管理部门依据各自职责公布食品安全日常监督管理信息。

食品安全监督管理部门公布信息,应当做到准确、及时、客观。

第八十三条 县级以上地方卫生行政、农业行政、质量监督、工商行政管理、食品药品监督管理部门获知本法第八十二条第一款规定的需要统一公布的信息,应当向上级主管部门报告,由上级主管部门立即报告国务院卫生行政部门;必要时,可以直接向国务院卫生行政部门报告。

县级以上卫生行政、农业行政、质量监督、工商行政管理、食品药品监督管理部门应当相互通报获知的食品安全信息。

第九章 法律责任

第八十四条 违反本法规定,未经许可从事食品生产经营活动,或者未经许可生产食品添加剂的,由有关主管部门按照各自职责分工,没收违法所得、违法生产经营的食品、食品添加剂和用于违法生产经营的工具、设备、原料等物品;违法生产经营的食品、食品添加剂货值金额不足一万元的,并处二千元以上五万元以下罚款;货值金额一万元以上的,并处货值金额五倍以上十倍以下罚款。

第八十五条 违反本法规定,有下列情形之一的,由有关主管部门按照各自职责分工,没收违法所得、违法生产经营的食品和用于违法生产经营的工具、设备、原料等物品;违法生产经营的食品货值金额不足一万元的,并处二千元以上五万元以下罚款;货值金额一万元以上的,并处货值金额五倍以上十倍以下罚款;情节严重的,吊销许可证:

(一)用非食品原料生产食品或者在食品中添加食品添加剂以外的化学物质和其他可能危害人体健康的物质,或者用回收食品作为原料生产食品;

(二)生产经营致病性微生物、农药残留、兽药残留、重金属、污染物质以及其他危害人体健康的物质含量超过食品安全标准限量的食品;

(三)生产经营营养成分不符合食品安全标准的专供婴幼儿和其他特定人群的主辅食品;

(四)经营腐败变质、油脂酸败、霉变生虫、污秽不洁、混有异物、掺假掺杂或者感官性状异常的食品;

(五)经营病死、毒死或者死因不明的禽、畜、兽、水产动物肉类,或者生产病死、毒死或者死因不明的禽、畜、兽、水产动物肉类的制品;

(六)经营未经动物卫生监督机构检疫或者检疫不合格的肉类,或者生产经营未经检验或者检验不合格的肉类制品;

(七)经营超过保质期的食品;

(八)生产经营国家为防病等特殊需要明令禁止生产经营的食品;

(九)利用新的食品原料从事食品生产或者从事食品添加剂新品种、食品相关

产品新品种生产,未经过安全性评估;

（十）食品生产经营者在有关主管部门责令其召回或者停止经营不符合食品安全标准的食品后,仍拒不召回或者停止经营的。

第八十六条　违反本法规定,有下列情形之一的,由有关主管部门按照各自职责分工,没收违法所得、违法生产经营的食品和用于违法生产经营的工具、设备、原料等物品;违法生产经营的食品货值金额不足一万元的,并处二千元以上五万元以下罚款;货值金额一万元以上的,并处货值金额二倍以上五倍以下罚款;情节严重的,责令停产停业,直至吊销许可证:

（一）经营被包装材料、容器、运输工具等污染的食品;

（二）生产经营无标签的预包装食品、食品添加剂或者标签、说明书不符合本法规定的食品、食品添加剂;

（三）食品生产者采购、使用不符合食品安全标准的食品原料、食品添加剂、食品相关产品;

（四）食品生产经营者在食品中添加药品。

第八十七条　违反本法规定,有下列情形之一的,由有关主管部门按照各自职责分工,责令改正,给予警告;拒不改正的,处二千元以上二万元以下罚款;情节严重的,责令停产停业,直至吊销许可证:

（一）未对采购的食品原料和生产的食品、食品添加剂、食品相关产品进行检验;

（二）未建立并遵守查验记录制度、出厂检验记录制度;

（三）制定食品安全企业标准未依照本法规定备案;

（四）未按规定要求储存、销售食品或者清理库存食品;

（五）进货时未查验许可证和相关证明文件;

（六）生产的食品、食品添加剂的标签、说明书涉及疾病预防、治疗功能;

（七）安排患有本法第三十四条所列疾病的人员从事接触直接入口食品的工作。

第八十八条　违反本法规定,事故单位在发生食品安全事故后未进行处置、报告的,由有关主管部门按照各自职责分工,责令改正,给予警告;毁灭有关证据的,责令停产停业,并处二千元以上十万元以下罚款;造成严重后果的,由原发证部门吊销许可证。

第八十九条　违反本法规定,有下列情形之一的,依照本法第八十五条的规定给予处罚:

（一）进口不符合我国食品安全国家标准的食品;

（二）进口尚无食品安全国家标准的食品,或者首次进口食品添加剂新品种、食品相关产品新品种,未经过安全性评估;

（三）出口商未遵守本法的规定出口食品。

违反本法规定，进口商未建立并遵守食品进口和销售记录制度的，依照本法第八十七条的规定给予处罚。

第九十条 违反本法规定，集中交易市场的开办者、柜台出租者、展销会的举办者允许未取得许可的食品经营者进入市场销售食品，或者未履行检查、报告等义务的，由有关主管部门按照各自职责分工，处二千元以上五万元以下罚款；造成严重后果的，责令停业，由原发证部门吊销许可证。

第九十一条 违反本法规定，未按照要求进行食品运输的，由有关主管部门按照各自职责分工，责令改正，给予警告；拒不改正的，责令停产停业，并处二千元以上五万元以下罚款；情节严重的，由原发证部门吊销许可证。

第九十二条 被吊销食品生产、流通或者餐饮服务许可证的单位，其直接负责的主管人员自处罚决定作出之日起五年内不得从事食品生产经营管理工作。

食品生产经营者聘用不得从事食品生产经营管理工作的人员从事管理工作的，由原发证部门吊销许可证。

第九十三条 违反本法规定，食品检验机构、食品检验人员出具虚假检验报告的，由授予其资质的主管部门或者机构撤销该检验机构的检验资格；依法对检验机构直接负责的主管人员和食品检验人员给予撤职或者开除的处分。

违反本法规定，受到刑事处罚或者开除处分的食品检验机构人员，自刑罚执行完毕或者处分决定作出之日起十年内不得从事食品检验工作。食品检验机构聘用不得从事食品检验工作的人员的，由授予其资质的主管部门或者机构撤销该检验机构的检验资格。

第九十四条 违反本法规定，在广告中对食品质量作虚假宣传，欺骗消费者的，依照《中华人民共和国广告法》的规定给予处罚。

违反本法规定，食品安全监督管理部门或者承担食品检验职责的机构、食品行业协会、消费者协会以广告或者其他形式向消费者推荐食品的，由有关主管部门没收违法所得，依法对直接负责的主管人员和其他直接责任人员给予记大过、降级或者撤职的处分。

第九十五条 违反本法规定，县级以上地方人民政府在食品安全监督管理中未履行职责，本行政区域出现重大食品安全事故、造成严重社会影响的，依法对直接负责的主管人员和其他直接责任人员给予记大过、降级、撤职或者开除的处分。

违反本法规定，县级以上卫生行政、农业行政、质量监督、工商行政管理、食品药品监督管理部门或者其他有关行政部门不履行本法规定的职责或者滥用职权、玩忽职守、徇私舞弊的，依法对直接负责的主管人员和其他直接责任人员给予记大过或者降级的处分；造成严重后果的，给予撤职或者开除的处分；其主要负责人应当引咎辞职。

第九十六条 违反本法规定,造成人身、财产或者其他损害的,依法承担赔偿责任。

生产不符合食品安全标准的食品或者销售明知是不符合食品安全标准的食品,消费者除要求赔偿损失外,还可以向生产者或者销售者要求支付价款十倍的赔偿金。

第九十七条 违反本法规定,应当承担民事赔偿责任和缴纳罚款、罚金,其财产不足以同时支付时,先承担民事赔偿责任。

第九十八条 违反本法规定,构成犯罪的,依法追究刑事责任。

第十章 附 则

第九十九条 本法下列用语的含义:

食品,指各种供人食用或者饮用的成品和原料以及按照传统既是食品又是药品的物品,但是不包括以治疗为目的的物品。

食品安全,指食品无毒、无害,符合应当有的营养要求,对人体健康不造成任何急性、亚急性或者慢性危害。

预包装食品,指预先定量包装或者制作在包装材料和容器中的食品。

食品添加剂,指为改善食品品质和色、香、味以及为防腐、保鲜和加工工艺的需要而加入食品中的人工合成或者天然物质。

用于食品的包装材料和容器,指包装、盛放食品或者食品添加剂用的纸、竹、木、金属、搪瓷、陶瓷、塑料、橡胶、天然纤维、化学纤维、玻璃等制品和直接接触食品或者食品添加剂的涂料。

用于食品生产经营的工具、设备,指在食品或者食品添加剂生产、流通、使用过程中直接接触食品或者食品添加剂的机械、管道、传送带、容器、用具、餐具等。

用于食品的洗涤剂、消毒剂,指直接用于洗涤或者消毒食品、餐饮具以及直接接触食品的工具、设备或者食品包装材料和容器的物质。

保质期,指预包装食品在标签指明的储存条件下保持品质的期限。

食源性疾病,指食品中致病因素进入人体引起的感染性、中毒性等疾病。

食物中毒,指食用了被有毒有害物质污染的食品或者食用了含有毒有害物质的食品后出现的急性、亚急性疾病。

食品安全事故,指食物中毒、食源性疾病、食品污染等源于食品,对人体健康有危害或者可能有危害的事故。

第一百条 食品生产经营者在本法施行前已经取得相应许可证的,该许可证继续有效。

第一百零一条 乳品、转基因食品、生猪屠宰、酒类和食盐的食品安全管理,适用本法；法律、行政法规另有规定的,依照其规定。

第一百零二条 铁路运营中食品安全的管理办法由国务院卫生行政部门会同国务院有关部门依照本法制定。

军队专用食品和自供食品的食品安全管理办法由中央军事委员会依照本法制定。

第一百零三条 国务院根据实际需要,可以对食品安全监督管理体制作出调整。

第一百零四条 本法自2009年6月1日起施行。《中华人民共和国食品卫生法》同时废止。

附录 2 各类简编食物成分表

表 1 谷类及各类制品食物成分表

食物名称	食部/g	能量 kJ	能量 kcal	水分/g	蛋白质/g	脂肪/g	膳食纤维/g	碳水化合物/g	视黄醇当量/μg	硫胺素/mg	核黄素/mg	抗坏血酸/mg	钙/mg	铁/mg	锌/mg
粳米(标一)	100	1435	384	13.7	7.7	0.6	0.6	76.8	—	0.16	0.08	—	11	1.1	1.45
粳米(特级)	100	1397	334	16.2	7.3	0.4	0.4	75.3	—	0.08	0.04	—	24	0.9	1.07
米饭(蒸)	100	477	114	71.1	2.5	0.2	0.4	25.6	—	0.02	0.03	—	6	0.2	0.47
米饭(蒸)	100	490	117	70.6	2.6	0.3	0.2	26.0	—	…	0.03	—	7	2.2	1.36
米粉(干,细)	100	1448	346	12.3	8.0	0.1	0.1	78.2	—	0.03	—	—	—	1.4	2.27
米粥	100	88.6		1.1	0.3	0.1	9.8	—	…	0.03	—	7	0.1	0.20	
晚籼(特)	100	1431	342	14.0	8.1	0.3	0.2	76.7	—	0.09	0.10	—	6	0.7	1.50
籼米(标准)	100	1452	347	12.6	7.9	0.6	0.8	77.5	—	0.09	0.04	—	12	1.6	1.47
苦荞麦粉	100	1272	304	19.3	9.7	2.7	5.8	60.2	—	0.32	0.21	—	39	4.4	2.02
糯米(粳)	100	1435	343	13.8	7.9	0.8	0.7	76.0	—	0.20	0.05	—	21	1.9	1.77
糯米(紫红)	100	1435	343	13.8	8.3	1.7	1.4	73.7	—	0.31	0.12	—	13	3.9	2.16
荞麦	100	1356	324	13.0	9.3	2.3	6.5	66.5	3	0.28	0.16	—	47	6.2	3.62
青稞	100	1417	338	12.4	8.1	1.5	1.8	73.2	0	0.34	0.11	0	113	40.7	2.38

(续)

食物名称	食部/g	能量 kJ	能量 kcal	水分/g	蛋白质/g	脂肪/g	膳食纤维/g	碳水化合物/g	视黄醇当量/μg	硫胺素/mg	核黄素/mg	抗坏血酸/mg	钙/mg	铁/mg	锌/mg
糌粑	100	1075	257	49.3	4.1	13.1	1.8	30.7	—	0.05	0.15	—	71	13.9	9.55
方便面	100	1975	472	3.6	9.5	21.1	0.7	60.9	—	0.12	0.06	—	25	4.1	1.06
麸皮	100	920	220	14.5	15.8	4.0	31.3	30.1	20	0.30	0.30	—	206	9.9	5.98
富强粉	100	1488	355	11.6	10.3	1.2	0.3	75.9	0	0.39	0.08	0	5	2.8	1.58
小麦粉(标准粉)	100	1439	344	12.7	11.2	1.5	2.1	71.5	—	0.28	0.08	—	31	3.5	1.64
挂面(标准粉)	100	1439	334	12.4	10.1	0.7	1.6	74.4	—	0.19	0.04	—	14	3.5	1.22
挂面(精白粉)	100	1452	347	12.7	9.6	0.6	0.3	75.7	—	0.20	0.04	—	21	3.2	0.74
烙饼(标准粉)	100	1067	225	36.4	7.5	2.3	1.9	51.0	—	0.02	0.04	—	20	2.4	0.94
馒头(蒸,标准粉)	100	975	233	40.5	7.8	1.0	1.5	48.3	—	0.05	0.07	—	18	1.9	1.01
馒头(蒸,富强粉)	100	870	208	47.3	6.2	1.2	1.0	43.2	—	0.02	0.02	—	58	1.7	0.40
油条	100	1615	386	21.8	6.9	17.6	0.9	50.1	—	0.01	0.07	—	6	1.0	0.75
小米	100	1498	358	11.6	9.0	3.1	1.6	73.5	17	0.33	0.10	—	41	5.1	1.87
小米粥	100	192	46	89.3	1.4	0.7	…	8.4	—	0.02	0.07	—	10	1.0	0.41
燕麦片	100	1536	367	9.2	15.0	6.7	5.3	61.6	—	0.30	0.13	—	186	7.0	2.59
荞麦面(黄)	100	1354	324	11.0	12.2	7.2	15.3	52.5	3	0.39	0.04	—	27	13.6	2.21
玉米面	100	1402	335	13.2	8.7	3.8	6.4	66.6	17	0.21	0.13	—	14	2.4	1.70
玉米(鲜)	46	444	106	71.3	4.0	1.2	2.9	19.9	—	0.16	0.11	16	—	1.1	0.90
玉米罐头	100	26	6	93.0	1.1	0.2	4.9	0.8	7	—	—	—	6	0.1	0.33
玉米糁(黄)	100	1452	347	12.8	7.9	3.0	3.6	72.0	—	0.10	0.08	—	49	2.4	1.16

注:营养成分以每百克食部计

表 2 干豆类及豆制品食物成分表

食物名称	食部/g	能量 kJ	能量 kcal	水分/g	蛋白质/g	脂肪/g	膳食纤维/g	碳水化合物/g	视黄醇当量/μg	硫胺素/mg	核黄素/mg	抗坏血酸/mg	钙/mg	铁/mg	锌/mg
蚕豆(去皮)	100	1431	342	11.3	25.4	1.6	2.5	56.4	50	0.20	0.20	—	54	2.5	3.32
赤小豆	100	1293	309	12.6	20.2	0.6	7.7	55.7	13	0.16	0.11	—	74	7.4	2.20
豆腐	100	339	81	82.8	8.1	3.7	0.4	3.8	—	0.04	0.03	—	164	1.9	1.11
豆腐(南)	100	238	57	87.9	6.2	2.5	0.2	2.4	—	0.02	0.04	—	116	1.5	0.59
腐竹	100	1929	459	7.9	44.6	21.7	1.0	21.3	—	0.13	0.07	—	77	16.5	3.69
腐乳(白)	100	556	133	68.3	10.9	8.2	0.9	3.9	22	0.03	0.04	—	61	3.8	0.69
腐乳(红)	100	632	151	61.2	12.0	8.1	0.6	7.6	15	0.02	0.21	—	87	11.5	1.67
干张	100	1088	260	52.0	245.5	16.0	1.0	4.5	5	0.04	0.05	—	313	6.4	2.52
香干	100	615	147	69.2	15.8	7.8	0.8	3.3	7	0.04	0.03	—	299	5.7	1.59
豆浆	100	54	13	96.4	1.8	0.7	1.1	0.0	15	0.02	0.02	—	10	0.5	0.24
豆浆粉	100	1766	422	1.5	19.7	9.4	2.2	64.6	—	0.07	0.05	—	101	3.7	1.77
豆粕	100	1297	310	11.5	42.6	2.1	7.6	30.2	37	0.49	0.20	—	154	14.9	0.50
黄豆	100	1502	359	10.2	35.1	16.0	15.5	18.6	63	0.41	0.20	—	191	8.2	3.34
黄豆粉	100	1749	418	6.7	32.8	18.3	7.0	30.5	22	0.31	0.22	—	207	8.1	3.89
绿豆	100	1322	316	12.3	21.6	0.8	6.4	55.6	42	0.25	0.11	—	81	6.5	2.18
豌豆	100	1310	313	10.4	20.3	1.1	10.4	55.4	—	0.49	0.14	—	97	4.9	2.35
芸豆(杂)	100	1280	306	9.8	22.4	0.6	10.5	52.8	—	—	—	—	349	8.7	2.22

注：营养成分以每百克食部计

表 3 鲜豆类食物成分表

食物名称	食部/g	能量 kJ	能量 kcal	水分/g	蛋白质/g	脂肪/g	膳食纤维/g	碳水化合物/g	视黄醇当量/μg	硫胺素/mg	核黄素/mg	抗坏血酸/mg	钙/mg	铁/mg	锌/mg
扁豆	91	155	37	88.3	2.7	0.2	2.1	6.1	25	0.04	0.07	13	38	1.9	0.72
蚕豆	31	435	104	70.2	8.8	0.4	3.1	16.4	52	0.37	0.10	16	16	3.5	1.37
黄豆芽	100	184	44	88.8	4.5	1.6	1.5	3.0	5	0.04	0.07	8	21	0.9	0.54
毛豆	53	515	123	69.6	13.1	5.0	4.0	6.5	22	0.15	0.07	27	135	3.5	1.73
豇豆	97	121	29	90.3	2.9	0.3	2.3	3.6	42	0.07	0.09	19	27	0.5	0.54
绿豆芽	100	75	18	94.6	2.1	0.1	0.8	2.1	3	0.05	0.06	6	9	0.6	0.35
豆角	96	126	30	90.0	2.5	0.2	2.1	4.6	33	0.05	0.07	18	29	1.5	0.54
豌豆（带荚）	42	439	105	70.2	7.4	0.3	3.0	18.2	37	0.43	0.09	14	21	1.7	1.29
豌豆苗	86	141	34	89.6	4.0	0.8	1.9	2.6	344	0.05	0.11	67	40	4.2	0.77

注：营养成分以每百克食部计

表 4 根茎类食物成分表

食物名称	食部/g	能量 kJ	能量 kcal	水分/g	蛋白质/g	脂肪/g	膳食纤维/g	碳水化合物/g	视黄醇当量/μg	硫胺素/mg	核黄素/mg	抗坏血酸/mg	钙/mg	铁/mg	锌/mg
百合（干）	100	1431	342	10.3	6.7	0.5	1.7	77.8	—	0.05	0.09	—	32	5.9	1.31
荸荠	78	247	59	83.6	1.2	0.2	1.1	13.1	3	0.02	0.02	7	4	0.6	0.34
芋蓝	78	126	30	90.8	1.3	0.2	1.3	5.7	3	0.04	0.02	41	25	0.3	0.17
甘薯（白心）	86	435	104	72.6	1.4	0.2	1.0	24.2	37	0.07	0.04	24	24	0.8	0.22

(续)

食物名称	食部/g	能量 kJ	能量 kcal	水分/g	蛋白质/g	脂肪/g	膳食纤维/g	碳水化合物/g	视黄醇当量/μg	硫胺素/mg	核黄素/mg	抗坏血酸/mg	钙/mg	铁/mg	锌/mg
甘薯(红心)	90	414	99	73.4	1.1	0.2	1.6	23.1	125	0.04	0.04	26	23	0.5	0.15
胡萝卜(橙)	96	155	37	89.2	1.0	0.2	1.1	7.7	688	0.04	0.03	13	32	1.0	0.23
茭白	77	106	25	91.1	1.7	0.2	2.0	4.2	—	0.05	004	12	2	0.5	0.29
芥菜头	83	138	33	89.6	1.9	0.2	1.4	6.0	—	0.06	0.02	34	65	0.8	0.39
凉薯	91	230	55	85.2	0.9	0.1	0.8	12.6	—	0.03	0.03	13	21	0.6	0.23
白萝卜	95	84	20	93.4	0.9	0.1	1.0	4.0	3	0.02	0.03	21	36	0.5	0.30
卞萝卜	94	109	26	91.6	1.2	0.1	1.2	5.2	3	0.03	0.04	24	45	0.6	0.29
青萝卜	95	130	31	91.0	1.3	0.2	0.8	6.0	10	0.04	0.06	14	40	0.8	0.34
马铃薯	94	318	76	79.8	2.0	0.2	0.7	16.5	5	0.08	0.04	27	8	0.8	0.37
魔芋精粉	100	155	37	12.2	4.6	0.1	74.4	4.4	—	微量	0.10	—	45	1.6	2.05
藕	88	293	70	80.5	1.9	0.2	1.2	15.2	3	0.09	0.03	44	39	1.4	0.23
山药	83	234	56	84.8	1.9	0.2	0.8	11.6	7	0.05	0.02	5	16	0.3	0.27
芋头	84	331	79	78.6	2.2	0.2	1.0	17.1	27	0.06	0.05	6	36	1.0	0.49
春笋	66	84	20	91.4	2.4	0.1	2.8	2.3	5	0.05	0.04	5	8	2.4	0.43

注：营养成分以每百克食部计

表 5 茎、叶、苔、花类蔬菜食物成分表

食物名称	食部/g	能量 kJ	能量 kcal	水分/g	蛋白质/g	脂肪/g	膳食纤维/g	碳水化合物/g	视黄醇当量/μg	硫胺素/mg	核黄素/mg	抗坏血酸/mg	钙/mg	铁/mg	锌/mg
菠菜	89	100	24	91.2	2.6	0.3	1.7	2.8	487	0.20	0.18	82	411	25.9	3.91
菜花	82	100	24	92.4	2.1	0.2	1.2	3.4	5	0.03	0.08	61	23	1.1	0.38
大白菜(青白口)	83	63	15	95.1	1.4	0.1	0.9	2.1	13	0.03	0.04	28	35	0.6	0.61
大白菜(酸)	100	59	14	95.2	1.1	0.2	0.5	1.9	5	0.02	0.02	2	48	1.6	0.36
小白菜	81	63	15	94.5	1.5	0.3	1.1	1.6	280	0.02	0.09	28	90	1.9	0.51
大葱	82	126	30	91.0	1.7	0.3	1.3	5.2	10	0.01	0.12	8	24	...	0.13
大蒜	85	527	126	66.6	4.5	0.2	1.1	26.5	5	0.04	0.06	7	39	1.2	0.88
青蒜	84	126	30	90.4	2.4	0.3	1.7	4.5	98	0.06	0.04	16	24	0.8	0.23
蒜苗	82	155	37	88.9	2.1	0.4	1.8	6.2	47	0.11	0.08	35	29	1.4	0.46
茴香菜	86	100	24	91.2	2.5	0.4	1.6	2.6	402	0.06	0.09	26	154	1.2	0.73
茭白	74	96	23	92.2	1.2	0.2	1.9	4.0	5						
金针菜	98	833	199	40.3	19.4	1.4	7.7	27.2	307	0.05	0.21	10	301	8.1	3.99
韭菜	90	109	26	91.8	2.4	0.4	1.4	3.2	235	0.02	24	42	1.6	0.43	
芦笋	90	75	18	93.0	1.4	0.1	1.9	3.0	17	0.04	0.05	45	10	1.4	0.41
萝卜缨(小红)	93	84	20	92.8	1.6	0.3	1.4	2.7	118	0.02	—	77	—	—	—
芹菜茎	67	84	20	93.1	1.2	0.2	1.2	3.3	57	0.02	0.06	8	80	1.2	0.24

(续)

食物名称	食部/g	能量 kJ	能量 kcal	水分/g	蛋白质/g	脂肪/g	膳食纤维/g	碳水化合物/g	视黄醇当量/μg	硫胺素/mg	核黄素/mg	抗坏血酸/mg	钙/mg	铁/mg	锌/mg
花叶生菜	94	54	13	95.8	1.3	0.3	0.7	1.3	298	0.03	0.06	13	34	0.9	0.27
茼蒿	82	88	21	93.0	1.9	0.3	1.2	2.7	252	0.04	0.09	18	73	2.5	0.35
蕹菜	76	84	20	92.9	2.2	0.3	1.4	2.2	253						
莴苣	62	59	14	95.5	1.0	0.1	0.6	2.2	25	0.02	0.02	4	23	0.9	0.33
乌菜	89	105	25	91.8	2.6	0.4	1.4	2.8	168	0.06	0.11	45	186	3.0	0.70
西兰花	83	138	33	90.3	4.1	0.6	1.6	2.7	1202	0.09	0.13	51	67	1.0	0.78
苋菜(青)	74	105	25	90.2	2.8	0.3	2.2	2.8	352	0.03	0.12	47	187	5.4	0.80
香椿	76	197	47	85.2	1.7	0.4	1.8	9.1	117	—	—	—	—	—	—
小葱	73	100	24	92.7	1.6	0.4	1.4	3.5	140	—	—	—	—	—	—
雪里蕻(叶用芥菜)	94	100	24	91.5	2.0	0.4	1.6	3.1	52	—	—	—	—	—	—
葱头	90	163	39	89.2	1.1	0.2	0.9	8.1	3	0.20	0.14	5	351	6.2	1.13
芽菜	88	113	27	90.6	2.9	0.4	1.7	3.0	432	—	—	—	—	—	—
油菜	87	96	23	92.9	1.8	0.5	1.1	2.7	103	0.08	0.07	65	156	2.8	0.72
圆白菜	86	92	22	93.2	1.5	0.2	1.0	3.6	12	0.03	0.03	40	49	0.6	0.25
芫荽	81	130	31	90.5	1.8	0.4	1.2	5.0	193	0.04	0.14	48	101	2.9	0.45

注:营养成分以每百克食部计

表 6 瓜菜类食物成分表

食物名称	食部/g	能量 kJ	能量 kcal	水分/g	蛋白质/g	脂肪/g	膳食纤维/g	碳水化合物/g	视黄醇当量/μg	硫胺素/mg	核黄素/mg	抗坏血酸/mg	钙/mg	铁/mg	锌/mg
菜瓜	88	75	18	95.0	0.6	0.2	0.4	3.5	3	0.02	0.01	12	20	0.5	0.10
冬瓜	80	46	11	96.6	0.4	0.2	0.7	1.9	13	0.01	0.01	18	19	0.2	0.07
哈蜜瓜	71	142	34	91.0	0.5	0.1	0.2	7.7	153	—	0.01	12	4	—	0.13
黄瓜	92	63	15	95.8	0.8	0.2	0.5	2.4	15	0.02	0.03	9	24	0.5	0.18
苦瓜	81	79	19	93.4	1.0	0.1	1.4	3.5	17	0.03	0.03	56	14	0.7	0.36
木瓜	86	113	27	92.2	0.4	0.1	0.8	6.2	145	0.01	0.02	43	17	0.2	0.25
南瓜	85	92	22	93.5	0.7	0.1	0.8	4.5	148	0.03	0.04	8	16	0.4	0.14
丝瓜	83	84	20	94.3	1.0	0.2	0.6	3.6	15	0.02	0.04	5	14	0.4	0.21
笋瓜	91	50	12	96.1	0.5	—	0.7	2.4	17	0.04	0.02	5	—	0.6	0.09
白兰瓜	55	88	21	93.2	0.6	0.1	0.8	4.5	7	0.02	0.03	14	—	—	—
西瓜	56	105	25	93.3	0.6	0.1	0.3	5.5	75	0.02	0.03	6	8	0.3	0.10
西葫芦	73	75	18	94.9	0.8	0.2	0.6	3.2	5	0.01	0.03	6	15	0.3	0.12
葫子（茄补）	85	113	27	92.2	0.7	0.1	0.9	5.9	163	0.01	0.06	29	49	…	0.56
辣椒（尖，青）	84	96	23	91.9	1.4	0.3	2.1	3.7	57	0.03	0.04	62	15	0.7	0.22
茄子	93	88	21	93.4	1.1	0.2	1.3	3.6	8	0.02	0.04	5	24	0.5	0.23
灯笼椒	82	92	22	93.0	1.0	0.2	1.4	4.0	57	0.03	0.03	72	14	0.8	0.19
番茄	97	79	19	94.4	0.9	0.2	0.5	3.5	92	0.03	0.03	19	10	0.4	0.13

注：营养成分以每百克食部计

表7 咸菜类食物成分表

食物名称	食部/g	能量 kJ	能量 kcal	水分/g	蛋白质/g	脂肪/g	膳食纤维/g	碳水化合物/g	视黄醇当量/μg	硫胺素/mg	核黄素/mg	抗坏血酸/mg	钙/mg	铁/mg	锌/mg
八宝菜	100	301	72	72.3	4.6	1.4	3.2	10.2	—	0.17	0.03	…	110	4.8	0.53
甜蒜头	74	477	114	66.1	2.1	0.2	1.7	25.9	—	0.04	0.06	—	38	1.3	0.44
甜酸荞头	100	4.6	97	73.7	0.5	0.5	0.4	22.6	—	微量	微量	—	68	4.2	—
腌雪里蕻	100	105	25	77.1	2.4	0.2	2.1	3.3	8	0.05	0.07	4	294	5.5	0.74
榨菜	100	121	29	75.0	2.2	0.3	2.1	4.4	83	0.03	0.06	2	155	3.9	0.63
酱苤蓝丝	100	163	39	73.4	5.5	…	1.5	4.2	—	0.08	0.05	…	38	2.7	1.04
酱黄瓜	100	100	24	76.2	3.0	0.3	1.2	2.2	30	0.06	0.01	…	52	3.7	0.89
酱萝卜	100	126	30	76.1	3.5	0.4	1.3	3.2	—	0.05	0.09	…	102	3.8	0.61
酱大头菜	100	151	36	74.8	2.4	0.3	2.4	6.0	—	0.03	0.08	5	77	6.7	0.78
酱莴笋	100	96	23	83.0	2.3	0.2	1.0	3.1	…	0.06	0.05	…	28	3.1	0.42

注：营养成分以每百克食部计

表8 菌藻类食物成分表

食物名称	食部/g	能量 kJ	能量 kcal	水分/g	蛋白质/g	脂肪/g	膳食纤维/g	碳水化合物/g	视黄醇当量/μg	硫胺素/mg	核黄素/mg	抗坏血酸/mg	钙/mg	铁/mg	锌/mg
海带	100	50	12	94.4	1.2	0.1	0.5	1.6	—	0.02	0.15	…	46	0.9	0.16
金针菇	100	109	26	90.2	2.4	0.4	2.7	3.3	5	0.15	0.19	2	—	1.4	0.39
口蘑	100	1013	242	9.2	38.7	3.3	17.2	14.4	—	0.07	0.08	…	169	19.4	9.04
木耳	100	858	205	15.5	12.1	1.5	29.2	35.7	17	0.17	0.44	—	247	97.4	3.18
平菇	93	84	20	92.5	1.9	0.3	2.3	2.3	2	0.06	0.16	4	5	1.0	0.61
香菇(干)	95	883	211	12.3	20.0	1.2	31.6	30.1	3	0.19	1.26	5	83	10.5	8.57
银耳	96	837	200	14.6	10.0	1.4	30.4	36.9	8	0.05	0.25	—	36	4.1	3.03
紫菜	100	866	207	12.7	26.7	1.1	21.6	22.5	228	0.27	1.02	2	264	54.9	2.47

注：营养成分以每百克食部计

表 9 水果类食物成分表

食物名称	食部/g	能量 kJ	能量 kcal	水分/g	蛋白质/g	脂肪/g	膳食纤维/g	碳水化合物/g	视黄醇当量/μg	硫胺素/mg	核黄素/mg	抗坏血酸/mg	钙/mg	铁/mg	锌/mg
菠萝	68	172	41	88.4	0.5	0.1	1.3	9.5	33	0.04	0.02	18	12	0.6	0.14
草莓	97	126	30	91.3	1.0	0.2	1.1	6.0	5	0.02	0.03	47	18	1.8	0.14
橙	74	197	47	87.4	0.8	0.2	0.6	10.5	27	0.05	0.04	33	20	0.4	0.14
柑桔	77	213	51	86.9	0.7	0.2	0.4	11.5	148	0.08	0.04	28	35	0.2	0.08
甘蔗汁	100	268	64	83.1	0.4	0.1	0.6	15.4	2	0.01	0.02	2	14	0.4	1.00
海棠果	86	305	73	79.9	0.3	0.2	1.8	17.4	118	0.05	0.03	20	15	0.4	0.04
金桔	89	230	55	84.7	1.0	0.2	1.4	12.3	62	0.04	0.03	35	56	1.0	0.21
梨	75	134	32	90.0	0.4	0.1	2.0	7.3	—	0.01	0.04	1	11	—	…
玉皇李	91	151	36	90.0	0.7	0.2	0.9	7.8	25	0.03	0.02	5	8	0.6	0.14
荔枝	73	293	70	81.9	0.9	0.2	0.5	16.1	2	0.10	0.04	41	2	0.4	0.17
桂圆	50	293	70	81.4	1.2	0.1	0.4	16.2	3	0.01	0.14	43	6	0.2	0.40
芒果	60	134	32	90.6	0.6	0.2	1.3	7.0	1342	0.01	0.04	23	微量	0.2	0.09
中华猕猴桃	83	234	56	83.4	0.8	0.6	2.6	11.9	22	0.05	0.02	62	27	1.2	0.57
蜜桔	76	176	42	88.2	0.8	0.4	1.4	8.9	277	0.05	0.04	19	19	0.2	0.10
柠檬汁	100	109	26	93.1	0.9	0.2	0.3	5.2	—	0.01	0.02	11	24	0.1	0.09
苹果	76	218	52	85.9	0.2	0.2	1.2	12.3	3	0.06	0.02	4	4	0.6	0.19

(续)

食物名称	食部/g	能量 kJ	能量 kcal	水分/g	蛋白质/g	脂肪/g	膳食纤维/g	碳水化合物/g	视黄醇当量/μg	硫胺素/mg	核黄素/mg	抗坏血酸/mg	钙/mg	铁/mg	锌/mg
葡萄	86	180	43	88.7	0.5	0.2	0.4	9.9	8	0.04	0.02	25	5	0.4	0.18
红果	76	397	95	73.0	0.5	0.6	3.1	22.0	17	0.02	0.02	53	52	0.9	0.28
柿	87	297	71	80.6	0.4	0.1	1.4	17.1	20	0.02	0.02	30	9	0.2	0.08
酸枣	52	1163	278	18.3	3.5	1.5	10.6	62.7	—	0.01	0.02	900	435	6.6	0.68
桃	86	201	48	86.4	0.9	0.1	1.3	10.9	3	0.01	0.03	7	6	0.8	0.34
无花果	100	247	59	81.3	1.5	0.1	3.0	13.0	5	0.03	0.02	2	67	0.1	1.42
香蕉	59	381	91	75.8	1.4	0.2	1.2	20.8	10	0.02	0.04	8	7	0.4	0.18
杏	91	151	36	89.4	0.9	0.1	1.3	7.8	75	0.02	0.03	4	14	0.6	0.20
杏脯	100	1377	329	15.3	0.8	0.6	1.8	80.2	157	0.02	0.09	6	68	4.8	0.56
鸭梨	82	180	43	88.3	0.2	0.2	1.1	10.0	2	0.03	0.03	4	4	0.9	0.10
椰子	33	967	231	51.8	4.0	12.1	4.7	26.6	—	0.01	0.01	6	2	1.8	0.92
樱桃	80	192	46	88.0	1.1	0.2	0.3	9.9	35	0.02	0.02	10	11	0.4	0.23
柚	69	172	41	89.0	0.8	0.2	0.4	9.1	2	—	0.03	23	4	0.3	0.40
枣	87	510	122	67.2	1.1	0.3	1.9	28.6	40	0.06	0.09	243	22	1.2	1.52
枣(干)	80	1105	264	26.9	3.2	0.5	6.2	61.6	2	0.04	0.16	14	64	2.3	0.65

注：营养成分以每百克食部计

表 10 坚果类食物成分表

食物名称	食部/g	能量 kJ	能量 kcal	水分/g	蛋白质/g	脂肪/g	膳食纤维/g	碳水化合物/g	视黄醇当量/μg	硫胺素/mg	核黄素/mg	抗坏血酸/mg	钙/mg	铁/mg	锌/mg
核桃	43	1368	327	49.8	12.8	29.9	4.3	1.8	—	0.07	0.14	10	—	—	—
花生(炒)	71	2464	589	4.1	21.9	48.0	6.3	17.3	10	0.13	0.12	…	47	1.5	2.03
栗子	80	774	185	52.0	4.2	0.7	1.7	40.5	32	0.14	0.17	24	17	1.1	0.57
莲子(干)	100	1439	344	9.5	17.2	2.0	3.0	64.2	—	0.16	0.08	5	97	3.6	2.78
南瓜子仁	68	2402	574	4.1	36.0	46.1	4.1	3.8	—	0.08	0.16	—	37	6.5	7.12
松子仁	100	2920	698	0.8	13.4	70.6	10.0	2.2	2	0.19	0.25	—	78	4.3	4.61
西瓜子(炒)	43	2397	573	4.3	32.7	44.8	4.5	9.7	—	0.04	0.08	…	28	8.2	6.76
葵花子(炒)	52	2577	616	2.0	22.6	52.8	4.8	12.5	5	0.43	0.26	…	72	6.1	5.91
杏仁	100	2149	514	5.6	24.7	44.8	19.2	2.9	—	0.08	1.25	26	71	1.3	3.64
榛子(干)	27	2268	542	7.4	20.0	44.8	9.6	14.7	8	0.62	0.14	—	104	6.4	5.83

注：营养成分以每百克食部计

表 11 畜肉及其肉制品食物成分表

食物名称	食部/g	能量 kJ	能量 kcal	水分/g	蛋白质/g	脂肪/g	膳食纤维/g	碳水化合物/g	视黄醇当量/μg	硫胺素/mg	核黄素/mg	抗坏血酸/mg	钙/mg	铁/mg	锌/mg
狗肉	80	485	116	76.0	16.8	4.6	—	1.8	157	0.34	0.20	—	52	2.9	3.18
驴肉(瘦)	100	485	116	73.8	21.5	3.2	—	0.4	72	0.03	0.16	—	2	4.3	4.26
马肉	100	510	122	74.1	20.1	4.6	—	0.1	28	0.06	0.25	—	5	5.1	12.26
羊肚	100	364	87	81.7	12.2	3.4	—	1.8	23	0.03	0.17	—	38	1.4	2.61
羊肝	100	561	134	69.7	17.9	3.6	—	7.4	20972	0.21	1.75	—	8	7.5	3.45
羊肉(肥瘦)	90	848	203	65.7	19.0	14.1	—	0.0	22	0.05	0.14	—	6	2.3	3.22
羊肉(瘦)	90	494	118	74.2	20.5	3.9	—	0.2	11	0.15	0.16	—	9	3.9	6.06

(续)

食物名称	食部/g	能量 kJ	能量 kcal	水分/g	蛋白质/g	脂肪/g	膳食纤维/g	碳水化合物/g	视黄醇当量/μg	硫胺素/mg	核黄素/mg	抗坏血酸/mg	钙/mg	铁/mg	锌/mg
羊肉串(烤)	100	863	206	58.7	26.0	10.3	—	2.4	52	0.04	0.15	—	4	8.5	2.28
羊肉串(炸)	100	908	217	57.4	18.3	11.5	—	10.0	40	0.04	0.41	—	38	4.2	3.84
羊肾	90	429	102	77.2	17.2	3.3	—	1.0	99	0.44	1.26	—	2	7.2	1.86
羊心	100	473	113	77.7	13.8	5.5	—	2.0	16	0.28	0.40	0	10	4.0	2.09
咖哩牛肉干	100	1364	325	13.3	45.9	2.7	...	29.5	86	0.01	0.27	—	65	18.3	7.60
牛肚	100	301	72	83.4	14.5	1.6	—	0.0	2	0.03	0.13	9	40	1.8	2.31
牛肝	100	582	139	68.7	19.8	3.9	—	6.2	20220	0.16	130	—	4	6.6	5.01
牛肉(肥瘦)	100	807	193	67.4	18.1	13.4	—	0.0	9	0.03	0.11	—	8	3.2	3.67
牛肉(瘦)	100	444	106	75.2	20.2	2.3	—	1.2	6	0.07	0.13	—	9	2.8	3.71
兔肉	100	427	102	76.2	19.7	2.2	—	0.9	212	0.11	0.10	—	12	2.0	1.30
叉烧肉	100	1167	279	49.2	23.8	16.9	—	7.9	16	0.66	0.23	—	8	2.6	2.42
腊肉(培根)	100	757	181	63.1	22.3	9.0	—	2.6	...	0.90	0.11	—	2	2.4	2.26
香肠	100	2125	508	19.2	24.1	40.7	—	11.2	...	0.48	0.11	—	14	5.8	7.61
猪大肠	100	819	196	73.6	6.9	18.7	—	0.0	7	0.06	0.16	—	10	1.0	0.98
猪肚	96	460	110	78.2	15.2	5.1	—	0.7	3	0.07	0.11	—	11	2.4	1.92
猪肝	99	540	129	70.7	19.3	3.5	—	5.0	4972	0.21	2.08	20	6	22.6	5.78
猪肉(肥瘦)	100	1654	395	46.8	13.2	37.0	—	6.8	114	0.22	0.16	—	6	1.6	2.06
猪肉(瘦)	100	598	143	71.0	20.3	6.2	—	1.5	44	0.54	0.10	—	6	3.0	2.99
猪肉松	100	1657	396	9.4	23.4	11.5	—	49.7	44	0.04	0.13	—	41	6.4	4.28
猪舌	94	975	233	63.7	15.7	18.1	—	1.7	15	0.13	0.30	—	13	2.8	2.12
猪肾	93	402	96	78.8	15.4	3.2	—	1.4	41	0.31	1.14	13	12	6.1	2.56
猪蹄	60	1087	260	58.2	22.6	18.8	—	0.0	3	0.05	0.10	—	33	1.1	1.14
猪小排	72	1163	278	58.1	16.7	23.1	—	0.7	5	0.30	0.16	—	14	1.4	3.36
猪血	100	230	55	85.8	12.2	0.3	—	0.9	—	0.03	0.04	—	4	8.7	0.28
猪心	97	498	119	76.0	16.6	5.3	—	1.1	13	0.19	0.48	4	12	4.3	1.90

注:营养成分以每百克食部计

表12 禽肉及其肉品食物成分表

食物名称	食部/g	能量 kJ	能量 kcal	水分/g	蛋白质/g	脂肪/g	膳食纤维/g	碳水化合物/g	视黄醇当量/μg	硫胺素/mg	核黄素/mg	抗坏血酸/mg	钙/mg	铁/mg	锌/mg
鹌鹑	58	460	110	75.1	20.2	3.1	—	0.2	40	0.04	0.32	—	48	2.3	1.19
鹅	63	1049	251	61.4	17.9	19.9	—	0.0	42	0.07	0.23	—	4	3.8	1.36
鸽	42	841	201	66.6	16.5	14.2	—	1.7	53	0.06	0.20	—	30	3.8	0.82
火鸡胸脯肉	100	431	103	73.6	22.4	0.2	—	2.8	…	0.04	0.03	—	39	1.1	0.52
鸡肝	100	506	121	74.4	16.6	4.8	—	2.8	10414	0.33	1.10	—	7	12.0	2.40
鸡腿	69	757	181	70.2	16.0	13.0	—	0.0	44	0.02	0.14	—	6	1.5	1.12
鸡血	100	205	49	87.0	7.8	0.2	—	4.1	56	0.05	0.04	—	10	25.0	0.45
鸡胸脯肉	100	556	133	72.0	19.4	5.0	—	2.5	16	0.07	0.13	—	3	0.6	0.51
鸡肫	100	494	118	73.1	19.2	2.8	—	4.0	36	0.04	0.09	—	7	4.4	2.76
肯德基(炸鸡)	70	1167	279	49.4	20.3	17.3	—	10.5	23	0.03	0.17	—	109	2.2	1.66
肉鸡(肥)	74	1628	389	46.1	16.7	35.4	—	0.9	226	0.07	0.07	—	37	1.7	1.10
土鸡	58	519	124	73.5	20.8	4.5	—	0.0	64	0.09	0.08	—	9	2.1	1.06
乌骨鸡	48	464	111	73.9	22.3	2.3	—	0.3	微量	0.02	0.29	—	17	2.3	1.60
鸭肝	100	536	128	76.3	14.5	7.5	—	0.5	1040	0.26	1.05	18	18	23.1	3.08
盐水鸭(熟)	81	1305	312	51.7	16.6	26.1	—	2.8	35	0.07	0.21	—	10	0.7	2.04
鸭肉(胸脯)	100	377	90	78.6	15.0	1.5	—	4.0	—	0.01	0.07	—	6	4.1	1.17
鸭掌	59	628	150	64.7	13.4	1.9	—	19.7	11	微量	0.17	—	24	1.3	0.54
鸭肫	93	385	92	77.8	17.9	1.3	—	2.1	6	0.04	0.15	—	12	4.3	2.77
北京烤鸭	80	1824	436	38.2	16.6	38.4	—	6.0	36	0.04	0.32	—	35	2.4	1.25
北京填鸭	75	1774	424	45.0	9.3	41.3	—	3.9	30	…	—	—	15	1.6	1.31

注：营养成分以每百克食部计

表 13　乳及乳制品食物成分表

食物名称	食部/g	能量 kJ	能量 kcal	水分/g	蛋白质/g	脂肪/g	膳食纤维/g	碳水化合物/g	视黄醇当量/μg	硫胺素/mg	核黄素/mg	抗坏血酸/mg	钙/mg	铁/mg	锌/mg
黄油	100	3712	888	0.5	1.4	98.0	—	0.0	—	—	0.02	—	35	0.8	0.11
牦牛乳	100	469	112	75.3	2.7	3.3	—	17.9	—	0.03	—	—	—	—	—
奶酪	100	1372	328	43.5	25.7	23.5	—	3.5	152	0.06	0.91	—	799	2.4	6.97
奶油	100	3012	720	18.0	2.5	78.6	—	0.7	1042	…	0.05	—	1	0.7	0.12
全脂牛乳粉	100	2000	478	2.3	20.1	21.2	—	51.7	141	0.11	0.73	4	676	1.2	3.14
炼乳（罐头，甜）	100	1389	332	26.2	8.0	8.7	—	55.4	41	0.03	0.16	2	242	0.4	1.53
牛乳	100	226	54	89.8	3.0	3.2	—	3.4	24	0.03	0.14	1	104	0.3	0.42
酸奶	100	301	72	84.7	2.5	2.7	—	9.3	26	0.03	0.15	1	118	0.4	0.53
全脂羊乳粉	100	2084	498	1.4	18.8	25.2	—	49.0	—	0.06	1.60	—	—	—	—

注：营养成分以每百克食部计

表 14　禽蛋类食物成分表

食物名称	食部/g	能量 kJ	能量 kcal	水分/g	蛋白质/g	脂肪/g	膳食纤维/g	碳水化合物/g	视黄醇当量/μg	硫胺素/mg	核黄素/mg	抗坏血酸/mg	钙/mg	铁/mg	锌/mg
鹅蛋	87	820	196	69.3	11.1	15.6	—	2.8	192	0.08	0.30	—	34	4.1	1.43
白皮鸡蛋	87	577	138	75.8	12.7	9.0	—	1.5	310	0.09	0.31	—	48	2.0	1.00
红皮鸡蛋	88	653	156	73.8	12.8	11.1	—	1.3	194	0.13	0.32	—	444	2.3	1.01
鸡蛋白	100	251	60	84.4	11.6	0.1	—	3.1	微量	0.04	0.31	—	9	1.6	0.02
鸡蛋黄	100	1372	328	51.5	15.2	28.2	—	3.4	438	0.33	0.29	—	112	6.5	3.79
松花蛋（鸭）	90	715	171	68.4	14.2	10.7	—	4.5	215	0.06	0.18	—	63	3.3	1.48
鸭蛋	87	753	180	70.3	12.6	13.0	—	3.1	261	0.17	0.35	—	62	2.9	1.67
鸭蛋（咸）	88	795	190	61.3	12.7	12.7	—	6.3	134	0.16	0.33	—	118	3.6	1.74
鸭蛋白	100	197	47	87.7	9.9	微量	—	1.8	23	0.01	0.07	—	18	0.1	—
鸭蛋黄	100	1582	378	44.9	14.5	33.8	—	4.0	1980	0.28	0.62	—	123	4.9	3.09
鹌鹑蛋	86	669	160	73.0	12.8	11.1	—	2.1	337	0.11	0.49	—	47	3.2	1.61

注：营养成分以每百克食部计

表15 鱼类食物成分表

食物名称	食部/g	能量 kJ	能量 kcal	水分/g	蛋白质/g	脂肪/g	膳食纤维/g	碳水化合物/g	视黄醇当量/μg	硫胺素/mg	核黄素/mg	抗坏血酸/mg	钙/mg	铁/mg	锌/mg
鲅鱼	80	509	122	72.5	21.2	3.1	—	2.2	9	0.03	0.04	—	35	0.8	1.39
鳊鱼	59	565	135	73.1	18.3	6.3	—	1.2	28	0.02	0.07	—	89	0.7	0.89
草鱼	58	472	113	77.3	16.6	5.2	—	0.0	11	0.04	0.11	—	38	0.8	0.87
大黄鱼	66	402	96	77.7	17.7	2.5	—	0.8	10	0.03	0.10	—	53	0.7	0.58
带鱼	76	531	127	73.3	17.7	4.9	—	3.1	29	0.02	0.06	—	28	1.2	0.70
鲑鱼（大马哈鱼）	72	581	149	74.1	17.2	7.8	—	0.0	45	0.07	0.18	—	13	0.3	1.11
鳜鱼	61	490	117	74.5	19.9	4.2	—	0.0	12	0.02	0.07	—	63	1.0	1.07
鲫鱼	54	452	108	75.4	17.1	2.7	—	3.8	17	0.04	0.09	—	79	1.3	1.94
鲢鱼	61	433	104	77.4	17.8	3.6	—	0.0	20	0.03	0.07	—	53	1.4	1.17
鲮鱼	57	397	95	77.7	18.4	2.1	—	0.7	125	0.01	0.04	—	31	0.9	0.83
鲭鱼	54	456	109	76.6	17.6	4.1	—	0.5	25	0.03	0.09	—	50	1.0	2.08
绿鳍马面鲀（橡皮鱼）	52	347	83	78.9	18.1	0.6	—	1.2	15	0.02	0.05	—	54	0.9	1.44
鲈鱼	58	439	105	76.5	18.6	3.4	—	0.0	19	0.03	0.17	—	138	2.0	2.83
鳟鳍鳎	84	757	181	67.1	18.6	10.8	—	2.3	—	0.02	0.02	—	42	1.5	1.15
鲇鱼	65	427	102	78.0	17.3	3.7	—	0.0	—	0.03	0.10	—	42	2.1	0.53
泥鳅	60	402	96	76.6	17.9	2.0	—	1.7	14	0.10	0.33	—	299	2.9	2.76
鲩鱼	68	439	113	75.9	20.8	3.2	—	0.0	…	0.11	微量	—	55	1.0	0.53
青鱼	63	485	120	73.9	20.1	4.2	—	0.2	42	0.03	0.07	—	31	0.9	0.96
沙丁鱼（䱠鲷）	67	376	99	78.0	19.8	1.1	—	0.0	—	0.01	0.03	—	184	1.4	0.16
黄鳝	67	372	89	78.0	18.0	1.4	—	1.2	50	0.06	0.98	—	42	2.5	1.97
鲨鱼	56	492	118	73.3	22.2	3.2	—	0.0	21	0.01	0.05	—	41	0.9	0.73

（续）

食物名称	食部/g	能量 kJ	能量 kcal	水分/g	蛋白质/g	脂肪/g	膳食纤维/g	碳水化合物/g	视黄醇当量/μg	硫胺素/mg	核黄素/mg	抗坏血酸/mg	钙/mg	铁/mg	锌/mg
鲔鱼	66	649	155	69.1	19.9	7.4	—	2.2	38	0.08	0.12	—	50	1.5	1.02
乌鲳	57	356	85	78.7	18.5	1.2	—	0.0	26	0.02	0.14	—	152	0.7	0.80
小凤尾鱼（鲚鱼）	90	519	124	72.7	15.5	5.1	—	4.0	14	0.06	0.06	—	78	1.6	1.30
小黄鱼	63	414	99	77.9	17.9	3.0	—	0.1	…	0.04	0.04	—	78	0.9	0.94
银鱼	100	497	119	76.3	17.2	4.0	—	0.0	—	0.03	0.05	—	46	0.9	0.16
鳙鱼	61	418	100	76.5	15.3	2.2	—	4.7	34	0.04	0.11	—	82	0.8	0.76
鱼籽酱（大马哈鱼）	100	1054	252	49.4	10.9	16.8	—	14.4	111	0.33	0.19	—	23	2.8	2.69
鳟鱼	57	414	99	77.0	18.6	2.6	—	0.2	206	0.08	—	—	34	—	4.30

注：营养成分以每百克食部计

表 16 虾、蟹及软体动物类食物成分表

食物名称	食部/g	能量 kJ	能量 kcal	水分/g	蛋白质/g	脂肪/g	膳食纤维/g	碳水化合物/g	视黄醇当量/μg	硫胺素/mg	核黄素/mg	抗坏血酸/mg	钙/mg	铁/mg	锌/mg
鲍鱼	65	351	84	77.5	12.6	0.8	—	6.6	24	0.01	0.16	—	266	22.6	1.75
蛏子	57	167	40	88.4	7.3	0.3	—	2.1	59	0.02	0.12	—	134	33.6	2.01
赤贝（泥蚶）	30	297	71	81.8	10.0	0.8	—	6.0	6	0.01	0.07	—	59	11.4	0.33
毛蛤蜊	25	406	97	75.6	15.0	1.0	—	7.1	微量	0.01	0.14	—	137	15.3	2.29

(续)

食物名称	食部/g	能量 kJ	能量 kcal	水分/g	蛋白质/g	脂肪/g	膳食纤维/g	碳水化合物/g	视黄醇当量/μg	硫胺素/mg	核黄素/mg	抗坏血酸/mg	钙/mg	铁/mg	锌/mg
海参	93	1096	262	18.9	50.2	4.8	—	4.5	39	0.04	0.10	—	—	9.0	2.24
香海螺	59	682	163	61.6	22.7	3.5	—	10.1	微量	—	0.24	—	91	3.2	2.89
海蜇皮	100	137	33	76.5	3.7	0.3	—	3.8	—	0.03	0.05	—	150	4.8	0.55
螺蛳	37	248	59	83.3	7.5	0.6	—	6.0	27	微量	0.28	—	156	1.4	10.27
牡蛎	100	305	73	82.0	5.3	2.1	—	8.2	—	微量	0.13	—	131	7.1	9.39
鲜贝	100	322	77	80.3	15.7	0.5	—	2.5	35	0.02	0.21	—	28	0.7	2.08
乌贼(鲜)	97	351	84	80.4	17.4	1.6	—	0.0	6	0.04	0.06	—	44	0.9	2.38
淡菜(干)	100	1485	355	15.6	47.8	9.3	—	20.1	73	0.12	0.32	—	157	12.5	6.71
贻贝(鲜)	49	335	80	79.9	11.4	1.7	—	4.7	16	…	0.22	—	63	6.7	2.47
鱿鱼(水浸)	98	314	81	75.0	17.0	0.0	—	0.0	…	0.04	0.03	—	43	0.5	1.36
章鱼(八爪鱼)	78	565	135	65.4	18.9	0.4	—	14.0	微量	0.03	0.06	—	21	0.6	0.68
基围虾	60	423	101	75.2	18.2	1.4	—	3.9	121	0.03	0.06	—	36	2.9	1.55
梭子蟹	49	397	95	77.5	15.9	3.1	—	0.9	48	0.03	0.30	—	280	2.5	5.50
河虾	86	368	88	78.1	16.4	2.4	—	0.0	389	0.04	0.03	—	325	4.0	2.24
河蟹	42	431	103	75.8	17.5	2.6	—	2.3	389	0.06	0.28	—	126	2.9	3.68
龙虾	46	377	90	77.6	18.9	1.1	—	1.0	—	微量	0.03	—	21	1.3	2.79
虾皮	100	640	153	42.4	30.7	2.2	—	2.5	19	0.02	0.14	—	991	6.7	1.93
鳖虾(虾虎)	32	339	81	80.6	11.6	1.7	—	4.8	微量	0.04	0.04	—	22	1.7	3.31

注：营养成分以每百克食部计

表 17 油脂类食物成分表

食物名称	食部/g	能量 kJ	能量 kcal	水分/g	蛋白质/g	脂肪/g	膳食纤维/g	碳水化合物/g	视黄醇当量/μg	硫胺素/mg	核黄素/mg	抗坏血酸/mg	钙/mg	铁/mg	锌/mg
牛油	100	3494	835	6.2	—	92.0	—	1.8	54	—	—	—	9	3.0	0.79
羊油(炼)	100	3745	895	0.1	0.3	99.0	—	0.9	—	—	—	—	—	—	—
鸭油(炼)	100	3753	897	0.2	—	99.7	—	0.0	71	—	—	—	—	—	—
猪油(炼)	100	3753	897	5.3	…	99.6	—	0.2	27	0.02	0.03	—	—	—	—
芝麻(白)	100	2163	517	0.1	18.4	39.6	9.8	21.7	—	0.36	0.26	—	620	14.1	4.21
菜籽油	100	6761	899	0.1	…	99.9	—	0.0	—	…	…	—	9	3.7	0.54
茶油	100	3761	899	0.1	…	99.9	—	0.0	—	…	微量	—	5	1.1	0.34
豆油	100	3761	899	0.1	…	99.9	—	0.0	—	…	微量	—	13	2.0	1.09
花生油	100	3761	899	微量	…	99.9	—	0.0	—	…	微量	—	12	2.9	0.48
混合油(菜+棕)	100	3745	895	0.1	—	99.9	—	1.0	—	—	0.09	—	13	4.1	1.27
葵花籽油	100	3761	899	0.1	…	99.8	—	0.0	—	…	…	—	2	1.0	0.11
棉籽油	100	3761	899	0.2	…	99.8	—	0.1	—	…	…	—	17	2.0	0.74
色拉油	100	3757	898	0.2	…	99.8	—	0.0	—	…	…	—	18	1.7	0.23
玉米油	100	3745	895	0.2	…	99.2	—	0.5	—	…	…	—	1	1.4	0.26
芝麻油	100	3757	898	0.1	…	99.7	—	0.2	—	…	…	—	9	2.2	0.17
棕榈油	100	3766	900	…	—	100.0	—	0.0	18	—	—	—	…	3.1	0.08

注：营养成分以每百克食部计

表 18 糕点及小吃类食物成分表

食物名称	食部/g	能量 kJ	能量 kcal	水分/g	蛋白质/g	脂肪/g	膳食纤维/g	碳水化合物/g	视黄醇当量/μg	硫胺素/mg	核黄素/mg	抗坏血酸/mg	钙/mg	铁/mg	锌/mg
饼干	100	1812	433	5.7	9.0	12.7	1.1	70.6	37	0.08	0.04	3	73	1.9	0.91
钙奶饼干	100	1858	444	3.3	8.4	13.2	0.9	73.0	—	0.06	0.03	3	115	3.5	3.30
曲奇饼干	100	2284	546	1.9	6.5	31.6	0.2	58.9	…	0.06	0.06	—	45	1.9	0.31
苏打饼干	100	1707	408	5.7	8.4	7.7	—	76.2	—	0.03	0.01	—	…	1.6	0.35
维夫饼干	100	2209	528	10.3	5.4	35.2	0.5	47.5	—	0.15	0.22	0	58	2.4	0.54
蚕豆(炸)	100	1866	446	10.5	26.7	20.0	0.5	39.9	—	0.16	0.12	0	207	3.6	2.83
江米条	100	1837	439	4.0	5.7	11.7	0.4	77.7	—	0.18	0.03	—	33	2.5	0.84
栗羊羹	100	1259	301	24.1	3.7	0.6	0.8	70.1	—	0.06	0.12	0	80	0.9	0.88
绿豆糕	100	1460	349	11.5	12.8	1.0	1.2	72.2	47	0.23	0.02	—	24	7.3	1.04
麻烘糕	100	1661	397	4.4	3.8	3.8	0.3	86.9	—	0.01	微量	—	59	6.0	—
米花糖	100	1607	384	7.3	3.1	3.3	0.3	85.5	—	0.05	0.09	—	144	5.4	—
蛋糕	100	1452	347	18.6	8.6	5.1	0.4	66.7	86	0.09	0.09	1	39	2.5	1.01
奶油蛋糕	100	1582	378	21.9	7.2	13.9	0.6	55.9	175	0.13	0.11	—	38	2.3	1.88
香油炒面	100	1703	407	1.9	12.4	4.8	1.5	78.6	17	0.25	0.09	0	16	2.9	1.38
硬皮糕点	100	1937	463	7.3	8.4	20.1	1.3	62.2	40	0.23	0.05	—	42	1.1	0.69
月饼(豆沙)	100	1695	405	11.7	8.2	13.6	3.1	62.5	7	0.05	0.05	0	64	3.1	0.64
月饼(五仁)	100	1741	416	11.3	8.0	16.0	3.9	60.1	7	—	0.08	0	54	2.8	0.61

(续)

食物名称	食部/g	能量 kJ	能量 kcal	水分/g	蛋白质/g	脂肪/g	膳食纤维/g	碳水化合物/g	视黄醇当量/μg	硫胺素/mg	核黄素/mg	抗坏血酸/mg	钙/mg	铁/mg	锌/mg
月饼(枣泥)	100	1774	424	11.7	7.1	15.7	1.4	63.5	8	0.11	0.05	—	66	2.8	0.81
果料面包	100	1163	278	31.2	8.5	2.1	0.8	56.2	—	0.07	0.07	—	124	2.0	0.58
黄油面包	100	1377	329	27.3	7.9	8.7	0.9	54.7	—	0.03	0.02	0	35	1.5	0.50
麦胚面包	100	1029	246	8.5	38.0	1.0	0.1	50.8	—	0.03	0.01	0	75	1.5	0.49
面包	100	13.5	312	27.4	8.3	5.1	0.5	58.1	—	0.03	0.06	1	49	2.0	0.75
奶油面包	100	1201	287	28.2	8.4	1.1	0.4	60.1	20	0.05	0.06	0	9	3.0	0.80
咸面包	100	1146	274	34.1	9.2	3.9	0.5	50.5	—	0.02	0.01	0	89	2.8	0.81
三鲜豆皮	100	992	237	51.2	6.0	10.2	0.6	30.4	74	0.05	0.08	—	4	1.3	0.58
烧麦	100	996	238	51.0	9.2	11.0	2.3	25.6	—	0.07	0.07	0	10	2.1	1.09
汤包	100	996	238	54.2	8.1	11.6	0.3	25.2	—	0.07	0.07	—	18	3.5	0.38
凉粉(带调料)	100	209	50	87.8	0.3	0.5	0.1	11.2	—	…	…	0	9	0.8	0.21
麻花	100	2192	524	6.0	8.3	31.5	1.5	51.9	—	0.05	0.01	0	26	—	3.06
热干面	100	636	152	63.0	4.2	2.4	0.2	28.5	—	微量	微量	—	67	2.8	…
烧饼	100	1364	326	27.3	11.5	9.9	2.5	47.6	—	0.03	0.01	0	40	6.9	1.39
甜醅	100	784	187	50.6	7.8	0.1	2.2	38.8	0	0.01	0.03	0	3	5.1	1.60
小豆粥	100	255	61	84.0	1.2	0.4	0.6	13.1	—	…	…	0	13	0.6	0.33
炸糕	100	1172	280	43.6	6.1	12.3	1.2	36.1	—	0.03	0.02	—	24	2.4	0.76

注:营养成分以每百克食部计

表 19 茶及饮料类食物成分表

食物名称	食部/g	能量 kJ	能量 kcal	水分/g	蛋白质/g	脂肪/g	膳食纤维/g	碳水化合物/g	视黄醇当量/μg	硫胺素/mg	核黄素/mg	抗坏血酸/mg	钙/mg	铁/mg	锌/mg
红茶	100	1230	294	7.3	26.7	1.1	14.8	44.4	645	…	0.17	8	378	28.1	3.97
花茶	100	1176	281	7.4	27.1	1.2	17.7	40.4	885	0.06	0.17	26	454	17.8	3.98
绿茶	100	1238	296	7.5	34.2	2.3	15.6	34.7	967	0.02	0.35	19	325	14.4	4.34
可可粉	100	1339	330	7.5	24.6	8.4	14.3	35.5	22	0.05	0.16	—	74	1.0	1.12
橘子汁	100	498	119	70.1	…	0.1	—	29.6	2	—	…	2	4	0.1	0.03
浓缩橘汁	100	983	235	41.3	0.8	0.3	—	57.3	122	0.04	0.02	80	21	0.7	0.13
沙嗦	100	184	44	87.5	0.9	0.5	1.7	8.9	—	—	…	8	10	15.2	0.08
杏仁露	100	192	46	89.7	0.9	1.1	—	8.1	—	微量	0.02	1	4	—	0.02
冰棍	100	197	47	88.3	0.8	0.2	—	10.5	…	0.01	0.01	—	31	0.9	…
冰淇淋	100	527	126	74.4	2.4	5.3	—	17.3	48	0.01	0.03	—	126	0.5	0.37
紫雪糕	100	954	228	59.4	2.6	13.7	—	23.6	26	0.01	0.03	—	168	0.8	0.60
喜乐(乳酸饮料)	100	22.	53	86.8	0.9	0.2	—	11.8	2	0.01	0.02	微量	14	0.1	0.04

注：营养成分以每百克食部计

表 20 糖及糖果类食物成分表

食物名称	食部/g	能量 kJ	能量 kcal	水分/g	蛋白质/g	脂肪/g	膳食纤维/g	碳水化合物/g	视黄醇当量/μg	硫胺素/mg	核黄素/mg	抗坏血酸/mg	钙/mg	铁/mg	锌/mg
蜂蜜	100	1343	321	22.0	0.4	1.9	—	75.6	—	…	0.05	3	4	1.0	0.37
巧克力	100	2452	586	1.0	4.3	40.1	1.5	51.9	…	0.06	0.08	—	111	1.7	1.02
白砂糖	100	1674	400	微量	…	…	—	99.9	—	…	…	…	20	0.6	0.06
冰糖	100	1661	397	0.6	…	…	…	99.3	—	0.01	微量	0	6	0.8	0.21

（续）

食物名称	食部/g	能量 kJ	能量 kcal	水分/g	蛋白质/g	脂肪/g	膳食纤维/g	碳水化合物/g	视黄醇当量/μg	硫胺素/mg	核黄素/mg	抗坏血酸/mg	钙/mg	铁/mg	锌/mg
红糖	100	1628	389	1.9	0.7	—	—	96.6	—	0.01	—	—	157	2.2	0.35
彩球糖	100	1657	396	1.0	…	…	…	99.0	…	…	…	—	12	0.8	0.37
奶糖	100	1703	407	5.6	2.5	6.6	—	84.5	—	0.08	0.17	—	50	3.4	0.29
水晶糖	100	1653	284	1.0	0.2	0.2	0.1	98.1	—	0.04	0.05	—	—	3.0	1.17
芝麻南糖	100	2251	538	4.2	4.8	35.6	4.7	49.7	—	0.13	0.10	—	—	10.3	10.26

注：营养成分以每百克食部计

表 21 淀粉制品及调味品类食物成分表

食物名称	食部/g	能量 kJ	能量 kcal	水分/g	蛋白质/g	脂肪/g	膳食纤维/g	碳水化合物/g	视黄醇当量/μg	硫胺素/mg	核黄素/mg	抗坏血酸/mg	钙/mg	铁/mg	锌/mg
淀粉（玉米）	100	1443	345	13.5	1.2	0.1	0.1	84.9	—	0.03	0.04	—	18	4.0	0.09
藕粉	100	1556	372	6.4	0.2	…	0.1	92.9	—	…	0.01	—	8	17.9	0.15
粉皮	100	255	61	84.3	0.2	0.3	0.6	14.4	—	0.03	0.01	—	5	0.5	0.27
粉丝	100	14.2	335	15.0	0.8	0.2	1.1	82.6	—	0.03	0.02	—	31	6.4	0.27
豆瓣辣酱	100	247	59	64.5	3.6	2.4	7.2	5.7	417	0.02	0.20	—	207	5.3	0.20
黄酱	100	548	131	50.6	12.1	1.2	3.4	17.9	13	0.05	0.28	—	70	7.0	1.25
花生酱	100	2485	594	0.5	6.9	53.0	3.0	22.3	—	0.01	0.15	—	67	7.2	2.96
甜面酱	100	569	136	53.9	5.5	0.6	1.4	27.1	5	0.03	0.14	—	29	3.6	1.38
芝麻酱	100	2586	618	0.3	19.2	52.7	5.9	16.8	17	0.16	0.22	—	1170	50.3	4.01
米醋	100	130	31	90.6	2.1	0.3	—	4.9	—	0.02	0.07	—	42	9.7	2.39
香醋	10	285	68	79.9	3.8	0.1	—	13.0	—	—	0.04	—	105	5.2	0.30

（续）

食物名称	食部/g	能量 kJ	能量 kcal	水分/g	蛋白质/g	脂肪/g	膳食纤维/g	碳水化合物/g	视黄醇当量/μg	硫胺素/mg	核黄素/mg	抗坏血酸/mg	钙/mg	铁/mg	锌/mg
熏醋	100	180	43	86.8	3.0	0.4	0.1	6.8	—	0.03	0.13	—	37	2.9	7.79
酱油(浓)	100	264	63	67.3	5.6	0.1	0.2	9.9	—	0.01	0.05	—	30	3.0	1.12
花椒	100	1079	258	11.0	6.7	8.9	28.7	37.8	23	0.28	0.35	…	979	27.5	1.87
茴香(籽)	100	1050	251	8.9	14.5	11.8	33.9	21.6	53	0.12	0.43	—	639	8.4	1.90
胡椒粉	100	1494	357	10.2	9.6	2.2	2.3	74.6	10	0.12	0.28	—	41	6.3	0.62
芥末	100	1992	476	7.2	23.6	29.9	7.2	28.1	32	0.14	0.65	—	332	4.5	0.92
韭菜花(腌)	100	63	15	79.0	1.3	0.3	1.0	1.8	28	0.01	0.82	—	146	20.7	1.52
辣椒油	100	3762	900	…	—	100.0	—	0.0	38	0.09	0.06	—	2	9.1	1.23
味精	100	678	162	0.2	40.1	0.2	0.0	0.0	—	—	—	—	—	—	—
精盐	100	0	0	0.1	0.0	0.0	0.0	0.0	—	—	—	—	22	1.0	0.24

注：营养成分以每百克食部计

表22 杂类食物成分表

食物名称	食部/g	能量 kJ	能量 kcal	水分/g	蛋白质/g	脂肪/g	膳食纤维/g	碳水化合物/g	视黄醇当量/μg	硫胺素/mg	核黄素/mg	抗坏血酸/mg	钙/mg	铁/mg	锌/mg
陈皮	100	1163	278	8.3	8.0	1.4	20.7	58.3	68	…	0.44	7	82	9.3	1.00
枸杞子	98	1079	258	1.67	13.9	1.5	16.9	47.2	1625	0.35	0.46	48	60	5.4	1.48
蚕蛹	100	962	230	57.5	21.5	13.0	—	6.7	…	0.07	2.23	—	81	2.6	6.17
甲鱼	70	494	118	75.0	17.8	4.3	—	2.1	139	0.07	0.14	—	70	2.8	2.31
蛇	78	381	91	76.4	20.3	0.7	—	1.6	4	0.12	0.12	4	18	2.5	3.80
田鸡腿	35	331	79	81.7	11.8	1.4	—	4.7	—	0.01	0.05	—	121	1.7	1.40

注：营养成分以每百克食部计

参 考 文 献

[1] 吴坤.营养与食品卫生学[M].5版.北京:人民卫生出版社,2005.
[2] 王丽琼.食品营养与卫生[M].北京:化学工业出版社,2008.
[3] 田克勤.食品营养与卫生[M].3版.大连:东北财经大学出版社,2008.
[4] 李凤林,夏宇.食品营养与卫生学[M].北京:轻工业出版社,2008.
[5] 徐明,刘虹婷.食品营养与卫生基础知识[M].北京:中国物资出版社,2009.
[6] 凌强.食品营养与卫生安全[M].北京:旅游教育出版社,2007.
[7] 王尔茂.食品营养与卫生学[M].2版.北京:轻工业出版社,2005.
[8] 何志谦.疾病营养学[M].北京:人民卫生出版社,1999.
[9] 陈炳卿,孙长颢.营养与健康[M].北京:化学工业出版社,2004.